カレント

改訂 公衆栄養学
〔第2版〕

編著：由田克士・荒井裕介

共著：押野榮司・森　惠子・境田靖子・円谷由子
逸見眞理子・鈴木礼子・近藤今子・大和田浩子
土田直美・岩橋明子・小林陽子・三澤朱実

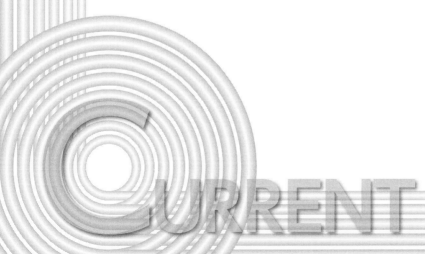

CURRENT

建帛社
KENPAKUSHA

はじめに

　本書は，管理栄養士養成課程向けの教科書として，国家試験のガイドラインに準拠した項目立てとしています。本書の企画の前段階で，公衆栄養学を専門とする研究・教育者と他分野を専門とする研究・教育者が集い，どのようにまとめ上げていくことが，これからの教育・養成にとって望ましいのかを真剣に議論しました。

　この結果，本書ではあえて3つの試みを視野に入れた執筆・編集方針とすることにしました。

　1点目は，医師など管理栄養士以外の関連他職種や公衆栄養関係以外の分野に属する管理栄養士等からの視点を取り入れるとともに，できるだけ他教科とのつながりを考慮した執筆方針をとることにしました。例えば，特定給食施設について考えてみると，行政的にはその定義や役割は明確化されています。しかし，実際の現場でのとらえ方や優先される課題は，公衆栄養，給食経営管理，臨床栄養，ライフステージ栄養（応用栄養），栄養教育の各分野では，当然のことながら同一ではありません。したがって，公衆栄養分野からの一方的な理解だけでは不十分であり，他分野の立場や役割の違いによって生ずる，視点の異なりについても把握しておくことが望まれます。そこで本書においては，必要に応じて他職種や隣接他分野の管理栄養士等によるコラムも挿入し，読者が視野を広くもてるように工夫しています。

　2点目は，公衆栄養プログラムの展開にかかわる部分の執筆についてです。既存の教科書のほとんどでは，これらにそれほど紙面を割いておらず，多様である公衆栄養活動の展開について，より深く具体性をもって理解することが難しいように感じられます。そのため本書では，十分な紙面を割り振り，豊富な現場経験を有する著者により，理論と実践の関係が無理なくつながるよう，実例をベースに執筆をお願いしました。

　3点目としては，分野に応じてメリハリをつけた書き方とし，図・表・写真をより効果的に活用するように考慮しました。これにより全体として重くなりすぎず，適当なボリュームでありながらも，要点はしっかりと伝えられるよう努めています。

　このような著者らの欲張った試みが，読者や関係者にどの程度伝わるのか，期待と不安をもって本書を世に送り出します。今後の内容向上を目指すためにも，是非とも前向きなご意見やご要望等をお寄せいただきたいと思っております。また本書は，現在，公衆栄養活動に従事している方々にも参考になるものと思いますので，

ご活用いただければ幸いです。

　最後になりましたが，私たちの思いを実現させるために終始粘り強くご支援・ご協力をいただいた建帛社の関係の諸氏に厚くお礼申し上げます。

　　2014年3月

編者　由 田 克 士

押 野 榮 司

「改訂版」にあたって

　本書が出版されて早くも6年あまりの時間が経過しました。幸いにも多数の管理栄養士養成施設において教科書として採用していただくとともに，公衆栄養活動に従事している多くの皆様にもご活用いただいております。著者を代表して心よりお礼申し上げます。

　これまでにも増刷を機として内容の見直しを行ってまいりましたが，この度は新しいモデル・コア・カリキュラムや国家試験ガイドラインの変更も踏まえたうえで，最新の制度・指針・データに改めるとともに，近年の新しい公衆栄養活動に関する具体的なプログラムやコラムを追加するなど，これまでにない大幅な改訂となっております。

　また，今回から2名の編者のうち1名が交代し，新たな視点の編集も加わっています。しかし，発刊以来の本書の執筆・編集方針は堅持しております。

　今後とも内容の向上を目指すため，皆様からの前向きなご意見やご要望をお寄せいただきますようお願い申し上げます。

　　2020年10月

編者　由 田 克 士

荒 井 裕 介

目　　次

第1章　公衆栄養の概念　　　*1*

1．公衆栄養の概念 ……………………………………………………………… *1*
（1）公衆栄養の意義と目的 ……………………………………… *1*
（2）生態系と食料・栄養 …………………………………………… *2*
（3）保健・医療・福祉・介護システムと公衆栄養 ……… *4*
（4）コミュニティと公衆栄養活動 …………………………… *5*

2．公衆栄養活動 ………………………………………………………………… *5*
（1）公衆栄養活動の歴史 …………………………………………… *5*
（2）少子・高齢社会における健康増進 …………………… *7*
（3）疾病予防のための公衆栄養活動 ………………………… *9*
（4）ヘルスプロモーションのための公衆栄養活動 …… *10*
（5）エンパワメントと公衆栄養活動 ………………………… *11*
（6）住　民　参　加 ……………………………………………………… *12*
（7）ソーシャルキャピタルの醸成と活用 ……………… *13*
（8）持続可能性（サステナビリティ）を踏まえた公衆栄養活動 …… *14*

第2章　健康・栄養問題の現状と課題　　　*15*

1．食事の変化 ……………………………………………………………………… *15*
（1）エネルギー・栄養素摂取量 …………………………… *15*
（2）食品群別摂取量 ………………………………………………… *20*
（3）料理・食事パターンの変化 …………………………… *21*

2．食生活の変化 ………………………………………………………………… *21*
（1）食　行　動 ………………………………………………………… *21*
（2）食知識・食態度・食スキルの変化 ………………… *27*

3．食環境の変化 ………………………………………………………………… *31*
（1）食品生産・流通面の要因 ………………………………… *31*
（2）食・健康情報の提供 ………………………………………… *33*
（3）保健・健康を目的とした食品や食事・食環境の提供 … *33*
（4）食料需給表（フードバランスシート）………………… *34*
（5）食料自給率 ………………………………………………………… *35*

4．諸外国の健康・栄養問題の現状と課題 …………………………… *36*
（1）開発途上国の健康・栄養問題 ………………………… *36*

（2）先進国の健康・栄養問題 ………………………………………………… *38*

第3章　栄養政策 　　　　　　　　　　　　　　　　　　　　　　*43*

1．わが国の公衆栄養活動 ……………………………………………………*43*
（1）健康づくり施策と公衆栄養活動の役割 …………………… *43*
（2）公衆栄養活動と組織・人材育成 …………………………… *43*

2．公衆栄養関係法規 ……………………………………………………………*46*
（1）地域保健法 ………………………………………………………… *47*
（2）健康増進法 ………………………………………………………… *47*
（3）食育基本法 ………………………………………………………… *49*
（4）その他の主な法律 ……………………………………………… *50*

3．管理栄養士・栄養士制度と職業倫理 …………………………………*51*
（1）栄 養 士 法 ………………………………………………………… *51*
（2）管理栄養士・栄養士の社会的役割 ……………………… *52*
（3）管理栄養士・栄養士制度の沿革 …………………………… *52*
（4）職 業 倫 理 ………………………………………………………… *53*

4．国民健康・栄養調査 …………………………………………………………*54*
（1）調査の目的・沿革 ……………………………………………… *54*
（2）調査の内容・方法 ……………………………………………… *55*

5．実施に関連する指針，ツール ……………………………………………*58*
（1）食生活指針 ………………………………………………………… *58*
（2）食事バランスガイド …………………………………………… *62*

6．国の健康増進の基本方針と地方計画 …………………………………*68*
（1）国の基本方針策定の目的・内容 …………………………… *68*
（2）基本指針の推進と地方健康増進計画 …………………… *74*
（3）食育推進基本計画の目的・内容 …………………………… *76*
（4）食育の推進と地方食育推進計画 …………………………… *77*

7．諸外国の健康・栄養政策 …………………………………………………*80*
（1）公衆栄養活動に関係する国際的な栄養行政組織 …… *80*
（2）諸外国の公衆栄養関連計画等 ……………………………… *82*

第4章　栄養疫学 　　　　　　　　　　　　　　　　　　　　　　*87*

1．栄養疫学（nutritional epidemiology）の概要 ……………………*87*
（1）栄養疫学の学問分野 …………………………………………… *87*
（2）栄養疫学の役割 ………………………………………………… *88*
（3）公衆栄養活動への応用 ………………………………………… *88*

２．曝露情報としての食事摂取量 ……………………………………………90

（１）食物と栄養素 ……………………………… 90

（２）食事摂取量の個人内変動と個人間変動 ……………………… 91

（３）日常的（平均的）な食事摂取量 ………………… 92

３．食事摂取量の測定方法 …………………………………………………94

（１）食事記録法と24時間思い出し法 ……………………… 94

（２）食物摂取頻度調査法（FFQ）とその妥当性・再現性 ……………… 97

（３）食事摂取量を反映する身体計測値，生化学的指標 ……………… 99

４．食事摂取量の評価方法 …………………………………………………101

（１）食事調査と食事摂取基準 ……………………… 101

（２）総エネルギー調整栄養素摂取量 ………………… 105

（３）データ処理と解析 ……………………… 107

第5章　公衆栄養マネジメント　　　114

１．公衆栄養マネジメント ……………………………………………………114

（１）地域診断 ……………………… 114

（２）公衆栄養マネジメントの考え方 ……………… 114

（３）公衆栄養マネジメントの過程 ……………… 114

２．公衆栄養アセスメント …………………………………………………116

（１）公衆栄養アセスメントの目的と方法 …………… 116

（２）食事摂取基準の地域集団への活用 ……………… 118

（３）量的調査と質的調査の意義 ……………… 118

（４）観察法と活用 ……………………… 118

（５）質問調査の方法と活用（質問紙法，インタビュー法） ……………… 118

（６）既存資料活用の方法と留意点 ……………… 120

（７）健康・栄養情報の収集と管理 ……………… 120

３．公衆栄養プログラムの目標設定 ……………………………………121

（１）公衆栄養アセスメント結果からの状況把握 …………… 121

（２）改善課題の抽出 ……………………… 121

（３）課題設定の目的と相互の関連 ……………… 124

（４）改善課題に基づく改善目標の設定 ……………… 124

（５）目標設定の優先順位 ……………………… 125

４．公衆栄養プログラムの計画，実施，評価 ……………………………126

（１）地域社会資源の把握と管理 ……………… 126

（２）運営面・政策面のアセスメント ……………… 126

（３）計画策定 ……………………… 127

（４）住民参加 ……………………… 128

（5）プログラムに関連する関係者・機関の役割 ················· 129

（6）評価の意義と方法 ·············· 133

（7）評価の実際 ·············· 135

第6章　公衆栄養プログラムの展開　　138

1．地域特性に対応したプログラムの展開··············138

（1）健康づくり ·············· 138

（2）食　　　育 ·············· 139

（3）在宅療養，介護支援 ·············· 145

（4）地域包括ケアシステムの構築 ·············· 149

（5）健康・食生活の危機管理と食支援 ·············· 152

2．食環境づくりのためのプログラムの展開··············**166**

（1）食物・食情報へのアクセスと食環境整備 ·············· 166

（2）栄養成分の表示の活用 ·············· 168

（3）特別用途食品・保健機能食品の活用 ·············· 175

（4）「健康な食事」の普及啓発 ·············· 178

3．地域集団の特性別プログラムの展開··············**185**

（1）ライフステージ別 ·············· 185

（2）生活習慣病ハイリスク集団 ·············· 201

■ 索　　　引 ·············· 212

第1章 公衆栄養の概念

・公衆栄養は，個人を対象とした臨床栄養などと異なり，国民や地域住民といった集団を対象とする。多様な集団の健康・栄養問題を効果的に解決する方策について学ぶ。
・生態系，保健・医療・福祉および介護などの広域的視点から，市町村，都道府県や国または世界の栄養問題を展望できる技量を養う。

1. 公衆栄養の概念

（1）公衆栄養の意義と目的

1）公衆栄養の考え方

　わが国における公衆栄養の考え方については，1926（大正15）年に佐伯矩が著した『栄養』の「食政編」に，"民衆栄養"という言葉を用いて，今日の公衆栄養と同様な意味の説明がされている。民衆栄養は，「同一人であっても，一個人を主として考える時の医学的栄養法と，社会人として取るべき経済上並びに社会政策上の栄養法とはそこに明確な区分が必要であるとともに，飲食の道徳あるいは社会化」と述べられ，栄養学の一環として指導されていた。

2）栄養学士と公衆栄養

　1964（昭和39）年に，「栄養学士の称号を授与する栄養学科のあり方について」の大学設置審議会において委員であった吉川春寿は，「個人一般の栄養に関する問題のほかに，国民栄養とか地域の栄養のように社会集団としての栄養の問題が大切であり，そこには地理的・社会的・経済的因子が大きく作用するので，これらを解析する学問がなければならない。いずれにしても公衆栄養学は栄養学の実践の基礎となるべきものである」と述べ，総会了承事項として定められた教科内容に新たに公衆栄養2単位が示された。

　公衆栄養（学）として管理栄養士・栄養士の教育に導入されたのは1973（昭和48）年で，管理栄養士・栄養士養成施設の指定基準の改正により教育内容に位置づけられた。

3）管理栄養士養成の教育内容

　公衆栄養学の教育目標は，次のように示されている。

⬛佐伯矩（さいきただす，1876－1959）
　医学博士。医学から栄養学を独立させた。栄養学の創始者。世界初の栄養研究所（私立）を創設し，国立栄養研究所の初代所長に任命された。栄養学校を設立し，栄養士を誕生させた。

　地域や職域等の健康・栄養問題とそれを取り巻く自然，社会，経済，文化的要因に関する情報を収集・分析し，それらを総合的に評価・判定する能力を養う。また，保健・医療・福祉・介護システムの中で，栄養上のハイリスク集団の特定とともにあらゆる健康・栄養状態の者に対し適切な栄養関連サービスを提供するプログラムの作成・実施・評価の総合的なマネジメントに必要な理論と方法を修得する。

　さらに，各種サービスやプログラムの調整，人的資源など社会的資源の活用，栄養情報の管理，コミュニケーションの管理などの仕組みについて理解する。

「管理栄養士学校指定規則の一部を改正する省令の施行について」
（平成13年文部科学省，厚生労働省通知）

4）公衆栄養の概念

　公衆栄養の概念は，「個人または集団の健康の維持・増進および疾病の予防を目的とし，人間の健康と栄養にかかわる問題について，健康・栄養施策や活動を組織的かつ体系的に"計画・実施・評価・改善"し，課題の解決を図ること」といえる。

　公衆栄養は，公衆のための学際科学であり，生活の質（QOL：quality of life）の向上を目指し，よりよい栄養を達成するためのマネジメントに必要な知識と技術を習得する実践科学である。

　公衆栄養活動は，主として国，都道府県や市町村の**衛生行政**として行われている。国民の健康な生活を確保するには，国民一人ひとりが自分の健康を自分自身で守る努力が基盤になくてはならない。一方，個人，家族，地域社会の努力のみで健康な生活を確保しがたい自然環境，社会環境の変化がみられる中で，公衆衛生活動の必要性がある。

　衛生行政は，公衆衛生活動を国および地方公共団体の政策として，地域住民全体の健康，国民全体の健康を対象としている。そのため，住民全体を集団としてとらえる必要がある。一方，対象となる健康が個人に帰属するものであることから，個人も対象となる。

（2）生態系と食料・栄養

1）生態系とは

　生態系とは，ある地域に住むすべての生物（**生物群集**）と，それを取り巻く環境をひとまとめにし，物質循環やエネルギーの流れなどに着目してとらえたものである（図1-1）。

　すべての生物は，大気，水，土壌といった自然環境の中で生存し，太陽の光をエネルギー源として，生物とそれを取り巻く環境が互いにかかわり合いながら，ひとつのまとまったしくみと働き（システム）を形づくっている。自然界では，植物は，光合成によって有機物（でんぷん，糖など）などを合成する。動物は，植物を食料として摂取して体成分を合成し，さらに，その動物を食料として摂取している。

■**衛生行政**
　日本国憲法第25条の規定に基づき，公衆衛生の向上および増進のために，国および地方公共団体の責任において，計画的に必要な条件（人・物・予算・組織・情報など）を整えるとともに，必要なサービスを実施する働きであり，また，公衆衛生活動の質の向上を図る働きである。

■**生物群集**
　いろいろな生物（植物・動物・微生物など）の集まりとその相互関係。

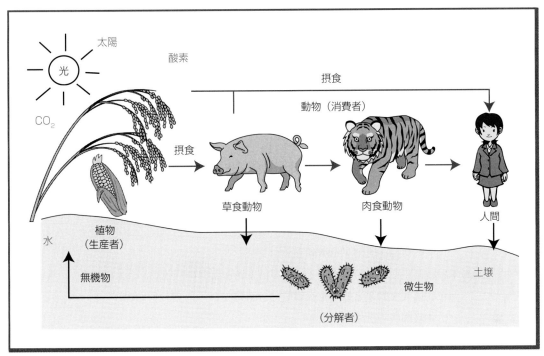

図1-1　生態系

2) 生態系と食料・栄養：食物連鎖

　人間は，栄養源である食料を自然界にある他の生物に依存して，生命を維持している。自分が生きるためには，生態系の一部を破壊して食料を入手せざるを得ない存在なのである。したがって，公衆栄養活動においては環境をも考慮した広い視点が必要である。

　食物連鎖とは，生物群集内で，互いに捕食・被食の関係によって連鎖的につながって循環していることである。食物連鎖では，生態系の構成者は生産者（植物），消費者（草食動物・肉食動物），分解者（微生物）とよばれ，それぞれ役割を果たしながら関係を築いている（図1-2）。

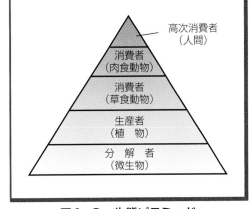

図1-2　生態ピラミッド

◻食物連鎖
　現実には，雑食の動物，複数の種を食べる動物，複数の動物に食べられる種がいるなど，捕食・被食の関係は複雑である。このように複雑な連鎖は，食物網とよばれる。

　植物は，葉から二酸化炭素，根から水分を吸収して，太陽の光を浴びて光合成を行い，有機物（炭水化物など）を合成し，酸素をつくり出している。動物は，植物によって蓄えられた有機物を食料としている。微生物は，枯死した植物，動物の排泄物や死骸などの有機物を分解し，生産者が利用する無機物に還元している。

（3）保健・医療・福祉・介護システムと公衆栄養

　地域には，乳幼児，学童，学生，勤労者，高齢者，健康な人，病気の人，障害のある人，介護を必要とする人など，さまざまな人々が生活をしている。国や地方公共団体では，法に基づいて母子保健，学校保健，産業保健，児童福祉，老人福祉，精神保健福祉，障害者福祉など各種のサービスを行っている。

　保健所や市町村の行政栄養士は，今日的健康課題をふまえ，「健康日本21（第二次）」の推進に向け，特に医療費の適正化等のために，予防可能な疾患の発症および重症化予防に，多職種と連携・協働で取り組むことが求められている。また従来からの次の事項等をとおして，地域の保健・医療・福祉および介護の質の向上を図ることとされている。

　　①妊産婦・乳幼児への栄養マネジメント

　　②若年期からの欠食・るいそうの予防

　　③成人を対象とした生活習慣病の予防

　　④高齢者の低栄養の予防

　　⑤住民の特定健診・特定保健指導の企画と実施，介護予防

　　⑥在宅療養者の支援

　　⑦保育所・学校・医療機関・福祉施設・事業所等における栄養管理の指導・支援

　　⑧食生活改善推進員等の人材育成

　　⑨災害，食中毒，感染症，飲料水の汚染などに対する健康危機管理

　公衆栄養においては，保健・医療・福祉・介護システムの中で，人々の健康・栄養問題の解決に向け，最適なサービスの提供が必要とされている。それには，行われている各種サービスを理解し，広い視野に立った**公衆栄養マネジメント（PDCAサイクル）**により，効率的・効果的に行うことが重要である（図1-3）。

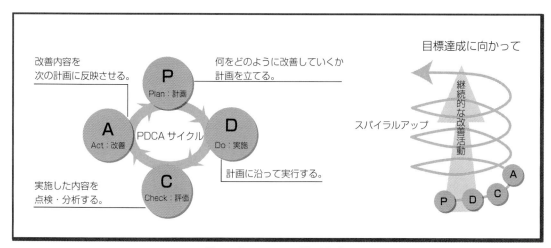

図1-3　PDCA サイクル

（4）コミュニティと公衆栄養活動

コミニュニティとは，地区や地域という地理的な意味の他に，ある共通する目的をもった共同社会，共同体という意味で用いられる。例えば，町内会などの居住地域での組織や，患者会や患者家族会など同じ目的をもったグループなどがある。

公衆栄養活動を効果的に行うには，行政（公助）のみならず，健康が個人に帰属することから自らの努力（自助）と，住民ボランティア等による相互扶助（共助）などが連携・協働できる行政施策（公助）展開が必要である。

公衆栄養活動では，公衆衛生活動の一環として，健康・栄養問題の解決を，コミュニティの組織的な努力を通して行う必要がある。それには住民の自主的・主体的な参加を促し，共通の問題意識をもつ食生活改善推進員や専門職能集団である栄養士会などと連携・協働することが重要である。

2. 公衆栄養活動

食べることは誰もが日常的に行う行為である。公衆栄養活動は，誰もが共通に体験する食べること，すなわち「食」をキーワードにして，食べ物と人間の健康を幅広く包含し，人間の生活・文化に深くかかわって展開する活動である。また，公衆栄養活動は公衆衛生活動の一環として行われ，その課題は時代の社会背景や人口動態，疾病構造などにより変化してきており，管理栄養士・栄養士は，栄養学の知識を実践活動に活用して国民の食生活を評価し，健康・栄養課題の解決に向けて，栄養改善の先頭に立って活動を展開してきた。

わが国では，第二次世界大戦後，感染症が激減する一方，がんや循環器疾患などの生活習慣病が増加し，疾病構造は大きく変化してきた。今後，少子高齢化のさらなる進展が見込まれ，公衆栄養活動は，こうした社会環境の変化に応じながら人々のQOL向上を目指して，さまざまな分野においてさまざまな方法で展開されている。

（1）公衆栄養活動の歴史

脚気は江戸時代には江戸患いとして知られ，明治時代になると富国強兵を目指していた軍部で脚気克服は大きな課題となっていた。この**脚気対策**から始まった明治から昭和40年代までのわが国の公衆栄養活動の歴史を表1-1にまとめた。

戦前・戦後の厳しい食料事情の中で，限られた食料を有効に活用する栄養士による集団給食や栄養指導（救荒食品*の利用法）は，高い評価を受けた。栄養士は，工場・事業所・学校などにおいて集団給食を運営し，地域では講習会やマスコミを活用した栄養教育，さらにはキッチンカーによる栄養指導を行ってきた。

昭和50年代に入り，豊かな食生活に加え，自動車や電化製品の普及による生活環

◪**脚気対策**
　脚気の原因は明治になっても解明されず，海軍でも多くの乗組員が罹っていた。
　海軍軍医の高木兼寛は，刑務所の服役囚に発症が少ないことや，貧困世帯出身者が海軍入隊後に発症することなどから，食事が原因と推察した。さらに白米に着目し，海軍の食事を米麦混合に変更して，その説が正しいことを実証した。

*救荒食品：凶作時にも収穫できる食品。気候不順に強い，稗（ひえ）・粟（あわ）・蕎麦などの雑穀や，甘藷・馬鈴薯などのいも。

表1-1　わが国の公衆栄養活動の歴史（明治から昭和40年代まで）

	年	事　項（太字は法令等に関する事項）
明治時代	1872（明治5）	群馬県富岡製糸工場（官営）で給食：産業給食の始まり
	1884（明治17）	海軍軍医高木兼寛，海軍兵食改善による脚気予防に取り組む
	1889（明治22）	山形県鶴岡町の私立忠愛小学校で昼食給食：学校給食の始まり
大正時代	1914（大正3）	佐伯矩，私立栄養研究所を設立
	1920（大正9）	国立栄養研究所設立（初代所長 佐伯矩）
	1924（大正13）	佐伯矩，私立栄養学校を設立：栄養士養成の開始
	1926（大正15）	栄養学校の第1回卒業生13名がいわゆる「栄養手」として栄養改善活動に従事
昭和20年まで	1928（昭和3）	愛媛県警察部工場科に「栄養技手」職の新設：工場給食管理の始まり
	1929（昭和4）	内務大臣名で「**国民栄養の改善に関する件**」について指示 以後，各地方庁に栄養士が配置される：行政による栄養改善指導の開始
	1937（昭和12）	**保健所法（旧）制定**：保健所業務に栄養改善に関する指導を位置づける
	1938（昭和13）	厚生省の設置：栄養行政が内務省から厚生省に移管
	1945（昭和20）	**栄養士規則，私立栄養士養成所指定規則**制定
昭和20・30年代	1945（昭和20）	連合国軍総司令部（GHQ）の指令により，東京都内で栄養調査を実施
	1946（昭和21）	特定の府県で国民栄養調査を実施
	1947（昭和22）	全国規模で国民栄養調査を実施。**保健所法，栄養士法，食品衛生法**公布
	1952（昭和27）	**栄養改善法**公布
	1954（昭和29）	**学校給食法**公布
	1956（昭和31）	栄養指導車（キッチンカー）による巡回栄養指導の開始
	1958（昭和33）	厚生省「六つの基礎食品」発表
	1959（昭和34）	厚生省栄養審議会「日本人の栄養所要量」発表
	1962（昭和37）	**栄養士法などの一部を改正する法律**公布：管理栄養士制度の導入
昭和40年代	1969（昭和44）	厚生省「日本人の栄養所要量」発表
	1970（昭和45）	高齢化率が7％を超える：高齢化社会に突入
	1972（昭和47）	健康増進モデルセンターの整備開始
	1974（昭和49）	**学校給食法**の一部改正：栄養士配置義務

境の変化の中で肥満などの過剰栄養が問題視され，栄養問題は多様化した。これらを背景に1978（昭和53）年から国民健康づくり対策が始まった。その後，第2次国民健康づくり対策（アクティブ80ヘルスプラン），第3次国民健康づくり対策である「21世紀における国民健康づくり運動（健康日本21）」と，ほぼ10年ごとに見直しが行われている。2013（平成25）年からは，第4次国民健康づくり対策である「健康日本21（第二次）」が開始され，2018（平成30）年に中間評価が，2022（令和4）年に最終評価がとりまとめられた（図1-4）。2024（令和6）年度より，次期健康づくり運動プランの実施が予定されている。

1978年 （昭和53）	第1次国民健康づくり運動 ・健康診査の充実 ・市町村保健センター等の整備 ・保健所などのマンパワーの確保	1982年　老人保健法の公布 1983年　食生活改善推進員の教育事業の開始 1985年　管理栄養士国家試験制度の開始 　　　　栄養士法の改正 　　　　「健康づくりのための食生活指針」の策定 1986年　加工食品の栄養成分表示（JSD）制度の開始
1988年 （昭和63）	第2次国民健康づくり運動 〜アクティブ80ヘルスプラン〜 ・運動習慣の普及に重点をおいた 　対策（運動指針の策定，健康増 　進施設の推進等）	1988年　勤労者の心と体の健康づくり運動（THP） 　　　　の開始（労働省） 　　　　第1回健康運動指導士養成講習会 1989年　「健康づくりのための運動所要量」の策定 　　　　「第4次改定日本人の栄養所要量」の策定 1990年　「健康づくりのための食生活指針（対象特性 　　　　別）」の策定 1993年　「健康づくりのための運動指針」の策定 1994年　地域保健法の公布 1996年　生活習慣病という新たな概念の導入 1999年　「第6次改定日本人の栄養所要量—食事 　　　　摂取基準」の策定
2000年 （平成12）	第3次国民健康づくり運動 〜21世紀における国民健康づくり 　運動（健康日本21）〜 ・一次予防の重視 ・健康づくり支援のための環境整備 ・具体的な目標設定とその評価 ・多様な実施主体間の連携	2000年　新しい「食生活指針」の策定 　　　　介護保険制度の発足 2003年　健康増進法の施行 2005年　メタボリックシンドローム診断基準（日本内科 　　　　学会等，8学会による合同基準）の設定 　　　　「食事バランスガイド」の策定 　　　　食育基本法制定 2006年　医療制度改革関連法の成立 2007年　健康日本21中間評価報告書 2008年　特定健診・特定保健指導の開始 2009年　消費者庁の設置 2011年　健康日本21最終報告書 　　　　「スマート・ライフ・プロジェクト」開始
2013年 （平成25）	第4次国民健康づくり運動 〜21世紀における第2次国民健 　康づくり運動（健康日本21（第二次））〜 ・健康寿命の延伸と健康格差の縮小 ・生活習慣病の発症予防と重症化予 　防の徹底 ・社会生活を営むために必要な機能 　の維持・向上 ・健康を支え，守るための社会環境 　の整備 ・栄養・食生活，身体活動・運動， 　休養，飲酒，喫煙および歯・口腔 　の健康に関する生活習慣および社 　会環境の改善	2013年　食品表示法の公布 2014年　「日本人の食事摂取基準（2015年版）」の策定 　　　　『日本人の長寿を支える「健康な食事」の 　　　　在り方に関する検討会』報告書 2018年　「健康日本21（第二次）」中間評価報告書 2019年　「日本人の食事摂取基準（2020年版）」の策定 2022年　「健康日本21（第二次）」最終評価報告書

図1-4　わが国における健康づくり運動の流れ

出典）厚生労働省：健康日本21（第二次）の推進に関する参考資料，2012を一部改変

（2）少子・高齢社会における健康増進

1）少子・高齢社会の状況

　わが国では，高い教育・経済水準，保健・医療水準，生活習慣の改善等に支えられ，健康状態を示す包括的指標である「平均寿命」は，世界で高い水準を示している。

　一方，合計特殊出生率は低い水準に留まっており，出生数は減少を続けている。このため，65歳以上人口は，1950（昭和25）年には総人口の5％に満たなかったが，1970（昭和45）年に7％を超え，さらに，1994（平成6）年に14％を超えた。その後も上昇を続け，2021（令和3）年現在28.9％に達している。

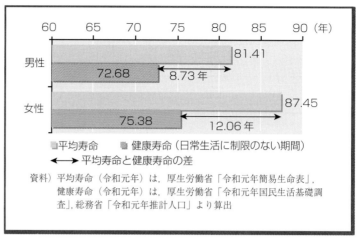

図1-5　平均寿命と健康寿命（2019年）
出典）厚生労働省：健康寿命の令和元年値について，2019

　このように，急激に少子高齢化が進む中で，「すべての国民が共に支え合い，健康で心豊かに生活できる社会」（健康日本21（第二次）前文）の実現に向けて公衆栄養活動が全国で展開されている。

2）健康寿命の延伸

　健康日本21（第二次）の基本的な方向の第一に「健康寿命の延伸と健康格差の縮小」があげられている。健康寿命とはWHO（世界保健機関）が2007年に提唱した指標で，平均寿命から寝たきりや認知症など介護状態の期間を差し引いた期間をさす（図1-5）。この健康寿命の延伸には，国民の生活習慣の改善を図り，社会生活を営むための機能を可能な限り維持することが不可欠である。

　すなわち，生活習慣（主に食習慣と運動習慣，喫煙習慣）の改善により糖尿病，慢性腎臓病などの生活習慣病の発症予防とその重症化予防を図ることが肝要である。また，高齢者ができるだけ長く自立した生活を送るための健康の基盤となる栄養状態の管理が重要である。

3）各ライフステージにおける健康増進

　同じく，健康日本21（第二次）の基本的な方向のひとつに「社会生活を営むために必要な機能の維持および向上」があり，乳幼児期から高齢期までそれぞれのライフステージにおいて，心身機能の維持・向上に取り組むべきであるとして目標が設定されている。高齢化に伴う機能の低下を遅らせるための高齢者の健康に焦点を当てた取り組みのほか，妊婦や子どもなど次世代までの全てのライフコースの健康増進に関する目標達成に向けた公衆栄養活動が全国で展開されている。今後，健康に関心のない健康無関心層も含めた予防・健康づくりの推進がなされる必要がある。

　また，食育基本法に基づき策定されている第4次食育推進基本計画では，各地で子どもや高齢者を含むすべての国民を対象にした食育活動が展開されている（p.77参照）。

（3）疾病予防のための公衆栄養活動

1）疾病予防，特に生活習慣病予防の重要性

生活習慣病に関連する医療費は現在，国民医療費（医科診療医療費*）の約３割を占め，また死亡者数の約５割が生活習慣病を原因としている。要支援者・要介護者となった主な原因は，脳血管疾患をはじめとした生活習慣病，高齢による衰弱，骨折・転倒となっている。

2）疾病予防の方法

疾病予防には，一次予防，二次予防，三次予防の段階がある。

①一次予防：健康の維持・増進，発病予防（生活習慣の改善，予防接種など）

②二次予防：早期発見・早期治療，疾病の重症化予防（健診など）

③三次予防：再発防止，機能維持，社会復帰（リハビリテーションなど）

3）生活習慣病の一次予防の重要性

生活習慣病の発症には生活習慣が大きく関与している。

健康日本21（第二次）の基本的な方向として「生活習慣病の発症予防と重症化予防の徹底（NCDs*の予防）」と「栄養・食生活，身体活動・運動，休養，飲酒，喫煙および歯・口腔の健康に関する生活習慣および社会環境の改善」があげられている。減塩や野菜摂取量の増加，禁煙，運動などの生活習慣の改善によって，発症や死亡を回避できることから，生活習慣病の一次予防に果たす公衆栄養活動の役割は大きい。

2008（平成20）年から，特定健康診査（健診）・特定保健指導の実施が医療保険者に義務づけられ，生活習慣病予防対策が強化されている。

4）疾病予防のための公衆栄養活動の方法

公衆栄養活動の方法には，**ハイリスクアプローチ**と**ポピュレーションアプローチ**の２つがあげられる。

生活習慣病予防には生活習慣の改善が必要であり，生活習慣は家族・友人や周囲の生活環境等から大きく影響を受けるため，ハイリスクアプローチだけでなくポピュレーションアプローチも重要になる。

ポピュレーションアプローチは，対象を一部に限定しない集団全体への戦略である。例えば，リーフレットの配布や講演会の開催等の普及啓発活動によって，健康的な生活習慣の定着を図る。飲食店の経営者が，生活習慣病予防における食事の影響を理解することで，ヘルシーメニューを提供する店が増える。また，歩道が整備されることで，ウォーキングを行う場所が整う。さらに，喫煙する場所が特定されることで，たばこの害が減っていく。このような周囲の環境が整備されることによって，生活習慣を改善する状況をつくることができる。

特定健診・特定保健指導は，40〜74歳を対象に，健診の結果，生活習慣の改善が特に必要な者に対して，重点的・効果的に保健指導を実施し，生活習慣病の発症・重症化を予防するものであり，ハイリスクアプローチと位置づけられる。健診の受

*医科診療医療費：
国民医療費は，診療種類別にみると医科診療医療費，歯科診療医療費，薬局調剤医療費，入院時食事・生活医療費，訪問看護医療費，療養費等に分けられる。
　医科診療医療費はさらに，入院医療費と入院外医療費に分けられる。

*NCDs：
non communicable diseasesの略。非感染性疾患。

◇ハイリスクアプローチ
　健康障害を引き起こす危険因子をもつ集団のうち，危険度がより高い者に対して，その危険度を下げるよう働きかけをして疾病を予防する方法をいう。

◇ポピュレーションアプローチ
　集団全体に対して働きかける方法や環境整備をさす。

診勧奨や情報提供はポピュレーションアプローチである。

ポピュレーションアプローチとハイリスクアプローチの両方を適切に組み合わせた公衆栄養活動によって，疾病予防は確かなものとなる。

（4）ヘルスプロモーションのための公衆栄養活動

1）ヘルスプロモーションとは

ヘルスプロモーションは，WHOが1986年の**オタワ憲章**において提唱した，新しい健康観に基づく21世紀の健康づくり戦略である。「人々が自らの健康をコントロールし，改善することができるようにするプロセス」と定義されている。そして，「すべての人々があらゆる生活の場で健康を享受することができる公正な社会の創造」を健康づくり戦略の目標に据えている。

2）3つの戦略と5つの活動方法

オタワ憲章では，ヘルスプロモーション活動を成功させるための3つの戦略と，具体的な5つの活動方法を示している（図1-6）。

①3つの戦略

・唱道：健康や健康づくりの重要性を，あらゆる場で訴えること。

・能力の付与：健康にかかわる知識・技術を，あらゆる方法を駆使して人々に伝えること。

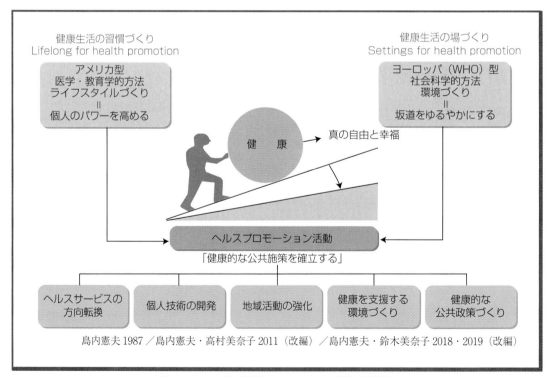

島内憲夫1987／島内憲夫・高村美奈子2011（改編）／島内憲夫・鈴木美奈子2018・2019（改編）

図1-6　ヘルスプロモーション活動の概念

出典）ヘルスプロモーション学会ホームページ

・調停：健康問題の解決のために，分野間協力を促進すること。

②5つの活動方法

・健康的な公共政策づくり：人々が安心して飲める水，安心して運動できる施設の確保等は，公共政策によって実現できることから，健康づくりの視点からとらえる公共政策づくりの必要がある。

・健康を支援する環境づくり：住民が生活する場のあらゆる環境を，健康を支援する視点から整えていく。例えば，障害者や高齢者にやさしい道路の整備や栄養成分表示制度もそのひとつである。

・地域活動の強化：人々が健康になるには，自分ひとりの努力だけでは不可能であり，地域の人々と一緒に地域全体で取り組むことが必要である。そこで，地域での住民活動を強化するような働きかけを展開する。

・個人技術の開発：健康づくりに取り組むために，人々が健康に関する知識や技術を身に付けて実践する必要があり，その知識や技術を身に付けられるような働きかけや取り組みを行う。

・ヘルスサービスの方向転換：「病気を治す」から「健康をつくる」，「無病息災」から「一病息災」，「病院中心」から「家族・地域社会中心」，「専門家中心」から「素人中心」と，健康づくりの方向転換を行う。

3）ヘルスプロモーションのための公衆栄養活動の展開

　グリーンらは，ヘルスプロモーションとは「健康に資する諸行為や生活状態に対する教育的支援と環境的支援の組み合わせである」としている。

　公衆栄養活動は，人々が健康を増進するだけでなく，自らの健康をコントロールし，慢性疾患や障害と上手に付き合って，QOLを維持・向上できることを目指して教育的支援と環境的支援の両面から展開する必要がある。

　健康日本21は，ヘルスプロモーションの理念に基づいて，人々の健康づくりと健康づくりのための食環境づくりを推進する公衆栄養活動である。2000（平成12）年に策定され，その後，2013（平成25）年度から2023（令和5）年度まで（当初予定を1年間延長）の健康日本21（第二次）が実施されている。

（5）エンパワメントと公衆栄養活動

1）エンパワメントとは

　エンパワメントとは，「外からの力の付与」ではなく，誰にでもある力を発揮できるようにする「内なる力の賦活化」であり，オタワ憲章では「人々や組織，コミュニティが自分たちの生活への統御を獲得する過程である」と定義されている。

　ウォーラスタインは，「個人やコミュニティの統制の増加や社会的効力，コミュニティの生活の質の向上と社会正義を目標とした人々や組織，コミュニティの参加を促進する**ソーシャルアクション**の過程」と定義している。

　したがって，エンパワメントのための公衆栄養活動は，行政機関や専門家主導の

◪**ソーシャルアクション**
　社会的活動という意味。世論の喚起などによって行政機関等に働きかけ，政策・制度の改善を目指す組織行動。

活動ではなく，人々や組織，コミュニティが主体的に，健康の維持・増進・改善につなげていく活動であるといえる。

2）エンパワメントの3つのレベルと公衆栄養活動の展開

エンパワメントには，個人レベル，組織レベル，コミュニティ（地域）レベルの3つのレベルがある。個人のエンパワメントは，公衆栄養活動の参加によってそこで傾聴・対話し，そのことにより健康的な生活習慣の実践に結びつき，実践によって達成感や満足感が得られることにより生まれる。さらに，個々人が参加・対話して，問題意識と仲間意識が生まれ，行動に結びついて，組織のエンパワメントが可能となり，個人と組織のエンパワメントを通じて地域のエンパワメントが高まる。

つまり，人々がヘルスプロモーションを基盤とした公衆栄養活動に参加することで，健康的な生活習慣やQOLの向上に必要な知識・態度・技術を身に付け，実践して，エンパワメントが形成されていく。一人ひとりが自分や自分の周囲を変え，さらに組織，地域を変えることで，健康な地域づくりが達成できる。

（6）住民参加

生活習慣病の特性や運動・食事・禁煙など個人の生活習慣の改善の重要性についての理解を住民一人ひとりが深め，健康づくりの実践を促進するためには住民参加が欠かせない。そのための社会環境整備や多様な主体の連携により，社会全体として個人の健康を支え，守る環境や街づくりに努めていくことが必要である。

1）社会環境整備の重要性

健康日本21（第二次）の基本的な方向のひとつに「健康を支え，守るための社会環境の整備」があり，ここには以下のように述べられている。

◘健康日本21（第二次）の基本的な方向
基本的な方向は，5項目あげられている。他の4項目は，p.8〜9参照。
健康日本21（第二次）全体については，p.70参照。

個人の健康は，家庭，学校，地域，職場等の社会環境の影響を受けることから，社会全体として，個人の健康を支え，守る環境づくりに努めていくことが重要であり，行政機関のみならず，広く国民の健康づくりを支援する企業，民間団体等の積極的な参加協力を得るなど，国民が主体的に行う健康づくりの取組を総合的に支援する環境を整備する。

また，地域や世代間の相互扶助など，地域や社会の絆，職場の支援等が機能することにより，時間的又は精神的にゆとりのある生活の確保が困難な者や，健康づくりに関心のない者等も含めて，社会全体が相互に支え合いながら，国民の健康を守る環境を整備する。

2）住民参加の公衆栄養活動の展開

公衆栄養活動は，人々が生き生きと暮らせるための地域づくりを目指し，個人のみならず，家族，学校，職場，地域等における人間集団を対象にして展開されている。そこで，性別や年齢を問わず，社会経済的に不利な立場の人々や何らかの疾病や障害のある人も含めて，生きがいをもって自らの健康づくりに取り組むことのできる社会環境を構築するという視点から，住民が中心になり，健康に関するすべて

の機関・団体が一体となって，地域ごとに地域に合った健康を確保するための公衆栄養活動計画を策定し，実行することが肝要である。

　さらに，健康づくりを目的に地域活動に参加することによって，新たな交友関係が生まれ，自己の経験や技術をいかす場づくりなどの地域住民のネットワークが次の公衆栄養活動につながっていくような地域づくりが望まれる。

（7）ソーシャルキャピタルの醸成と活用

　近年，**ソーシャルキャピタル**の活用が進められている（図1-7）。アメリカの政治学者ロバート・パットナムによると，ソーシャルキャピタルとは，「人々の協調行動を活発にすることによって，社会の効率性を高めることのできる，信頼，規範，ネットワークといった社会組織の特徴」とされている。また，ボランティア活動の高い地域は犯罪発生率が低く，出生率は高い傾向にあるなど，望ましい街づくりにつながることから，ソーシャルキャピタルの培養と市民活動の活性化の間には，ポジティブフィードバックとよばれる互いに他を高めていく関係づくりが存在すると考えられている。いきいきと高齢社会を暮らしていくためには，健康に興味・関心のある人だけがかかわるのではなく，社会全体が個人にかかわっていく地域づくりが重要である。

◪ソーシャルキャピタル
「信頼に裏打ちされた社会的つながり」あるいは「豊かな人間関係」ととらえることができる。物的資本や人的資本と並ぶ新しい概念で，社会関係資本と訳される場合もある。

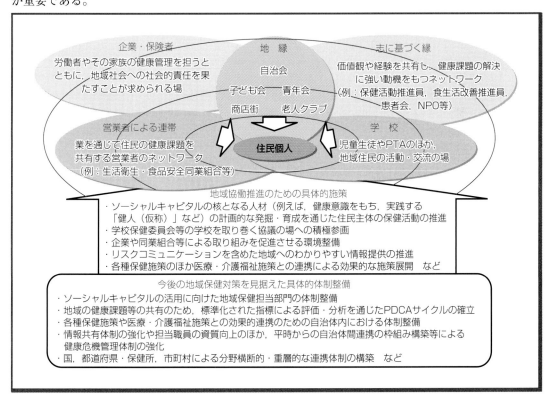

図1-7　今後の地域保健対策のあり方：地域のソーシャルキャピタルの活用を通じた健康な街づくりの推進

出典）厚生労働省：健康日本21（第二次）普及啓発用資料（参考資料スライド集），2013

＊目標2　飢餓をゼロに：飢餓を終わらせ，食料安全保障及び栄養改善を実現し，持続可能な農業を促進する

＊目標3　すべての人に健康と福祉を：あらゆる年齢のすべての人々の健康的な生活を確保し，福祉を増進する

■栄養障害の二重負荷
栄養と過栄養の状態が個人内・世帯内・集団内に起こるなど，低栄養と過栄養が併存する状態のこと。

（8）持続可能性（サステナビリティ）を踏まえた公衆栄養活動

持続可能な開発目標（SDGs）とは，2015年9月の国連サミットで採決された2030年までに持続可能でより良い世界を目指す国際目標であり，17の目標・169のターゲットから構成されている。あらゆる形態の栄養不良や健康や栄養の課題を対象とする「目標2　飢餓をゼロに」＊「目標3　すべての人に健康と福祉を」＊をはじめ，17のすべての目標の達成に向けた公衆栄養活動が求められている。

飢餓，低栄養，過栄養および栄養障害の二重負荷等に向けた取り組みは，あらゆる年齢（全ライフコース）の人々の栄養状態を改善・維持し，健康増進に寄与するだけでなく，勤労や教育，福祉等のさまざまな分野の活動を支え，社会全体の発展に寄与する。

公衆栄養活動は，全ライフコースにおいて，社会環境を含め，様々なアプローチを組み合わせた包括的な取り組みが求められている。

演習問題

❶ 公衆栄養学の必要性と概念について，考えてみよう。

❷ 生態系と食料・栄養・食物連鎖から，食料の意味について考えてみよう。

❸ 健康・栄養課題の解決方策としてのPDCAサイクルについて，図にして説明してみよう。

❹ 公衆栄養活動の歴史から，先輩たちの活動を振り返ってみよう。

❺ ヘルスプロモーションのための公衆栄養活動を考えてみよう。

参考文献
・佐伯　矩：栄養，栄養社，1966
・萩原弘道：日本栄養学史，国民栄養協会，1960
・大礒敏雄：混迷のなかの飽食，医歯薬出版，1980
・日本栄養士会：栄養士制度発足のあゆみ，第一出版，1994
・椎葉茂樹編集：衛生行政大要改訂第22版，日本公衆衛生協会，2016
・藤澤良知編著：栄養・健康データハンドブック2020/2021，同文書院，2020
・グリーン LW，クロイター MW／神馬征峰，岩永俊博，松野朝之，鳩野洋子訳：ヘルスプロモーションPRECEDE-PROCEEDモデルによる活動の展開，医学書院，1997
・Putnam, RD：Making Democracy Work：Civic Traditions in Modern Italy, Princeton University Press, Princeton, NJ, 1993／河田潤一訳：哲学する民主主義―伝統と改革の市民的構造，pp.206～207，NTT出版，2001
・内閣府国民生活局市民活動促進課：平成14年度ソーシャル・キャピタル：豊かな人間関係と市民活動の好循環を求めて，pp.1-2，内閣府，2003
・内閣府経済社会総合研究所編：コミュニティ機能再生とソーシャル・キャピタルに関する研究調査報告書，p.4，内閣府，2005

第2章　健康・栄養問題の現状と課題

・公衆栄養活動の検討・立案・展開・評価のそれぞれの場面に必要な，わが国における栄養素摂取状況や食品群別摂取量の経年的な変化を学ぶ。
・わが国における栄養問題の要因としての，食事，食生活，食環境の現状と経年的な変化を明確化する。
・諸外国における健康・栄養問題の現状と課題を整理し理解する。

1. 食事の変化

　国民栄養調査ならびに国民健康・栄養調査の成績を中心に，戦後から現在に至るまでのわが国のエネルギー・栄養素摂取量の変化を概説する。なお，特に断りを入れていない場合は1人1日当たりの摂取量を示す。

（1）エネルギー・栄養素摂取量

1）エネルギー摂取量

　エネルギー摂取量は戦後間もない1946（昭和21）年には1人1日当たり1,903 kcalであったが，その後は増加傾向を示し，1970（昭和45）年には2,210 kcalを示した。以降は低下傾向に転じ，2019（令和元）年には1,903kcal まで減少している（図2-1）。また，表2-1に栄養素等摂取量の年次推移を，表2-2（p.18参照）には2019（令和元）年における性・年齢階級別栄養素等摂取量を示す。

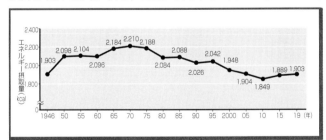

図2-1　エネルギー摂取量の推移（1歳以上）
資料）厚生省，厚生労働省：国民栄養調査，国民健康・栄養調査，各年

<aside>◖エネルギー産生栄養素

　従来の3大栄養素。国際的には通用しない用語であるため，「日本人の食事摂取基準（2015年版）」策定以後，エネルギー産生栄養素と表記された。また，PFC比率はエネルギー産生栄養素バランス，脂肪エネルギー比率は脂肪％エネルギーと表記されている。</aside>

2）エネルギー産生栄養素の摂取量

　栄養素摂取量で最も注目される点は動物性の脂肪やたんぱく質摂取量の顕著な増加である。特に1970（昭和45）年頃までの変化は極めて大幅である。しかし，その後の増加はそれまでに比べ小幅となり，ここ数年ではむしろ減少傾向を示している。炭水化物の摂取量は1950（昭和25）年前後をピークに少しずつ低下している（表2-1，図2-2）。

表2-1 栄養素等摂取量の推移（1人1日当たり）

栄養素		1946 (昭和21)年	1950 (25)年	1955 (30)年	1960 (35)年	1965 (40)年	1970 (45)年	1975 (50)年	1980 (55)年
成人換算率	エネルギー	—	0.829	0.861	0.886	0.885	0.864	0.796	0.782
	たんぱく質	—	0.853	0.902	0.922	0.934	0.916	0.930	0.919
エネルギー (kcal)		1,903	2,098	2,104	2,096	2,184	2,210	2,188	2,084
たんぱく質	総量 (g)	59.2	68.1	69.7	69.7	71.3	77.6	80.0	77.9
	うち動物性 (g)	10.5	17.6	22.3	24.7	28.5	34.2	38.9	39.2
脂質	総量 (g)	14.7	18.3	20.3	24.7	36.0	46.5	52.0	52.4
	うち動物性 (g)	—	—	6.5	8.6	14.3	20.9	27.4	27.2
炭水化物 (g)		386	418	411	399	384	368	337	313
ビタミン	A (IU)	4,640	2,459	1,084	1,180	1,324	1,536	1,602	1,576
	B₁ (mg)	1.80	1.52	1.16	1.05	0.97	1.13	1.11	1.16
	B₂ (mg)	0.74	0.72	0.67	0.72	0.83	1.00	0.96	1.01
	C (mg)	173	107	76	75	78	96	117	107
ミネラル	カルシウム (mg)	253	276	338	389	465	536	550	535
	リン (g)	1.96	1.87	1.37	1.33	—	—	—	—
	鉄 (mg)	48	46	14	13	—	—	13.4	13.1
	食塩 (g) (Na×2.54/1,000)	—	—	—	—	—	—	14.0	13.0

栄養素		1985 (60)年	1990 (平成2)年	1995 (7)年	2000 (12)年	2005 (17)年	2010 (22)年	2015 (27)年	2019 (令和元)年
成人換算率	エネルギー	0.790	0.795	0.801	—	—	—	—	—
	たんぱく質	0.936	1.124	1.164	—	—	—	—	—
エネルギー (kcal)		2,088	2,026	2,042	1,948	1,904	1,849	1,889	1,903
たんぱく質	総量 (g)	79.0	78.7	81.5	77.7	71.1	67.3	69.1	71.4
	うち動物性 (g)	40.1	41.4	44.4	41.7	38.3	36.0	37.3	40.1
脂質	総量 (g)	56.9	56.9	59.9	57.4	53.9	53.7	57.0	61.3
	うち動物性 (g)	27.6	27.5	29.8	28.8	27.3	27.1	28.7	32.4
炭水化物 (g)		298	287	280	266	267	258	257.8	248.3
ビタミン	A (μgRE)	2,188IU	2,567IU	2,840IU	2,654IU	604	529	534	534
	B₁ (mg)	1.34	1.23	1.22	1.17	1.44	1.50	0.86	0.95
	B₂ (mg)	1.25	1.33	1.47	1.40	1.42	1.48	1.17	1.18
	C (mg)	128	120	135	128	124	109	98	94
ミネラル	カルシウム (mg)	553	531	585	547	546	510	517	505
	リン (mg)	—	—	—	—	1.0g	960	990	1,007
	鉄 (mg)	10.8	11.1	11.8	11.3	8.1	7.6	7.6	7.6
	食塩 (g) (Na×2.54/1,000)	12.1	12.5	13.2	12.3	11.0	10.2	9.7	9.7

注1） 平成12年までの栄養量は調理による損耗を考慮していない。平成13年からは，調理を加味した数値となっている。

注2） 栄養量個々の数値は，昭和29年3月食品成分表の改訂が行われたので，昭和30年度の成績からその影響が表れ，とりわけ鉄の数値が急減しているのはそのためである。

注3） 昭和38年までは年4回の調査が行われ，昭和39年以降年1回調査となる。5月と11月では季節的に摂取傾向が異なるので，注意が必要である。（5月実施は昭和40，42，43，44，45，46年，その他は11月実施）

注4） 成人換算率とは性，年齢，労作強度等，栄養所要量の異なる調査対象条件を標準化するために成人男性（20〜29歳）の栄養所要量を基準（1.000）として示したもの。

注5） 昭和21年は「食品栄養価要覧」，25年は「日本食品成分表」，30，35年は「改訂日本食品標準成分表」，40，45年は「三訂日本食品標準成分表」，50，55年は44年の食品別摂取量を基礎に作った「食品類別荷重平均成分表」，60年は56年度の食品群別摂取量を基礎に作った「食品類別荷重平均成分表」，平成2〜12年は「四訂日本食品標準成分表」，平成17〜22年は「五訂増補日本食品標準成分表」，平成25年からは「日本食品標準成分表2010」，平成30年からは「日本食品標準成分表2015年版（七訂）」による。

注6） ビタミンAは，平成12年まではIU，平成13年以降はμgRE（μgレチノール当量）。

注7） 平成15〜22年は，カルシウム，鉄，ビタミンB₁・B₂・Cの値には，補助食品，強化食品も含まれている。

出典）厚生労働省：平成23・27・令和元年国民健康・栄養調査

3）エネルギー産生栄養素バランス

　エネルギー産生栄養素バランスについては，**脂肪％エネルギー**（脂肪からのエネルギー摂取比率）の上昇と，炭水化物％エネルギーの低下が顕著である。脂肪％エネルギーについては，1988（昭和63）年以降，25％を超えた状態が続いている（図2-3）。

　2019（令和元）年における脂肪％エネルギーを男女別に年齢階級ごとで示すと，全般的に男性に比べて女性に高い者の割合が多い（図2-4）。ただし，女性では若年者を中心にやせの割合が高く，エネルギー摂取量は低いと考えられることから，絶対的なエネルギー摂取量を抑えた中で，相対的に脂肪％エネルギーが高くなっていることに留意しておく必要がある。

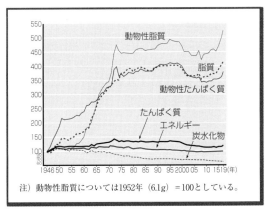

注）動物性脂質については1952年（6.1g）＝100としている。

図2-2　栄養素等摂取量の推移（1946（昭和21）年＝100）

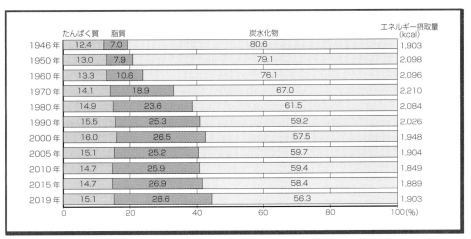

図2-3　エネルギーの栄養素別摂取構成比率と摂取量の年次推移

出典）厚生労働省：昭和21～令和元年国民栄養調査，国民健康・栄養調査

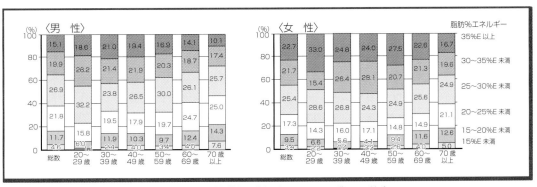

図2-4　年齢階級別脂肪％エネルギーの分布

出典）厚生労働省：令和元年国民健康・栄養調査

表2-2　性・年齢別階級別栄養素等摂取量（1人1日当たり）

			1~6歳			7~14歳			15~19歳			20~29歳	
	栄養素等別		平均値	標準偏差	中央値	平均値	標準偏差	中央値	平均値	標準偏差	中央値	平均値	標準偏差	中央値
男性	エネルギー	(kcal)	1,304	329	1,300	2,047	551	1,995	2,515	780	2,423	2,199	710	2,153
	たんぱく質	(g)	47.2	15.9	46.3	74.3	20.8	72.0	88.7	30.7	86.6	80.1	30.0	75.5
	うち動物性	(g)	28.0	13.4	24.8	43.9	16.8	42.8	54.3	25.6	51.7	47.9	24.2	43.5
	脂質	(g)	43.2	16.8	41.7	67.4	23.4	62.7	84.4	34.2	83.1	72.9	32.0	71.1
	うち動物性	(g)	25.1	12.6	21.9	38.1	16.7	35.1	48.9	24.6	45.1	39.5	23.5	35.2
	炭水化物	(g)	177.5	41.5	179.4	277.2	81.6	267.5	335.2	113.1	321.4	286.1	97.4	274.0
	食物繊維	(g)	11.5	3.7	11.0	18.1	5.6	17.3	20.0	7.0	18.6	17.5	6.6	16.4
	ビタミンA	(μgRE)	356	198	316	532	363	446	529	752	387	451	599	338
	ビタミンB₁	(mg)	0.68	0.29	0.64	1.06	0.50	0.93	1.17	0.59	1.06	1.07	0.58	1.01
	ビタミンB₂	(mg)	0.85	0.33	0.80	1.30	0.42	1.24	1.32	0.58	1.26	1.20	0.58	1.11
	ビタミンC	(mg)	56	34	51	69	47	57	75	54	64	62	42	54
	食塩相当量	(g)	5.4	2.1	5.0	8.9	2.9	8.6	10.4	3.5	10.0	10.6	4.3	9.8
	カリウム	(mg)	1,588	497	1,621	2,307	653	2,216	2,280	894	2,220	2,080	844	2,008
	カルシウム	(mg)	446	207	414	676	238	639	504	274	469	462	295	376
	鉄	(mg)	4.5	1.5	4.5	6.7	2.0	6.4	7.9	2.9	7.4	7.4	3.4	6.7
女性	エネルギー	(kcal)	1,709	500	1,679	1,201	332	1,178	1,820	455	1,785	1,896	464	1,895
	たんぱく質	(g)	65.7	22.3	64.1	42.5	13.7	41.2	68.1	17.0	67.3	71.8	21.9	69.5
	うち動物性	(g)	36.5	17.3	34.5	24.4	10.4	23.2	40.5	13.9	39.3	44.1	19.5	43.7
	脂質	(g)	56.7	25.6	53.5	38.5	15.8	35.8	62.1	23.3	59.1	67.7	27.2	68.5
	うち動物性	(g)	29.3	17.4	26.3	21.0	11.1	18.8	35.1	16.9	32.0	36.5	20.3	33.1
	炭水化物	(g)	224.6	69.0	220.5	167.5	43.4	165.9	240.2	61.7	231.2	241.4	56.6	236.5
	食物繊維	(g)	17.5	7.1	16.6	10.6	3.6	10.2	16.6	5.3	15.9	17.0	5.6	16.7
	ビタミンA	(μgRE)	518	846	388	345	391	282	491	255	423	446	292	401
	ビタミンB₁	(mg)	0.87	0.42	0.80	0.62	0.31	0.56	0.94	0.40	0.84	0.98	0.41	0.93
	ビタミンB₂	(mg)	1.12	0.49	1.06	0.76	0.36	0.71	1.18	0.35	1.13	1.11	0.40	1.10
	ビタミンC	(mg)	96	72	78	49	32	40	66	35	59	81	49	75
	食塩相当量	(g)	9.0	3.6	8.7	5.0	1.9	5.0	8.2	2.6	7.9	8.8	2.9	8.9
	カリウム	(mg)	2,220	915	2,113	1,435	519	1,393	2,133	565	2,047	2,060	703	2,152
	カルシウム	(mg)	494	258	454	391	205	348	594	198	569	454	210	430
	鉄	(mg)	7.3	3.1	6.8	4.0	1.5	3.7	6.3	2.0	6.2	7.0	2.2	6.8

4）主なミネラル・ビタミンの摂取量

　　a. カルシウム　　1975（昭和50）年までは増加傾向が認められたものの，その後は増減を繰り返し，近年では若干の低下傾向を示している（表2-1）。

　　b. 鉄　　1955（昭和30）年以降少しずつ低下傾向を示している（表2-1）。

　　c. ナトリウム　　ナトリウム（食塩換算量）の摂取量は，1975（昭和50）年に14.0gであったが，その後約40年間で4g程度の低下がみられた（表2-1）。しかし，それ以前の1952（昭和27）年に福田らが秋田県で実施した調査では1人1日平均26.3g，労働科学研究所が実施した調査でも，東北地方の農民を中心に1人1日平均18~27g前後の摂取が認められていた。東北地方から始まった減塩運動は全国各地で展開され，それ自体の効果もさることながら，塩によらない食品の加工・保

30～39歳			40～49歳			50～59歳			60～69歳			70～79歳			80歳以上		
平均値	標準偏差	中央値	平均値	標準偏差	中央値	平均値	標準偏差	中央値	平均値	標準偏差	中央値	平均値	標準偏差	中央値	平均値	標準偏差	中央値
2,081	570	2,042	2,172	666	2,096	2,188	612	2,191	2,177	542	2,136	2,131	540	2,102	1,944	481	1,910
74.8	25.0	71.6	79.2	28.1	75.4	77.5	26.1	74.4	80.6	23.9	78.4	81.6	27.3	78.5	71.8	20.9	68.8
42.2	21.4	39.1	46.7	23.2	42.5	42.8	21.8	40.6	44.8	19.5	41.8	45.2	22.6	42.0	38.3	17.3	37.2
68.0	29.2	65.5	69.7	30.3	65.9	70.1	31.4	65.8	66.2	25.8	63.4	63.6	27.7	59.9	53.1	23.3	52.0
35.1	19.6	32.8	37.4	20.5	35.2	36.1	24.0	32.0	35.5	19.3	31.4	34.0	18.8	31.3	28.2	16.3	27.0
269.1	83.4	263.7	274.3	91.2	265.9	273.9	82.7	265.7	274.5	81.6	265.6	277.9	75.2	269.9	271.5	74.7	265.4
18.3	6.2	17.7	18.3	6.8	17.4	19.4	7.3	18.7	20.6	7.4	19.8	21.9	8.0	20.9	20.3	7.0	19.3
474	989	334	555	1,976	341	528	1,231	372	596	1,474	431	612	821	465	642	1,153	414
1.02	0.51	0.91	1.09	0.57	0.96	1.00	0.49	0.93	1.03	0.47	0.93	1.05	0.46	0.96	0.93	0.42	0.83
1.10	0.49	1.04	1.16	0.52	1.10	1.19	0.54	1.12	1.30	0.52	1.23	1.39	0.57	1.33	1.25	0.59	1.17
66	45	56	76	57	60	82	59	70	102	71	86	128	85	114	121	79	110
10.4	3.7	10.2	10.6	4.0	10.3	10.6	4.4	10.2	11.5	4.2	11.0	11.5	4.1	11.2	10.3	3.7	9.7
2,100	781	2,058	2,269	921	2,079	2,290	850	2,188	2,569	924	2,452	2,764	1,031	2,660	2,536	989	2,390
395	195	366	442	246	391	471	263	423	533	264	492	585	290	543	537	264	492
7.2	2.5	7.2	7.6	3.0	7.1	8.1	3.4	7.6	8.8	3.3	8.3	9.2	3.5	8.8	8.3	3.0	7.8
1,600	445	1,567	1,673	475	1,642	1,729	457	1,714	1,695	445	1,686	1,784	562	1,731	1,771	498	1,725
61.1	18.4	60.6	61.6	20.3	59.9	65.9	21.0	64.0	64.1	20.3	61.9	70.2	22.9	68.4	71.4	23.9	69.3
35.4	14.8	34.8	34.1	16.8	30.7	37.7	17.4	35.4	34.8	17.0	32.9	37.6	17.0	36.4	38.9	18.1	37.5
55.5	21.9	53.7	58.5	24.3	55.3	59.1	23.6	56.8	57.5	25.2	54.3	58.3	27.4	55.3	56.4	26.1	52.5
29.2	14.4	26.4	28.9	17.8	25.3	31.6	16.3	29.7	29.0	18.4	26.1	29.3	17.0	26.7	28.4	16.9	25.7
202.1	63.7	198.8	213.9	67.2	216.3	220.4	62.4	217.6	216.2	60.6	212.5	236.1	81.4	231.3	238.3	69.2	231.5
14.6	5.7	14.0	15.9	6.3	15.2	16.0	5.5	15.5	16.8	5.9	16.1	19.8	7.8	19.1	20.5	8.1	19.5
447	878	292	409	288	337	458	644	341	543	1,333	379	604	1,029	448	591	714	472
0.77	0.37	0.73	0.83	0.46	0.75	0.89	0.41	0.83	0.83	0.40	0.76	0.93	0.40	0.88	0.94	0.47	0.83
0.97	0.43	0.92	1.00	0.52	0.95	1.05	0.43	1.00	1.09	0.47	1.02	1.21	0.51	1.16	1.27	0.52	1.23
62	48	51	65	44	56	74	50	64	88	57	76	118	76	104	135	89	125
8.3	3.1	8.1	8.5	3.3	8.5	8.9	3.2	8.5	9.2	3.4	8.9	10.0	3.7	9.8	9.8	3.9	9.3
1,743	655	1,671	1,896	762	1,778	2,033	734	1,976	2,153	761	2,104	2,529	956	2,460	2,648	1,077	2,531
408	210	393	406	231	364	441	236	382	472	226	444	539	272	503	574	298	525
6.2	2.5	5.9	6.4	2.5	6.1	6.7	2.4	6.3	7.2	2.8	6.8	8.4	3.3	8.0	8.6	3.7	8.1

出典）厚生労働省：令和元年国民健康・栄養調査

存技術の向上や流通を含めた食環境の変化についても，結果として減塩に結びついた要因と考えられる。

　　d. ビタミン　　1960（昭和35）年以降，ビタミンA，ビタミンB₂，ビタミンCの摂取量は増加傾向が認められた後，最近では横ばいかやや低下傾向を示している（表2-1）。

5）エネルギーと主な栄養素の食品群別摂取構成比率の推移

　1960（昭和35）〜2019（令和元）年のエネルギーと主な栄養素の食品群別摂取構成比率の推移を 図2-5 に示す。

　a. エネルギー　　米類の摂取構成比率は2000（平成12）年まで，大幅に低下し，動物性食品の摂取構成比率は増加がみられた。その後も，米類の摂取構成比率の低下と，動物性食品の摂取構成比率の増加傾向が続いている。

　b. たんぱく質　　2019年（令和元）まで米類の摂取構成比率は低下傾向を示し，肉類の摂取構成比率は増加傾向がみられた。

　c. 脂　質　　1960（昭和35）〜1980（昭和55）年にかけて，穀類の摂取構成比率は低下傾向を示し，油脂類や肉類の摂取構成比率は増加傾向がみられた。しかし，その後2019（令和元）年にかけては，油脂類や肉類の摂取構成比率は低下傾向が認められ，肉類は低下傾向を示した後に増加傾向となっている。

　d. カルシウム　　豆類，魚介類の摂取構成比率は低下傾向がみられ，乳類の摂取構成比率は増加傾向が認められた。

（2）食品群別摂取量

　1946（昭和21）〜1960（昭和35）年前後は，米を中心とした穀類，豆類，動物性食品の摂取量が増加していた。その後も肉類，魚

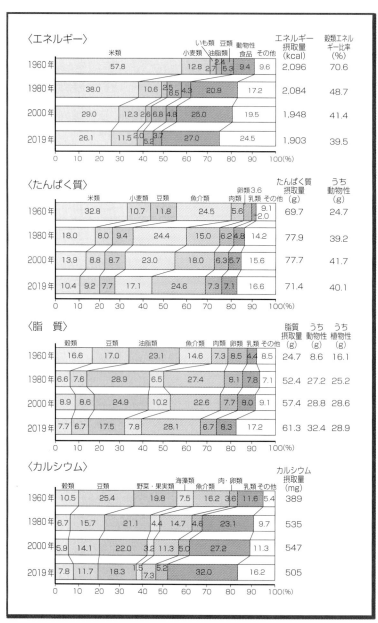

図2-5　エネルギー・たんぱく質・脂質・カルシウムの食品群別摂取構成比率と摂取量平均値（1人1日当たり，1歳以上の総数）の年次推移

出典）厚生省：昭和35・55・平成12年国民栄養調査，厚生労働省：令和元年国民健康・栄養調査

介類，乳類の摂取量は増加したが，米を中心とした穀類摂取量の減少が認められるようになった。これらは，**高度経済成長**に伴う**食環境**の変化が要因として考えられ，一般にはいわゆる食の欧米化としてとらえられている（表2-3）。

さらに，令和元年国民健康・栄養調査によって，年齢階級別の主な食品群別摂取量を比較すると，肉類の摂取量は15～19歳がピークであり，その後加齢にしたがって徐々に減少している。一方で，豆類，野菜類，果実類の摂取量は60～70歳代で最も高値を示している。これは世代間における嗜好の違いや加齢に伴う生活環境などの変化が，食品の選択を変動させていることを裏づけるものである（表2-4）。

（3）料理・食事パターンの変化

日本人の料理・食事パターンは，社会・経済・生活環境の変化とともに大きな変容を遂げている。

a. 戦中・戦後　　全般的に食料が不足し，主食である米の代用としていもや麦が利用されてきた。

b. 1950年代前半　　戦後の復興や景気の状況が好転したことによって，米の摂取が増加したものの，副食として動物性食品の摂取は増加の途上であり，**主食偏重**の食事内容であった。具体的な食事パターンとしては，米飯に汁物と漬物の内容であり，調理方法も煮る・焼く・蒸すが中心であった。

c. 1950年代後半～1970年代前半　　わが国の**高度経済成長期**にあたり，料理・食事パターンは大きく変化した。さまざまな食料品が安定的に市販されるようになり，洋食や中華料理が食卓に並ぶようになった。これに伴って，油を用いた炒める・揚げるといった調理法が浸透してきた。このため，副食の摂取量は増加し，主食（米）の摂取量は次第に減少していった。

d. 1970年代後半～　　外食産業が急激に成長し，外食が一般的になった。また，1980年代にかけて，いわゆるグルメ（美食）ブームとなり，高級食材や珍しい食材を用いた料理に社会の関心が高まった。加工食品・冷凍食品・レトルト食品の商品化が進み，これらを活用した食事も増加した。さらにコンビニエンスストアの出現により，時間を気にすることなく，飲食物を入手できる環境がつくり出されてきた。

e. 現　在　　グルメ志向はおとろえないものの，健康を考慮した食事のあり方の追求（ヘルシー志向），**中食**の増加，低価格路線の外食業界の進出など，多様化している。このため，料理・食事パターンはますます複雑化している。

◼**2.**　食生活の変化

（1）食　行　動

望ましい栄養素等摂取には，日頃からの適切な食行動や食習慣の確立や実践が必

▷**中食**（なかしょく）
家庭外で調理された食品（弁当，惣菜，ピザなど）を購入して，家庭や職場などに持ち帰る（テイクアウト），届けてもらう（出前，宅配）などして食す食事形態。なお，家庭内で調理したものを，学校や職場（弁当）などで食べる形態を内食（ないしょく）という。

表2-3　食品群別摂取量の推移（1人1日当たり）

食品群		1946 (昭和21)年	1950 (25)年	1955 (30)年	1960 (35)年	1965 (40)年	1970 (45)年	1975 (50)年
穀類	総量	398.4	476.8	479.6	452.6	418.5	374.1	340.0
	米類	241.1	338.7	346.6	358.4	349.8	306.1	248.3
	小麦類	157.3	68.7	68.3	65.1	60.4	64.8	90.2
	その他穀類		69.4	64.7	29.2	8.3	3.3	1.5
種実類		0.3	0.9	0.4	0.5	0.5	1.9	1.5
いも類		277.9	127.2	80.8	64.4	41.9	37.8	60.9
砂糖類	総量	0.5	7.2	15.8	12.3	17.9	19.7	14.6
	砂糖				11.9		19.0	14.1
	ジャムその他				0.5		0.7	0.5
油脂類	総量	1.7	2.6	4.4	6.1	10.2	15.6	15.8
	植物性						13.9	13.7
	動物性						1.7	2.1
豆類	総量	37.2	53.7	67.3	71.2	69.6	71.2	70.0
	味噌		30.1	28.8	26.0		24.1	20.8
	大豆製品		14.7	29.4	37.3		38.9	40.8
	大豆，その他の大豆加工品・その他の豆類		8.9	9.1	7.9		8.3	8.4
野菜類	総量	357.0	242.0	246.2	214.1	219.4	249.3	246.7
	緑黄色野菜	153.8	75.6	61.3	39.0	49.0	50.2	48.2
	野菜ジュース							
	その他の野菜	154.7	121.9	130.6	125.6	170.4	162.8	161.3
	漬け物	48.5	44.5	54.3	49.5		36.3	37.2
果実類		21.9	41.5	44.3	79.6	58.8	81.0	193.5
藻類		4.2	3.0	4.3	4.7	6.1	6.9	4.9
調味嗜好品	総量	20.6	32.0	42.4	75.6	119.4	163.4	148.4
	調味料						52.5	28.2
	酒類						44.3	42.7
	その他嗜好品						66.6	77.5
動物性食品	総量	55.4	81.8	114.9	147.4	198.3	249.9	303.3
	魚介類	45.3	61.0	77.2	76.9	76.3	87.4	94.0
	肉類	5.7	8.4	12.0	18.7	29.5	42.5	64.2
	卵類	1.3	5.6	11.5	18.9	35.2	41.2	41.5
	乳類	3.1	6.8	14.2	32.9	57.4	78.8	103.6

注1）　昭和38年までは年4回調査が行われ，昭和39年以降は年1回調査となる。5月と11月では季節的に摂取傾向が異なるので注意が必要である。（5月実施は40，42，43，44，45，46年，その他は11月実施）
注2）　果実類には昭和40年までトマトが含まれている。41～58年はトマトはその他の野菜に含まれている。
注3）　緑黄色野菜は昭和59年以降新しい分野となり，トマト，ピーマン等が緑黄色野菜に含まれている。
注4）　その他嗜好品とは菓子類，嗜好飲料類，香辛料・その他である。
注5）　昭和61年（～平成12年）より分類が変更されているので注意。特に「大豆・その他の豆類」は「その他の豆類」のみになっている。また，「きのこ類」は「その他の野菜」に含まれる。
注6）　＊平成13年より分類が変更された。特に「ジャム」は「砂糖類」から「果実類」に，「味噌」は「豆類」から「調味料・香辛料類」に，「バター」は「乳類」から「油脂類」に，「マヨネーズ」は「油脂類」から「調味料」に分類された。「動物性食品」の「総量」には「バター」が含まれるため，内訳合計とは一致しない。また，「果実類」には「ジャム」，「調味嗜好品」

◪欠　食
　国民健康・栄養調査の「欠食」は，何も飲食しなかった場合のほか，菓子や果物や嗜好飲料などの

要である。しかし，実際には社会状況，ライフスタイル，就業状況，年齢，健康観などの要因により，食行動や食習慣は影響を受けることが多く，常に変化している。
　ここでは，最近のわが国における食行動の変化の中で重要な内容としてとらえておく必要がある点について概説する。

(g)

1980 (55)年	1985 (60)年	1990 (平成2)年	1995 (7)年	2000 (12)年	2005 (17)年*	2010 (22)年*	2015 (27)年*	2019 (令和元)年*
319.1	308.9	285.2	264.0	256.8	452.0	439.7	430.7	410.7
225.8	216.1	197.9	167.9	160.4	343.9	332.0	318.3	301.4
91.8	91.3	84.8	93.7	94.3	99.3	100.1	102.6	99.4
1.5	1.5	2.2	2.3	2.1	8.8	7.6	9.8	9.9
1.3	1.4	1.4	2.1	1.9	1.9	2.1	2.3	2.5
63.4	63.2	65.3	68.9	64.7	59.1	53.3	50.9	50.2
12.0	11.2	10.6	9.9	9.3	8.2	7.9	7.9	7.4
11.4	10.6	9.6	8.7	7.9	7.0	6.7	6.6	6.3
0.6	0.6	1.0	1.2	1.4	1.2	1.2	1.3	1.3
16.9	17.7	17.6	17.3	16.4	10.4	10.1	10.8	11.2
15.4	16.4	16.5	16.2	15.2				
1.5	1.3	1.1	1.1	1.2				
65.4	66.6	68.5	70.0	70.2	59.3	55.3	60.3	60.6
17.3	15.9	14.6	14.0	13.0	(12.5)	(10.8)	(10.4)	(9.8)
40.0	42.0	44.0	46.7	46.0	43.7	41.8	41.6	39.9
8.2	8.8	9.8	9.4	11.3	15.5	13.5	18.7	20.7
251.4	261.7	250.3	290.2	290.1	279.8	268.1	281.9	269.8
51.0	73.9	77.2	94.0	95.9	94.4	87.9	94.4	81.8
					7.8	8.9	12.1	12.4
169.4	163.9	154.0	176.0	175.4	162.1	160.1	166.5	167.5
31.0	23.9	19.1	20.2	18.8	15.4	11.0	8.9	8.1
155.2	140.6	124.8	133.0	117.4	125.7	101.7	107.6	96.4
5.1	5.6	6.1	5.3	5.5	14.3	11.0	10.0	9.9
134.7	136.1	157.8	216.9	204.5	719.7	685.2	874.4	681.0
28.0	26.4	36.2	38.2	37.0	92.6	86.7	85.3	62.5
49.8	52.5	61.1	87.1	89.0	92.4	92.1	104.5	106.6
56.9	57.2	60.5	91.6	78.5	534.6	506.4	764.6	511.9
313.3	318.7	340.0	366.8	338.7	324.7	308.2	329.0	340.1
92.5	90.0	95.3	96.9	92.0	84.0	72.5	69.0	64.1
67.9	71.7	71.2	82.3	78.2	80.2	82.5	91.0	103.0
37.7	40.3	42.3	42.1	39.7	34.2	34.8	35.5	40.4
115.2	116.7	130.1	144.5	127.6	125.1	117.3	132.2	131.2

の「総量」と「調味料」には「味噌」・「マヨネーズ」，「油脂類」の「動物性」と「動物性食品」の「総量」には「バター」の摂取量が含まれている。さらに，平成13年より調理を加味した数量となり，例えば「米・加工品」の米は「めし」・「かゆ」など，「その他の穀類・加工品」の「干しそば」は「ゆでそば」など，「藻類」の「乾燥わかめ」は「水戻しわかめ」など，「嗜好飲料類」の「茶葉」は「茶浸出液」などで算出している。「その他のいも・加工品」には，「でんぷん・加工品」が含まれ，「その他の野菜」には「野菜ジュース」，「漬け物」が含まれる。したがって，平成12年とは接続しない。

注7）この表の「大豆製品」とは「豆腐」「豆腐加工品」のことである。平成13年以降の分類では，「豆腐」「油揚げ類」がこれに該当する。平成13年以降の「豆類」の「総量」には，「味噌」は含まれていない。

出典）昭和21〜45年は，健康・栄養情報研究会栄養調査研究班編：戦後昭和の栄養動向，第一出版，1998
昭和50〜令和元年は，厚生省，厚生労働省：昭和50〜令和元年国民栄養調査，国民健康・栄養調査

1）朝食の欠食

令和元年国民健康・栄養調査によると，20歳以上の朝食の**欠食率**は男性15.5％，女性11.1％であった。性・年齢階級別にみると，男性では20〜50歳代，女性では30歳代で20％超と高値を示している。一方60歳代以上では，男女ともに10％以下と低くなっている（図2-6）。また，2007（平成19）年以降の推移をみると，男女とも

単独のみの摂取，錠剤・カプセル・顆粒状のビタミン・ミネラルのみの摂取も含まれる。

表2-4 年齢階級別食品群別摂取量（1人1日当たり） (g)

食品群	1～6歳 平均値	標準偏差	7～14歳 平均値	標準偏差	15～19歳 平均値	標準偏差	20～29歳 平均値	標準偏差	30～39歳 平均値	標準偏差	40～49歳 平均値	標準偏差	50～59歳 平均値	標準偏差	60～69歳 平均値	標準偏差	70～79歳 平均値	標準偏差	80歳以上 平均値	標準偏差
穀類	257.9	86.0	429.1	157.9	524.4	218.1	448.8	206.0	432.4	188.3	433.6	185.5	413.1	178.6	401.7	167.9	388.7	149.6	388.1	147.1
米・加工品	190.5	90.6	332.6	170.2	427.5	218.1	334.9	203.6	314.5	191.1	321.0	185.5	298.4	178.1	281.5	167.1	275.0	156.9	298.5	160.8
小麦・加工品	64.5	51.7	87.5	90.0	89.1	106.6	108.2	112.2	109.5	114.7	101.8	104.1	104.8	108.4	108.0	101.9	100.4	96.4	84.0	88.8
その他の穀類・加工品	3.0	11.3	9.0	22.2	7.7	40.7	5.6	22.7	8.3	36.4	10.8	40.9	9.9	36.9	12.3	46.4	13.4	49.7	5.7	26.0
いも類	36.1	40.1	52.9	50.9	61.3	89.2	41.3	56.4	42.5	55.1	48.2	66.3	42.6	58.7	51.1	66.3	61.3	77.7	51.9	67.9
砂糖・甘味料類	4.0	4.9	5.7	9.1	6.1	8.6	5.8	8.8	5.5	7.7	5.9	9.1	6.0	7.0	6.7	9.0	7.3	9.2	7.4	9.7
豆類	31.0	38.5	43.9	48.3	40.8	66.9	46.8	72.9	44.8	61.2	51.7	72.5	64.6	90.7	76.7	86.5	76.1	84.7	65.1	71.8
種実類	1.5	4.5	1.7	4.8	1.3	4.1	1.3	4.2	2.9	16.6	2.1	7.3	3.0	12.4	3.2	9.4	3.2	9.8	2.2	6.2
野菜類	129.0	75.7	241.1	124.2	243.4	154.2	222.6	143.6	239.5	144.1	246.8	149.2	268.6	171.8	307.1	177.7	323.1	200.5	284.2	175.0
緑黄色野菜	45.3	32.4	71.3	56.4	69.9	60.7	60.5	59.6	73.2	62.2	69.8	70.6	78.0	69.9	94.9	82.2	103.9	92.1	88.4	83.6
その他の野菜	77.9	52.4	159.6	90.1	158.9	114.0	145.4	108.3	153.3	107.0	158.1	110.8	167.0	122.6	186.9	129.8	193.1	139.2	171.1	122.7
野菜ジュース	5.0	32.2	7.7	46.7	11.1	56.8	11.7	49.4	7.6	37.2	12.3	48.4	15.8	62.8	14.6	53.6	14.7	51.3	11.2	51.5
漬物	0.7	3.5	2.5	8.3	3.6	11.4	5.0	12.3	5.4	14.8	6.5	14.7	7.8	20.6	10.7	23.1	11.5	24.6	13.4	27.1
果実類	93.2	91.1	73.9	92.7	66.3	108.3	46.9	94.3	43.9	78.6	55.2	97.6	70.6	100.5	118.6	132.4	159.4	151.5	141.7	136.8
きのこ類	8.3	11.8	14.6	20.6	13.9	30.7	14.2	24.3	15.8	27.3	15.1	28.8	15.1	26.6	22.4	34.6	19.6	33.7	16.4	27.9
藻類	5.8	12.2	5.8	11.1	7.7	14.7	7.0	13.0	8.0	15.9	8.8	18.1	10.5	20.3	11.4	20.4	12.5	23.7	12.8	24.7
魚介類	29.7	37.3	45.2	48.3	43.3	50.3	50.8	57.9	50.8	61.7	52.8	64.8	59.2	63.4	77.7	74.3	88.9	82.6	73.8	64.4
肉類	63.1	44.3	110.1	72.1	168.3	107.2	130.7	91.1	116.1	84.5	130.3	91.0	106.9	88.5	94.5	73.5	81.5	70.3	66.5	64.4
卵類	19.6	24.6	33.5	35.9	54.7	48.7	38.9	39.6	37.7	38.3	40.4	37.7	40.1	38.1	43.7	39.1	44.5	39.0	38.4	36.6
乳類	211.7	178.1	302.7	164.9	149.1	169.4	111.9	174.2	77.5	132.1	96.0	127.7	101.3	131.6	117.3	147.0	127.8	136.6	127.5	142.8
油脂類	6.4	6.0	9.0	7.8	15.3	12.4	12.4	10.3	12.3	9.9	12.8	11.0	12.1	9.8	11.4	9.9	10.3	9.9	8.8	9.4
菓子類	23.5	33.3	35.9	44.5	34.6	51.5	21.9	40.8	26.5	45.9	22.6	42.8	24.3	43.9	25.2	46.3	25.1	42.2	24.3	38.6
嗜好飲料類	235.6	222.4	315.5	355.4	442.3	438.1	523.4	487.8	629.6	515.5	702.9	534.1	727.8	522.6	753.5	509.5	662.2	430.3	551.3	432.7
調味料・香辛料類	32.4	26.5	53.1	34.9	59.1	35.8	63.5	54.8	64.1	53.6	60.6	41.7	62.8	47.8	71.2	49.5	67.8	44.2	57.2	36.5

出典）厚生労働省：令和元年国民健康・栄養調査

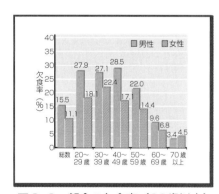

図2-6 朝食の欠食率（20歳以上）
出典）厚生労働省：令和元年国民健康・栄養調査

20～40歳代において横ばいもしくは一部増加傾向が認められる（図2-7）。

朝食欠食の理由は，時間がない，習慣的に欠食しているなどで，朝食欠食が習慣的にある者は，喫食者に比べ夕食の時間が不規則，夕食後の間食が多いなど食生活全般として好ましくない状況が認められている。また，令和元年国民健康・栄養調査では14歳以下の子どもの朝食欠食率も4.5％で認められた。子どもの望ましい心身の発達のため，保護者を含めた幼・小児期からの対策が求められる。

2）外食の状況

令和元年国民健康・栄養調査によると，男性の30～40歳

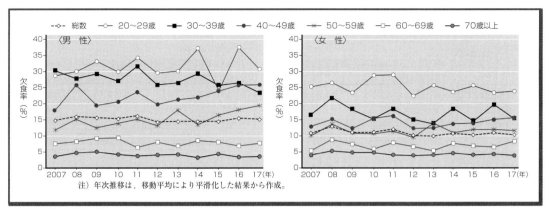

図2-7　朝食欠食率の推移（1歳以上）

出典）厚生労働省：平成19〜29年国民健康・栄養調査

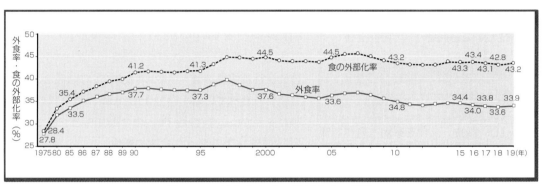

図2-8　外食率と食の外部化率の推移

出典）食の安全・安心財団資料，2021

代においては，その半数近くが昼食を外食か調理済み食で済ませている。また，女性でも20〜30歳代の30％強で同様の状況が認められる。

　家計からみた外食の状況は，2019（令和元）年の推計値で，**食の外部化率43.2％**，外食率33.9％である。1975（昭和50）年以降増加傾向を示しているが，2007（平成19）年以降は若干の低下傾向となっている（図2-8）。

3）食事時刻

　内閣府の食育に関する意識調査（平成24年3月）によると（20歳以上対象），平日の夕食開始時間について，男女とも年齢階級が高くなるほど19時前と回答した者の割合が高くなる傾向がある。19〜20時台と回答した者の割合は男性の40歳代，女性の40〜50歳代で，21〜22時台と回答した者の割合は男性の20〜50歳代と女性の20歳代でそれぞれ高くなっていた（図2-9）。

4）共食の状況

　農林水産省の食育に関する意識調査報告書（令和3年3月）によれば，家族と同居している対象者において，「ほとんど毎日」朝食・夕食を家族と一緒に食べると

◘食の外部化

　女性の社会進出などに伴って，家の中で行われていた調理や食事を，家の外に依存する状況がみられ，食品産業においても，食料消費形態の変化に対応した調理食品やそう菜，弁当といった中食の提供や市場の開拓が進んでいる。このような動向を「食の外部化」という。

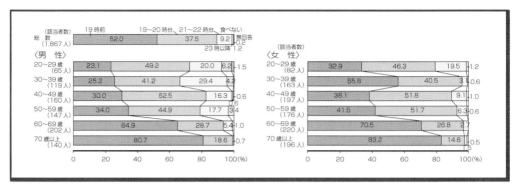

図2-9　夕食開始時間（20歳以上）

出典）内閣府：食育に関する意識調査報告書（平成24年3月）

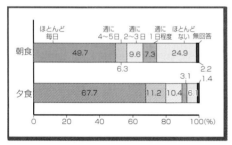

図2-10　朝食・夕食を家族と食べる頻度（家族と同居している対象者1,511人の回答）

出典）農林水産省：食育に関する意識調査報告書（令和3年3月）

回答した者の割合は，朝食49.7％，夕食67.7％となっていた。一方で「ほとんどない」と回答した者の割合は，朝食24.9％，夕食6.1％に認められた（図2-10）。

また，独立行政法人スポーツ振興センターの児童生徒の食生活等実態調査（平成22年度調査）によると，1人で朝食を食べている小学生は15.3％，中学生33.7％，同様に夕食では小学生は2.2％，中学生6.0％となっていた。

5）バランスの整った食事の頻度

平成30年国民健康・栄養調査によると，主食・主菜・副菜をすべてそろえて食べることが1日に2回以上ある頻度について，全体では「ほとんど毎日」と回答した者の割合は男性45.4％，女性49.0％，「週に4～5日」が19.1％と20.3％，「週に2～3日」が23.0％と21.2％，「ほとんどない」が12.6％と9.4％となっていた（図2-11）。若年者ほど食事のバランスに問題がある者の割合が多い。

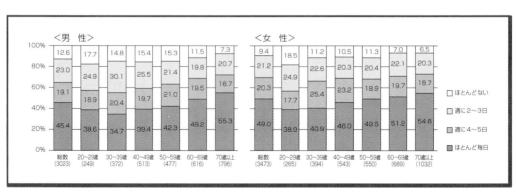

図2-11　主食・主菜・副菜を組み合わせた食事の頻度（20歳以上，性・年齢階級別）

出典）厚生労働省：平成30年国民健康・栄養調査

（2）食知識・食態度・食スキルの変化

1）朝食の摂取にかかわる要因

　食育に関する意識調査（令和2年3月）によると，日常における朝食の摂取状況について「週に4～5日食べる」，「週に2～3日食べる」，「ほとんど食べない」と回答した者に対し，朝食を食べるために必要なことを質問したところ，「朝早く起きられること」41.3％，「朝，食欲があること」40.0％，「朝食を食べる習慣があること」39.3％，「自分で朝食を用意する時間があること」33.3％，「自分で朝食を用意する手間がかからないこと」26.3％，「夜遅くまで残業するなど労働時間や環境に無理がないこと」19.0％の順（3項目以内の複数回答）となっていた。

　また，性・年齢階級別に細かく見ていくと，男女ともに年齢階級違いにより，必要なことがらは異なる傾向が認められた（表2-5）。

2）生活習慣病の予防や改善に関する具体的な食行動の意識と実践

　食育に関する意識調査（令和2年3月）では，生活習慣病の予防や改善に関連する具体的な6項目の食行動について，内容別に意識や実践の状況を質問している。

　意識では，『気をつけている』（「とても気をつけている」＋「気をつけている」）と回答した者の割合，実践の状況では，『実践している』（「いつも実践している」＋「実践している」）と回答した者の割合について見ていくと，いずれも「野菜をたくさん食べるようにすること」，「塩分を取り過ぎないようにする（減塩をする）こと」が

表2-5　朝食を食べるために必要なこと（性・年齢階級別）

	男性						女性					
	20～29歳	30～39歳	40～49歳	50～59歳	60～69歳	70歳以上	20～29歳	30～39歳	40～49歳	50～59歳	60～69歳	70歳以上
家に朝食が用意されていること	10.3	15.4	10.4	19.2	19.0	8.3	10.3	12.9	5.0	8.7	9.1	－
朝食を食べるメリットを知っていること	13.8	12.8	12.5	15.4	9.5	－	13.8	9.7	5.0	8.7	27.3	27.3
夜遅くまで残業するなど労働時間や環境に無理がないこと	17.2	30.8	18.8	23.1	9.5	－	37.9	12.9	10.0	21.7	9.1	－
自分で朝食を用意する手間がかからないこと	48.3	35.9	14.6	7.7	14.3	16.7	34.5	38.7	25.0	21.7	27.3	18.2
自分で朝食を用意する時間があること	48.3	46.2	29.2	11.5	19.0	8.3	31.0	32.3	50.0	43.5	45.5	18.2
朝食を食べる習慣があること	55.2	38.5	50.0	38.5	28.6	41.7	31.0	41.9	20.0	39.1	18.2	45.5
朝，食欲があること	44.8	46.2	29.2	34.6	28.6	25.0	55.2	41.9	45.0	39.1	45.5	45.5
朝早くおきられること	51.7	51.3	29.2	34.6	42.9	33.3	65.5	48.4	45.0	26.1	18.2	18.2

（3項目以内の複数回答）
出典）農林水産省：食育に関する意識調査報告書（令和2年3月）

　1,2位を占め,以下「脂肪(あぶら)分の量と質を調整すること」「果物を食べること」,「甘いもの(糖分)を取り過ぎないようにすること」が続き,最後に「エネルギー(カロリー)を調整すること」の順となっていた。

　意識と実践の間には,内容により3〜9ポイント程度の差が認められ,本人が意識していても,何らかの理由で必ずしも実践には結びつかない現状が認められた(図2-12,図2-13)。

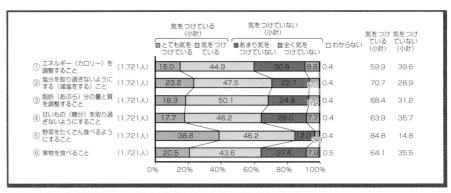

図2-12　生活習慣の予防や改善に関する具体的な意識
　　　　　　　　　　　出典)農林水産省:食育に関する意識調査報告書(令和2年3月)

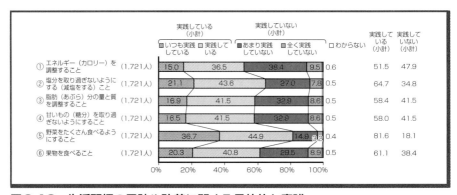

図2-13　生活習慣の予防や改善に関する具体的な実践
　　　　　　　　　　　出典)農林水産省:食育に関する意識調査報告書(令和2年3月)

3)栄養成分表示の活用

　栄養成分表示の制度や活用状況については,第6章2(2)(p.168)を参照。

4)食事バランスガイドや3色分類等の指針を参考とした食生活への実践度

　内閣府の食育に関する意識調査(平成26年3月)によると,食事バランスガイド,3色分類,6つの基礎食品などの指針を参考とした食生活への実践度は,食事バランスガイド36.5%,3色分類32.0%,6つの基礎食品28.5%などとなっていた(図2-14)。

5）所得と食生活に関する状況

平成30年国民健康・栄養調査によると、主食・主菜・副菜を組み合わせた食事を1日2回以上食べる頻度が「ほとんど毎日」と回答した者の割合は、世帯の年間所得が600万円以上の世帯員に比較し、男女とも200万円未満の世帯員で低かった。また、「ほとんどない」と回答した者の割合は、世帯の所得が600万円以上の世帯員に比べ、男女ともに200万円未満の世帯員で高かった（図2-15）。

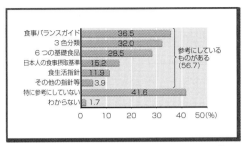

図2-14　食事バランスガイド等を参考にした食生活の実践度（3つまでの複数回答）

出典）内閣府：食育に関する意識調査報告書（平成26年3月）

一方、主食・主菜・副菜を組み合わせた食事の頻度が週5日以下と回答した者において、主食・主菜・副菜を組み合わせて食べることがバランスの良い食事であることを知っている者の割合は、男性の一部の世帯所得群間を除き差は認められなかった。これらのことから、食に関する知識・態度・スキルが望ましい状態にある者であっても、所得の影響などにより、バランスの整った食事を実践できない者が一定数存在していることを考慮しておかなければならない（表2-6）。

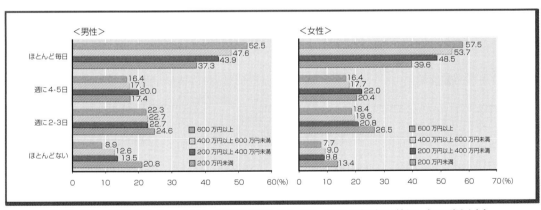

図2-15　所得と主食・主菜・副菜を組み合わせた食事の頻度の状況（20歳以上）

出典）厚生労働省：平成30年国民健康・栄養調査

表2-6　主食・主菜・副菜を組み合わせた食事の頻度が週5日以下と回答した者における所得と主食・主菜・副菜を組み合わせて食べることがバランスの良い食事であることを知っている者の割合（20歳以上）

世帯の年間所得	200万円未満		200万円以上400万円未満		400万円以上600万円未満		600万円以上	
	人数	割合	人数	割合	人数	割合	人数	割合
男性	211	81.8	424	86.6	326	91.5	497	88.2
女性	307	93.2	449	97.6	333	86.3	471	87.7

出典）厚生労働省：平成30年国民健康・栄養調査

社会経済的状況と食生活：フードバンク，子ども食堂の取り組み

　教育や収入，雇用状況などの社会経済的状況（Socioeconomic Status）は，私たちの食生活にさまざまな影響を与えています。例えば，日本人成人を対象とした研究では，家計支出が多いほどビタミンや食物繊維の摂取が多いことや，家計収入が少ないほど野菜・果物類や魚介類の摂取量が少ないことが報告されています。また妊婦や幼児では，教育水準（幼児の場合は保護者の教育水準）が健康的な食生活と関連していることが報告されています。

　社会経済的状況の一つとして，近年わが国では子どもの貧困問題が注目されています。2013（平成25）年6月には「子どもの貧困対策の推進に関する法律」が制定，2014（平成26）年8月には「子供の貧困対策に関する大綱」が閣議決定されました（2019（令和元）年，新大綱閣議決定）。その背景には，日本の子どもの相対的貧困率が他の先進諸国と比べて高い水準であったことがあげられます。

　このような状況の中，生活困窮世帯の子どもの食生活を支援する取り組みが今後より一層大切になります。日本老年学的評価研究機構は，日本で行われている生活困窮世帯の子どもの食生活を支援する取り組みをまとめています。ここではその中から，フードバンクと子ども食堂について紹介します。

●フードバンク●

　フードバンクとは，食品製造業者の製造工程で発生する規格外品など，安全に食べられるのに販売できない食品を引き取り，福祉施設や家庭，個人などへ無料で提供する活動です。2014年2月現在では日本全国で40団体が活動していました。その数は2017（平成29）年1月現在では全国で77団体となり，増加傾向にあります。

　NPO法人フードバンク山梨が，学校や保育所給食のない夏休みに，子どもがいる生活困窮者世帯に食料支援を行った結果，1日3食食べる頻度や主食・副食となる食物の摂取頻度が増え，食費が削減されたという報告があります。またセカンドハーベストジャパン（日本初のフードバンク）が，ひとり親世帯への弁当の配布や学習支援に参加した子どもへの食事の提供を実施した事例も報告されています。

　フードバンクには，生活困窮者支援だけでなく，まだ食べられるにもかかわらず廃棄されてしまう食品（食品ロス）を削減する役割もあります。しかしフードバンクの食品取扱量は，日本の食品ロス発生量に比べるとごく一部であり，食品ロス削減の観点からはまだ取り組み拡大の余地があります。

●子ども食堂●

　子ども食堂とは，子どもやその保護者に地域の人たちが無料または安価で食事をふるまう取り組みです。2016（平成28）年5月末現在で，全国に317ヵ所以上あると報道されました。その数は飛躍的に増え，2019（令和元）年6月には全国3718か所の存在が確認されています。子ども食堂は，生活困窮世帯の子どもだけに食事を提供

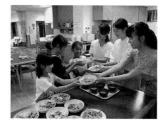
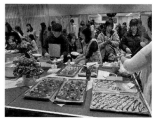

社会福祉法人みどの福祉会が行っている子ども食堂「まんまる食事会」の様子。フードバンクや地域の方からの寄付で食材の一部をまかなっている。

するわけではありません。どんな子どもでも参加できる，ユニバーサルな取り組みです。実際には，子どもやその保護者だけでなく，地域の高齢者なども参加して一緒に食事をしていることもあります。

　子ども食堂の機能は食事の提供だけにとどまりません。家庭で共食することが難しい子どもにとって，子ども食堂は貴重な共食の機会になります。共食は心の健康や健康的な食生活と正の関連があります。支援を必要としている参加者を発見し，行政などの支援機関につなげることもあります。また，来場する子どもやその保護者だけでなく，子ども食堂を実施する地域住民や地域全体にとってもよい影響を与えることが示唆されています。子ども食堂で食育が実践されていることも多いです。

　子ども食堂の多くは民間の団体などが自主的に行っている活動であり，食材料費などの資金調達が難しい場合があります。そこでフードバンクと連携して，必要な食材を確保している事例も多くみられます。

（町田大輔：高崎健康福祉大学）

3. 食環境の変化

（1）食品生産・流通面の要因

1）食品流通の変化

わが国の食品流通は，1975（昭和50）年前後から専門小売店を中心とした形態が，スーパーマーケットやコンビニエンスストアのような全国や地域規模で展開され，商品を総合的に取り扱う小売形態へと変化している。また，近年ではショッピングモール*が増加しており，今後さらなる変化が予測される。

1994（平成6）〜2014（平成26）年における食品の購入先別支出割合の推移をみると，

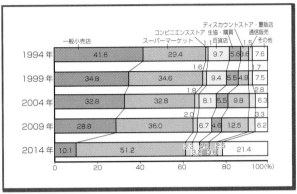

図2-16　食品の購入先別支出割合（2人以上の世帯）
出典）総務省：平成21・26年全国消費実態調査

一般小売店は経時的に低下し，スーパーマーケットやディスカウントストア・量販店では増加している。特に2009（平成2）〜2014年の変化が著しい（図2-16）。

2）フードデザート

フードデザート（food desert）とは，直訳で「食の砂漠」ともいわれる。大型の小売店舗が郊外に展開するなどしたため，都心部や地方都市の中心市街地から，食料品店，日用品店あるいはスーパーマーケットなどが撤退した地域を指す。

以前より都心部や地方都市の中心市街地に居住していた者においては，食料を購入することが困難となり，このことが日常の食事内容にも悪影響を与え，健康問題に発展することが危惧されている。特に独自の交通手段をもたない高齢者に対する支援が求められる。一部の地域では，行政と地域の商工会等がタイアップして，定期的に移動販売を開始するなどの対策が試みられている。

3）輸入食品の現状

近年，わが国の食料自給率は40％弱となっていることから，差し引き60％強を輸入食品に依存していることになる。

厚生労働省の輸入食品監視統計によると，2018（平成30）年の輸入食品の届出数は248万2千件あまりで，前年よりも約2ポイント増加していた。輸入重量は3,417万tあまりで，直近の10年間では増減を繰り返している。

一方，輸入農産物の品目の推移を金額ベースでみると，わが国の食生活や社会状況などに応じ，大きく変化している（表2-7）。1960（昭和35）年では小麦，大豆，粗糖が上位を占めていたが，以降は下位となっている。一方で，肉類や生鮮・乾燥果実は近年になって上位にランクされてきた。

*ショッピングモール：中心市街地を離れて，郊外に大規模な店舗を構え，核となる大型のスーパーマーケット等を中心として複数の小売店やフードサービス業種などが多数入居する商業施設。

表2-7　わが国の輸入農産物の上位10品目の推移（金額ベース）

	1960年	1970年	1980年	1990年	2000年	2010年	2020年
1位	小　麦	とうもろこし	とうもろこし	とうもろこし	豚　肉	豚　肉	たばこ
2位	大　豆	大　豆	大　豆	牛　肉	たばこ	たばこ	豚　肉
3位	粗　糖	小　麦	小　麦	アルコール飲料	牛　肉	とうもろこし	牛　肉
4位	とうもろこし	粗　糖	粗　糖	豚　肉	生鮮・乾燥果実	生鮮・乾燥果実	とうもろこし
5位	牛　脂	グレーンソルガム	コーヒー豆	たばこ	とうもろこし	牛　肉	生鮮・乾燥果実
6位	米	バナナ	グレーンソルガム	大　豆	アルコール飲料	アルコール飲料	アルコール飲料
7位	コプラ	たばこ	牛　肉	小　麦	大　豆	大　豆	鶏肉調製品
8位	たばこ	コーヒー豆	豚　肉	菜　種	小　麦	小　麦	さけ・ます
9位	乾燥ミルク（脱脂）	牛　脂	たばこ	鶏　肉	生鮮野菜	鶏肉調製品	木材チップ
10位	ふすま	羊　肉	アルコール飲料	コーヒー豆	鶏　肉	コーヒー豆	冷凍野菜

注1）工業用原料（羊毛，綿，天然ゴム，その他（牛皮等））を除く。　　　注2）たばこは，製品たばこを含む。
注3）1990年以前は，生鮮・乾燥果実の分類を採用していない。

資料）財務省：貿易統計出典／農林水産省：農林水産物輸入概況2020，2021

　　主要な輸入国は，アメリカ，中国，カナダ，タイ，オーストラリアであり，この5か国で農産物全体の輸入金額の50％近くを占めている。

4）食品ロス

　　農林水産省では，食品の**食べ残しや廃棄**の実態を明らかにするため，食品ロス統計調査（世帯調査，外食産業調査）を実施していた（図2-17）。

　　2014（平成26）年度の世帯調査の結果によると，世帯食1人1日当たりの食品使用量は1,103.1g，食品ロス量は40.9gで

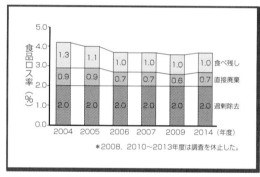

図2-17　世帯における食品ロス率の年次別推移
出典）農林水産省：平成26年度食品ロス統計調査

＊直接廃棄：賞味期限切れ等により，料理の食材またはそのまま食べられる食品として使用・提供されずにそのまま廃棄すること。

あり，食品ロス率は3.7％（食べ残し1.0％，直接廃棄＊0.7％，過剰除去＊2.0％）となった。なお，世帯食1人1日当たりの経年的な食品ロス率はわずかながら低下傾向を示している。

　　世帯員構成別に食品ロス率をみると単身世帯が4.1％で最も高く，2人世帯4.0％，3人世帯3.4％となっていた。主な食品別の食品ロス率は，野菜類8.8％，果実類8.6％，魚介類5.8％と生鮮食品で高くなっていた。

＊過剰除去：大根の皮の厚むきなど，不可食部分を除去する際に，可食部分を過剰に除去すること。腐敗等による除去も含まれる。

　　　　食品ロス率＝（食品ロス量／食品使用量）×100
　　　　　　食品ロス量：食べ残し＋直接廃棄＋過剰除去
　　　　　　食品使用量：魚の骨など通常は食べない部分を除いた量

　　また，2015（平成27）年に調査された外食産業における食べ残し量の割合は，食堂・レストランでは3.6％であるが，宴会では14.2％，結婚式の披露宴では12.2％と高い値を示していた。なお，この調査は2015（平成27）年をもって終了している。

（2）食・健康情報の提供

国民の食や健康に対する関心は高く，これに呼応して**マスメディアやウェブサイト**からは毎日大量の情報が発信され続けている。これらの情報の中には，一方的な論調，誇大な表現，明らかに誤った内容が含まれている場合もあるので注意を要する。また，特定の疾病予防や治療，あるいは健康の保持・増進に有効であるなどの情報は，消費者の心理を刺激し，食環境に影響を与えることもある。

このようなことから，中立で信用のおける機関からの情報（**厚生労働省，国立研究開発法人 医薬基盤・健康・栄養研究所 国立健康・栄養研究所，独立行政法人 国民生活センター** など）を積極的に活用することが望まれる。

一方，食品にかかわる表示（情報提供）については，これまでばらばらだった食品衛生法，JAS法，健康増進法に基づく表示に関する規定が統合され（p.168参照），**食品表示法**（p.170，表6-9参照）に一元化された。また，関係業界による自主的な規制による表示も整備されている。

近年では外食産業が積極的に食・健康にかかわる情報を発信したり，企業や健康保険組合が従業員食堂（特定給食施設）を活用したヘルシーメニューや栄養関連情報の提供を積極的に行う動きがみられる。

（3）保健・健康を目的とした食品や食事・食環境の提供

1）健康食品とは

現在，わが国は世界でも有数な長寿国として知られているが，その反面で，日常の食生活の乱れなどに起因する，がん，心臓病，脳血管疾患に代表される生活習慣病が社会的な問題となっている。一方，近年になって，特定の疾患と栄養素摂取との関連についての研究が進展しており，これに基づいて，ある種の効果が期待できる新しい食品が開発・市販されている。これらは一般的に健康食品とよばれており，その市場規模は拡大している。健康食品には法的な定義はなく，健康の保持・増進に役立つ食品全般を指しているものと考えられる。

2）保健機能食品制度

健康食品についての不適切な情報の流布や，摂取による副作用の発生も認められている状況をふまえ，国は，保健機能食品制度を創設した（p.175参照）。

3）業界団体の取り組み

業界団体である日本健康・栄養食品協会も，健康食品について，健康補助食品としての独自の規格基準を設定し，審査を実施したうえで，適合した製品には認定マークの表示を認め，これらが流通している。

4）保健を目的とした食品の留意点

いわゆる健康食品や保健機能食品に過度の期待を寄せる傾向を是正し，日頃からバランスのとれた食生活の実践を普及啓発する必要がある。なお，保健機能食品に

おいては，製品に「食生活は，主食，主菜，副菜を基本に，食事のバランスを。」の表示を行うよう義務づけている。

5）「健康な食事・食環境」認証制度

健康な食環境整備を目指した「健康な食事・食環境」推進事業の一環として，特定非営利活動法人日本栄養改善学会と日本給食経営管理学会が中核をなすコンソーシアムが認証制度を展開している。具体的には，一定の基準にしたがい，外食・中食・事業所給食（従業員食堂）において健康に資する要素を含む栄養バランスのとれた食事「スマートミール」（通称）を，継続的に，健康的な空間（栄養情報の提供や受動喫煙防止等に取り組んでいる環境）で，提供している店舗や事業所に対して認証を行っている。

（4）食料需給表（フードバランスシート）

1）食料需給表とは

◘食料需給表
　わが国で供給される食料の生産から最終消費に至るまでの総量を明らかにしたものであり，食料自給率の算出の基礎となる。

わが国の**食料需給表**（フードバランスシート）は，**農林水産省がFAO**（国連食糧農業機関：Food and Agriculture Organization）の手引きに準拠し，国内で供給された食料の総量（国内消費仕向量*），国民1人1日当たりの供給量とエネルギー量（熱量）・栄養素量（たんぱく質，脂質）を年度ごと（4月1日〜翌年3月31日）に集計し，取りまとめたものである。1人1日当たりの供給数値は，当該年度の10月1日現在の総人口で除して求められる。世界各国でもほぼ同じ方法で対応しているため，各国間での比較（国際比較）が容易に行える。

2）食料需給表を利用する際の主な留意点

＊国内消費仕向量：
　飼料用，種子用，加工用，減耗量，粗食料

国内消費仕向量，供給量は，次のように求める。

> 国内消費仕向量＝国内生産量＋輸入量－輸出量－在庫の増加量
> 　　　　　　　　　　　　　　　　　　　　　（または，＋在庫の減少量）
> 1人1日当たり供給量＝純食料／10月1日現在の総人口
> 　　　　　　純食料＝粗食料×歩留り
> 　　　　　　粗食料＝国内消費仕向量－（飼料用＋種子用＋加工用＋減耗量）

主な留意点をあげる。

①国内生産量には，輸入した原材料により国内で生産された製品が含まれている。

②減耗量には，食料が生産された農場等の段階から，輸送，貯蔵等を経て家庭の台所等に届く段階までに失われるすべての数量が含まれている。なお，家庭や食品産業での調理・加工段階における食料の廃棄や食べ残し，愛玩用動物への仕向量などは含まれない。

③歩留りは，粗食料を純食料（可食の形態）に換算する際の割合である。当該品目の全体から通常の食習慣において廃棄される部分（例：キャベツのしん，かつおの頭部・内臓・骨・ひれ等）を除いた可食部の当該品目の全体に対する重量の割合として求めている。2019（令和元）年以降この算出に用いた割合は，原

則として文部科学省「**日本食品標準成分表2020年版（八訂）**」による。

④1人1日当たり供給栄養素等量は，1人1日当たり供給量に当該品目の単位当たり栄養成分量（熱量，たんぱく質，脂質）を乗じて算出している。この算出に用いた栄養成分量は，原則として「日本食品標準成分表2020年版（八訂）」による。なお，経年的な推移を確認する場合，1964（昭和39）年度以前は「三訂日本食品標準成分表」，1965〜84（昭和40〜59）年度は「四訂日本食品標準成分表」，1985〜2008（昭和60〜平成20）年度は「五訂日本食品標準成分表」，2009〜13（平成21〜25）年度は「日本食品標準成分表2010」，2014〜2018（平成26〜30）年度は「日本食品標準成分表2015年版（七訂）」により算出されているので，注意する必要がある。

⑤算出された食料の供給量・栄養素等量は，消費者等へ到達した食料のそれであって，国民が実際に摂取した供給量・栄養素等量ではない。

（5）食料自給率

1）食料自給率とは

食料自給率とは，国内で消費されている食料のうち，国内産でどの程度まかなえているのかを示しているものである。品目別自給率（重量ベース），穀物自給率（重量ベース），主食用穀物自給率（重量ベース），飼料自給率（重量ベース），総合食料自給率（供給熱量ベース，生産額ベース）などがある。

一般的に食料自給率といえば，供給熱量ベース（**カロリーベース**）のことであり，食材に含まれる熱量（エネルギー量）を基にして算出する。また，**重量ベース**は熱量の代わりに重量を，**生産額ベース**は熱量の代わりに価格を用いる。

2）わが国の食料自給率

わが国の食料生産は小規模で，労働生産性も低いことから，諸外国に比べ価格は割高である。国はこれまでにも食料自給率の維持・回復や生産者の保護を目的として施策を展開してきたが，十分な効果は得られず，むしろ，食料自給率は1965（昭和40）年度には73％であったものが徐々に低下し，1998（平成10）年度には40％となった。それ以降は横ばいの傾向となり，2020（令和2）年度は37％であった（図2-18）。これは，主要国の中では最低の水準であり（図2-19），国内だけで食料の安定供給は成り立たないことを物語っている。

このような状況に対して，国は**食料・農業・農村基本計画**（令和2年3月策定）において，2030（令和12）年度の食料自給率の目標を供給熱量ベース45％，生産額ベース75％と設定している。

◇カロリーベース
　自給率＝国産供給熱量／国内総供給熱量×100
（畜産物については，飼料自給率を考慮して算出する）

◇重量ベース
　自給率＝国内生産量／国内消費仕向量×100

◇生産額ベース
　自給率＝国内生産額／国内消費仕向額×100
（畜産物および加工食品については，輸入飼料および輸入食品原料の額を国内生産額から控除して算出する）

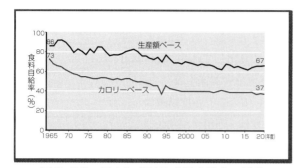

図2-18　日本における食料自給率の推移
出典）農林水産省：令和2年度食料自給率について

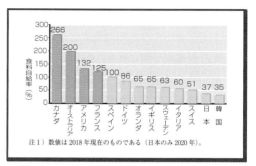

注1）数値は2018年現在のものである（日本のみ2020年）。

図2-19　諸外国の食料自給率（カロリーベース）
出典）農林水産省：諸外国・地域の食料自給率等について

　4. **諸外国の健康・栄養問題の現状と課題**

（1）開発途上国の健康・栄養問題

　世界には200近い国と地域があるが，そのうち150か国以上が開発途上国とよばれる国である。世界の多くの開発途上国では，子どもの栄養不良や低体重，高い乳幼児死亡率が大きな課題である。

　世界の5歳未満児死亡率は，1970年に出生数1,000人当たり139人であったが，2010年には57人まで低下している。2010年の5歳未満児死亡率は，先進国6人，開発途上国63人，後発開発途上国110人であり，年々低下しているものの，開発途上国では先進国と比較して桁違いに高い数値となっている（図2-20）。5歳未満児死亡率は，特にサハラ砂漠より南のアフリカ諸国や南アジア等の開発途上国において，依然高い状態が続いている（図2-21）。

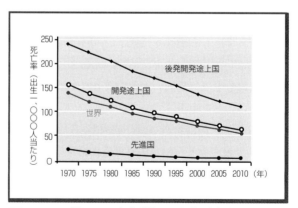

図2-20　世界の5歳未満児死亡率（出生1,000人当たり）の推移
出典）UNICEF：世界子供白書2012

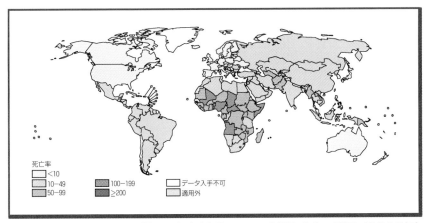

図2-21　世界の5歳未満児死亡率(出生1,000人当たり)の状況（2015年）
出典）WHO Map Production：Health Statistics and Information Systems（HIS），WHO，2015

1）主な健康・栄養問題と取り組み

a. たんぱく質・エネルギー栄養障害（PEM：protein energy malnutrition）

世界全体では，開発途上国の5歳未満児に，**クワシオルコル**（kwashiorkor）や**マラスムス**（marasmus）などの栄養不良が多くみられる。改善のためには，母乳育児の推進，安価でかつ十分な栄養を摂ることができる適切な離乳食・幼児食の提供が必須であり，母親への正しい知識の普及も重要となる。

b. ビタミンA欠乏症
極度のビタミンA不足は，失明の原因となるだけでなく，免疫機能低下により感染症も引き起こす。ビタミンAの不足が問題となっている国々では，ビタミンAカプセルの補給や主食にビタミンAを添加する対策が実施されている。

c. ヨウ素（ヨード）欠乏症
海産物を頻繁に摂取するわが国での欠乏は稀であるが，世界各国の特に内陸部では欠乏がみられる。ヨウ素（ヨード）欠乏は甲状腺腫，甲状腺機能低下症の原因となり，深刻な場合はクレチン症を引き起こし，知能の発達が遅れることがある。欠乏がみられた地域にはヨウ素（ヨード）添加塩が普及され，1990年代以降，添加塩の消費が増大している。

d. 鉄欠乏症
鉄欠乏による貧血は，仕事や学習能力の低下，乳幼児では発達の遅れ，妊産婦では低出生体重児の出産等にも影響する。開発途上国のみならず，先進国の小児・妊婦・高齢者にも頻発しており，世界的規模での重要課題である。

2）低栄養と過栄養の混在

開発途上国では低栄養がみられる一方で，一部の子どもや成人には肥満や生活習慣病も多くみられる。「開発途上国＝栄養不良」と思われがちであるが，食料が豊かな国々では，バランスの良い食生活についての知識や運動の不足等で，肥満や糖尿病などの生活習慣病を有する者も多い。

また，開発途上国では貧富の差が大きく，一般的に，貧しい世帯や農村部には低

◪**クワシオルコル**
たんぱく質不足が主因になり，毛髪の変色，ペラグラ様の皮疹，浮腫，高度の発育障害等を示す。
なお，ペラグラ様の皮疹は，日光に露出される皮膚に生じる，灼熱感と強い痒みを伴う日焼けのような皮疹。赤褐色紅斑，水疱やびらん（ただれ）を形成し，黒褐色の色素沈着と皮膚萎縮を残す。

◪**マラスムス**
エネルギー不足が主因になり，全身の消耗が著しく，体重減少や骨格筋萎縮等を伴う。

栄養が，裕福な世帯や都市部においては過栄養が見受けられる。低栄養対策と同時に，肥満を含む生活習慣病対策も重要な課題となっており，低栄養と過栄養が混在する栄養障害の二重負荷の状態にある。近年は，わが国でも高齢者の低栄養が問題となるなど，栄養障害の二重負荷は開発途上国のみならず先進国においても課題となっている。

3）日本政府による開発途上国への援助

日本政府は1954年以来，国際社会の平和と発展に貢献し，これを通じてわが国の安全と繁栄の確保に資することを目的に，**政府開発援助**（ODA：official development assistance）として，開発途上国に資金的・技術的な協力を実施している。

なぜ，日本が国際協力を行う必要があるのか。

日本は世界各国に資源や食料の多くを依存しているだけでなく，第二次世界大戦後の復興期には国際社会から支援を受けていた開発途上国であった。かつての先進国から多くの支援があったからこそ，現在の日本は先進国となり得たわけであり，国際社会からはさらなる国際貢献が求められている。

4）国際協力機構の役割

国際協力機構（JICA：Japan International Cooperation Agency，ジャイカ）は，「開発途上地域等の経済および社会の開発・復興，経済の安定に寄与することを通じて，国際協力の促進，わが国や国際経済社会の健全な発展に資すること」を目的とした独立行政法人である。

ODAには，**二国間援助**と**多国間援助**（国際機関への資金の拠出を行う）があるが，JICAは二国間援助の3つの手法（技術協力，有償資金協力，無償資金協力）を一元的に担っている。世界最大規模の二国間援助機関であるJICAは，約100か所にのぼる海外拠点を窓口として，世界150以上の国と地域で国際交流・国際協力事業を展開している。

またJICAでは，日本での技術や経験をいかして，開発途上国の経済・社会の発展に協力するボランティアを募り，世界各国へ派遣している。青年海外協力隊*では，栄養士・看護師・薬剤師などの公衆衛生を担う職種の隊員も多く派遣され，世界の開発途上国で活動している。

（2）先進国の健康・栄養問題

開発途上国の重要な健康・栄養問題は，低栄養である。一方，先進国では，エネルギーや脂肪の過剰摂取，運動不足等により，肥満や糖尿病等の生活習慣病の増加が深刻である。このように，開発途上国と先進国には，**地域間格差**がみられる。

a. 肥満者の割合　　先進国の18歳以上における肥満者（BMI 30kg/m²以上）の割合は，アメリカが男女とも35%以上で約3人に1人，イギリス，カナダでは男女とも25%以上で約4人に1人という厳しい現状にある（図2-22）。日本においても，肥満やメタボリックシンドロームが問題となっているが，欧米諸国は日本とは

*青年海外協力隊：1965年12月から始まり，その後，シニア海外ボランティア等が創設され，青年（20〜39歳）からシニア（40〜69歳）層まで，幅広い世代の国民が参加している。2019年12月末までに，4万5,000人以上が世界92か国で現地の人々とともに活動してきた。

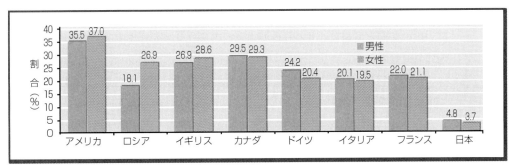

図2-22　先進国の肥満者（18歳以上，BMI≧30kg/m², 年齢調整推計値）の状況（2016年）
出典）WHO Global Health Observatory Data Repository 2016より作成

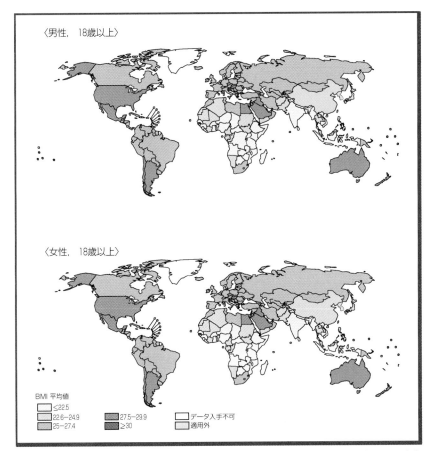

図2-23　世界各国のBMI平均値（18歳以上，年齢調整推計値）（2016年）
出典）WHO Map Production：Information Evidence and Research（IER）WHO, 2017

比較にならないほど，肥満の問題が深刻であることがわかる。

　b. BMIの平均値　　18歳以上においてBMIの平均値が25kg/m²以上の国は，南北アメリカ，ヨーロッパ，ロシア，オーストラリアやニュージーランド等，多く

にみられる（図2-23）。18歳以上のBMIの平均値が低い国は，5歳未満児死亡率が高い国の傾向と同様に，サハラ砂漠より南のアフリカ諸国や南アジア等の開発途上国に見受けられる。

　c. アメリカの状況　　特に肥満者の割合が高いアメリカでは，政府が実施している国民健康・栄養調査（NHANES：National Health and Nutrition Examination Surveys）によると，20歳以上の肥満は増え続けており，2015～2016年の結果ではBMI 25以上30kg/m²未満の過体重が31.6%，BMI 30以上40kg/m²未満の肥満が39.6%，BMI 40kg/m²以上の極度肥満が7.7%でみられることが報告されている（図2-24）。アメリカでは，子どもにおいても肥満児の割合が増えており，肥満は成人だけの問題ではない（図2-25）。

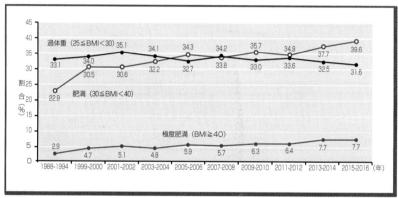

**図2-24　アメリカにおける過体重，肥満，極度肥満の割合の年次推移
　　　　（20歳以上）**

出典）National Health and Nutrition Examination Surveys, Centers for Disease Control and Prevention, USA, 2018

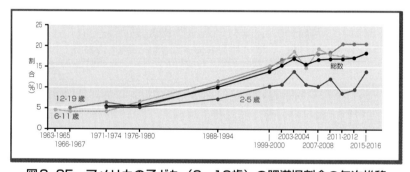

図2-25　アメリカの子ども（2～19歳）の肥満児割合の年次推移

出典）National Health and Nutrition Examination Surveys, Centers for Disease Control and Prevention, USA, 2018

子どもへの食マーケティング規制の国際動向

　子どもに対する高脂肪・糖分・塩分（High in Fat, Sugar or Salt（HFSS））食品および飲料のマーケティングに対して，2010（平成22）年にWHOよりこれに関する12のポイントが提言された。子どもに対するHFSS食品・飲料マーケティング規制に関する各国の状況を概観すると，法的規制，ガイドラインによる規制，自主規制をしている国がある。ここでは，早期より政府が関与しながら法的規制が進んだイギリス，アジアの国の中で最も体系だった法的規制をとる韓国，企業が自主規制をとるアメリカの3か国の状況を紹介する。

　イギリスでは，子どもに対するHFSS食品・飲料のテレビ・ラジオ広告への規制は，通信産業分野を管理する独立規制機関であるOffice of Communication（Ofcom）により行われている。対象となる子どもを16歳未満と定義し，子どもの視聴が多いテレビ番組の前・中・後の放送の禁止をしていた。

　韓国では，Ministry of Food and Drug Safety（MFDS）の旧組織であるKorea Food and Drug Administrationが中心となり，2009（平成21）年3月に施行された "The Special Act on the Safety Management of Children's Dietary Life" の中で，子どもに対するHFSS食品・飲料の広告規制が実施されていた。子どもを18歳未満と定義し，多くの子どもが家庭でテレビを視聴する時間帯の広告全面禁止を実施していた。

　アメリカにおいて，子どもに対するマーケティング規制に関して重要な役割を担うのが，ビジネス・取引の自主規制を管理するThe Council of Better Business Bureaus（CBBB）のプログラムのThe Children's Advertising Review Unit（CARU）である。2006（平成18）年に，CBBB－CARUが主な食品関連企業と協働し，The Children's Food & Beverage Advertising Initiative（CFBAI）を立ち上げた。この活動に参加している企業は，CFBAIの理念に沿った各自のルール作りが求められていた。CBBB－CARUは，子どもは12歳未満と定義し，企業に対して広告放送の時間規制の規約はないが，12歳未満を対象としたテレビ・ラジオ番組，印刷物，12歳未満の視聴が想定されるインターネットにおいて，広告内容の規約を求めていた。その他に，法的規制を展開しているイギリス・韓国では，広告に人気キャラクターや無料のおまけつきなどの禁止，アメリカの自主規制でも，キャラクターの使用については，基準を作成し，管理することを規約としている。どの国の規制についても，子どもに魅力的な手法を食品マーケティング手法として使用することを禁止していた。韓国においては，学校のカフェテリア，売店および学校区域でのHFSS食品の販売の禁止などが含まれ，広告規制の評価は3か月ごとに実施されていた。規定違反が認められた場合には，イギリスのOfcomは，制裁として，放送事業者に対して免許没収，訂正放送，罰金の支払いを命じることができ，韓国では，違反行為が認められた場合には，罰金の請求，広告規制の違反に関しては，MFDSが放送時間の一部制限もしくは全面的な禁止の措置が可能であった。企業の自主規制であるアメリカでは，約束の遵守違反があった場合は，活動からの除名処分であった。

　各国のHFSS食品・飲料の定義も異なり，イギリスでは，食品100ｇ当たりと1食のサービング（あるいはポーション）当たりの基準栄養素量が規定され，韓国においては，1食のサービング（あるいはポーション）当たりのエネルギーと栄養素量，または複数栄養素量の関係で基準が規定されていた。アメリカのCFBAIは，食品・飲料を10のカテゴリー（ジュース，乳製品，穀類・果実・野菜など）にわけ，カテゴリーごとに摂取を推奨する栄養プロファイルを提示していた。

　日本では，子どもへのHFSS食品・飲料マーケティングに対して，法的規制や企業による自主規制の展開の議論はほとんど行われておらず，子どもに対するマーケティング規制は，わが国の生活習慣病対策の一つとして，議論の余地を残しているのではないだろうか。

（大澤絵里：国立保健医療科学院　国際協力研究部）

参考文献）大澤絵里，石川みどり，曽根智文：子どもに対する高脂肪・糖分・塩分食品および飲料のマーケティング規制に関する国際的動向. 栄養学雑誌. 2014；72(3)，pp.147-155

演習問題

❶ わが国のエネルギーや栄養素摂取状況と食品群別摂取量の推移を整理してみよう。

❷ わが国における食行動の特徴を性・年齢階級を考慮して整理してみよう。

❸ 食料需給表と食料自給率について説明してみよう。

❹ 諸外国の健康・栄養問題に関する次の事項について，その概要を説明してみよう。

ⓐ 世界の三大微量栄養素欠乏症　ⓑ 栄養障害の二重負荷　ⓒ アメリカの肥満の現状

参考文献

・WHO：World Health Statistics 2016
・厚生労働省：平成21～令和元年国民健康・栄養調査報告，2011～2020
・国立健康・栄養研究所監修：国民健康・栄養の現状－平成22年国民健康・栄養調査報告より－，付録pp.2-6，第一出版，2013
・福田篤郎：秋田県農村高血圧に就いて．千葉医学会誌，29，490-502，1954
・労働科学研究所：農民の早老に関する研究（第一報），pp.336-338，労働科学研究所，1954
・労働科学研究所：農民の早老に関する研究（第三報），pp.223-226，労働科学研究所，1956
・農林水産省：食育に関する意識調査報告書（令和3年3月），2021
　内閣府・食育に関する意識調査報告書（平成26年3月），2014／同報告書（平成25年3月），2013／同報告書（平成24年3月），2012
・スポーツ振興センター児童生徒の食事状況等調査委員会：平成22年度児童生徒の食事状況等調査報告書，2012
・厚生労働省：次期国民健康づくり運動プラン策定専門委員会報告書，2012
・総務省：平成26年全国消費実態調査，2016／平成21年全国消費実態調査，2011
・農林水産省：平成27年度食品ロス統計調査／平成26年度食品ロス統計調査
・食の安全・安心財団：平成24年外食産業市場規模推計について，2013
・農林水産省：令和2年度食料自給率について，2021
・農林水産省：令和2年度食料需給表，2021／平成28年度食料需給表，2017／平成26年度食料需給表，2015
・農林水産省：海外食料需給レポート2012，2013
・田中平三，徳留信寛，伊達ちぐさ編：公衆栄養学　改訂第4版，南江堂，2013
・井上浩一，草間かおる，村山伸子著：公衆栄養学　第2版，第一出版，2013
・古畑　公，松村康弘，鈴木三枝編：公衆栄養学，光生館，2013
・大和田浩子，中山健夫編：公衆栄養の科学，光生館，2012
・山本　茂，吉池信男編：公衆栄養学，建帛社，2006
・国際協力機構（JICA）ホームページ　https://www.jica.go.jp/
・外務省ホームページ　https://www.mofa.go.jp/mofaj/
・United States Department of Agriculture　ホームページ　https://www.usda.gov/

第3章 栄養政策

・わが国で現在展開されている栄養政策やそれらの関連法規を整理する。
・管理栄養士・栄養士の身分法である栄養士法を学ぶとともに，社会的な役割，制度の沿革ならびに養成制度について理解する。
・国民健康・栄養調査の目的や内容・方法を学び，これらの結果が反映される国や地方自治体の関連施策について理解する。
・諸外国の健康・栄養施策について理解を深める。

1. わが国の公衆栄養活動

(1) 健康づくり施策と公衆栄養活動の役割

わが国における急速な高齢化の進展および疾病構造の変化に伴い，がん，循環器疾患，糖尿病および**慢性閉塞性肺疾患**（COPD）などの生活習慣病が増加，その対策が重要な課題となっている。生活習慣病の発症や重症化は個人の意識と行動だけではなく，個人を取り巻く社会全体としての影響が大きい。保健・医療分野だけでなく，社会政策として包括的な健康づくり対策に取り組む必要がある。

これらの課題を解決するため，法律や制度の改正が行われ，さまざまな健康づくり施策が推進されている。その1つに，1978（昭和53）年に開始した「第1次健康づくり運動」があり，約10年ごとに評価見直しを行って，現在は2013（平成25）年からの第4次健康づくり運動「健康日本21（第二次）」を推進している。

公衆栄養活動とは，集団の健康の維持・増進と疾病の予防を目的に，人の健康と栄養・食をめぐる問題を解決し，健康水準を高めるための地域社会の組織的活動のことである。健康づくり施策において公衆栄養活動は，栄養状態の改善を図り適切な食生活を実現するために，個人の行動変容を促し，さらにはそれを支援する食環境づくりを推進するうえで重要な役割を担っている。

慢性閉塞性肺疾患（COPD：chronic obstructive pulmonary disease）
従来，慢性気管支炎や肺気腫とよばれてきた病気の総称。たばこ煙を主とする有害物質を長期に吸入曝露することで生じた肺の炎症性疾患であり，喫煙習慣を背景に中高年に発症する生活習慣病といえる。

(2) 公衆栄養活動と組織・人材育成

公衆栄養活動では，人間の健康，栄養・食生活をめぐる諸問題を個人レベルで把握するだけでなく，地域や職域さらには国や国際レベルで集団を対象に把握する必要がある。明らかになった問題に対して，計画的に活動を行うことが重要である。

その活動範囲は，保健・医療・福祉・介護・教育・農林水産・食品産業・健康産業等と，広範・多岐にわたっている。そのため，これらに関係する国の各省庁にお

表3-1　国の主な栄養行政組織と業務内容

内閣府・消費者庁	・食品表示法，健康増進法等に基づく食の安全・安心確保の政策・研究
厚生労働省	・地域保健法に基づく基本指針の策定と地域保健対策の推進 ・健康増進法に基づく健康日本21等の基本方針の策定・推進，国民健康・栄養調査の実施，日本人の食事摂取基準の策定等 ・食育基本法に基づく食育の推進 ・母子保健法に基づく健やか親子21等の母子保健対策 ・高齢者の医療の確保に関する法律に基づく特定健診・特定保健指導等 ・介護保険制度，高齢者介護・福祉施策等
文部科学省	・食育基本法，学習指導要領等に基づく児童・生徒に対する食育（栄養教育・栄養改善） ・学校給食法に基づく学校給食の実施 ・学校教育法に基づく栄養教諭制度の拡充 ・日本食品標準成分表の策定
農林水産省	・食料・農業・農村基本法に基づく食料・農業・農村基本計画の策定 ・食育基本法に基づく食育の推進 ・食料の安定供給・安全確保 ・食料自給率の向上 ・食育基本法に基づく基本方針の策定 ・食育の総合的な推進（政策の推進，調査研究，関係省庁との連携） ・食事バランスガイド*1・食生活指針*2の策定と普及

*1厚生労働省との2省合同　　　*2厚生労働省・文部科学省との3省合同　　　　　　　出典）各省庁のホームページより作成

いては，目標や方針を明確にするべく，法律，指針，ガイドライン等の整備が行われている。都道府県・市町村では，地域住民やコミュニティ主体で行う組織活動に対し，地域特性に応じた健康づくり・栄養改善施策等をもって支援している。

1）主な公衆栄養行政の組織と施策

わが国で公衆栄養行政を行う主な省庁は，内閣府（消費者庁を含む），厚生労働省，文部科学省，農林水産省である（表3-1）。厚生労働省は，健康・栄養・食生活に関する政策全般を担っており，図3-1のような流れで栄養行政を執り行っている。

2）都道府県・保健所設置市・特別区・市町村における行政栄養士の業務

厚生労働省は，2013（平成25）年，地域行政栄養士による健康づくり，栄養・食生活の改善の基本指針を改正した。この改正のポイントは次のとおりである。

①行政栄養士の配置数が限られているため，成果のみえる施策の実施に取り組めるよう，組織体制の整備，健康・栄養課題の明確化，PDCAサイクルに基づく施策の推進を重点とした。

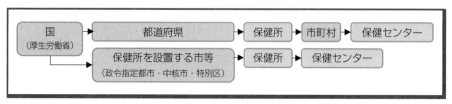

図3-1　栄養行政の流れ

表3-2　行政栄養士業務指針の構造

都道府県	保健所設置市・特別区	市町村
(1)　組織体制の整備		
(2)　健康・栄養課題の明確化とPDCAサイクルに基づく施策の推進		
(3)　生活習慣病の発症予防と重症化予防の徹底のための施策の推進		
(4)　社会生活を自立的に営むために必要な機能の維持・向上のための施策の推進		
市町村の状況の差に関する情報の収集・整理,還元するしくみづくり	①次世代の健康 ②高齢者の健康	①次世代の健康 ②高齢者の健康
(5)　食を通じた社会環境の整備の促進		
①特定給食施設における栄養管理状況の把握および評価に基づく指導・支援 ②飲食店によるヘルシーメニューの提供等の促進 ③地域の栄養ケア等の拠点の整備 ④保健・医療・福祉および介護領域における管理栄養士・栄養士の育成 ⑤健康増進に資する食に関する多領域の施策の推進 ⑥健康危機管理への対応	①特定給食施設における栄養管理状況の把握および評価に基づく指導・支援 ②飲食店によるヘルシーメニューの提供等の促進 ③保健・医療・福祉および介護領域における管理栄養士・栄養士の育成 ④食育推進のネットワーク構築 ⑤健康危機管理への対応	①保健・医療・福祉および介護領域における管理栄養士・栄養士の育成 ②食育推進のネットワーク構築 ③健康危機管理への対応

②健康日本21（第二次）の推進が着実に図られるよう，生活習慣病の発症予防と重症化予防の徹底のための施策の推進など，健康日本21（第二次）の基本的方向性に応じた構成とした。

③従来は，市町村，都道府県・保健所設置市*・特別区*の保健所，都道府県・保健所設置市・特別区の本庁という柱立てであったが，都道府県と保健所設置市・特別区では，配置体制や業務内容が異なることや本庁と保健所が一体となった施策を推進する必要があるため，都道府県，保健所設置市・特別区，市町村に変更した。

④医療費の削減や，地域で優先される健康課題の解決など，成果のみえる施策に取り組むためには，財源や人的資源の限界とともに，地域性，食，身体（健康）の構造を理解する必要があることを示した。

　基本的には，行政栄養士の活動が，高齢化に対応した施策の成果を最大に得るために，表3-2の(1)～(5)の5つの項目に対し，都道府県，保健所設置市・特別区および市町村の3つの行政機関の担うべき業務が示されている。(1)～(3)については，詳細な業務内容等は異なるが3つの行政機関の共通業務である。(4)のうち次世代の健康と高齢者の健康にかかわる直接的な対人サービスは，市町村，保健所設置市・特別区が実施担当となる。(5)の業務は食環境のことで，3つの行政機関の共通業務のほか，保健所のみが担う業務があるなど多様である。

*保健所設置市：地方公共団体のうち，地域保健法第5条第1項の規定により保健所を設置できる政令指定都市，中核市，および政令で定める市をいう。保健所政令市ともいう。

*特別区：特別地方公共団体の一種で，都の管轄にあって議会を持つ基礎的な地方公共団体（市町村に準ずる）。地方自治法第281条第1項で「都の区」と規定される。

3）公衆栄養行政における人材育成

公衆栄養活動を円滑かつ効率的に推進するためには，管理栄養士・栄養士といった専門職の人材育成が必要である。それとともに地域の**エンパワメント**につながるボランティア組織などをはじめとする地域住民の中での人材育成や地域住民の組織化も欠かせない（**コミュニティオーガニゼーション**）。

a. 都道府県，保健所設置市・特別区の本庁における人材育成　都道府県等の本庁では，保健所や市町村において管理栄養士・栄養士が公衆栄養活動に取り組めるような体制の整備を行う。特に適切な住民サービスとして公衆栄養活動が実施できるよう，管理栄養士・栄養士の適切な配置を支援している。また，保健所や市町村の管理栄養士・栄養士の能力向上のための研修会を実施している。

b. 都道府県，保健所設置市・特別区の保健所における人材育成　保健所では，地域において健康づくりおよび栄養・食生活改善の取り組みを推進する指導的人材を育成するため，保健・医療・福祉の領域で活動している管理栄養士・栄養士等の専門職に対し，必要な研修や情報提供を行っている。また，食生活改善推進員等ボランティアのリーダー育成のための研修会を行っている。

c. 市町村における人材育成　市町村では，ライフステージに応じた生活習慣の改善のための健康教育，健康相談，介護予防等に関する取り組みをはじめ，地域において健康づくりおよび栄養・食生活改善の取り組みを実践する人材を育成するため，地域の管理栄養士・栄養士等に対して必要な情報提供を行う。また，健康づくり支援者としての食生活改善推進員等ボランティアの養成，さらには，ボランティアグループの組織化・ネットワーク化を行っている。

2. 公衆栄養関係法規

行政を進めていくうえで，その業務の根拠となるのが法規である。憲法を上位に，以下，法律，政令，省令，告示，条例，規則などが定められており，これらを総称して法規という。

①憲法：国の最高法規（日本国憲法）

②法律：国会における議決を経て制定されるもの（例：栄養士法）

③政令：憲法・法律の規定を実施するために，内閣が制定する命令（例：栄養士法施行令）

④省令：法律・政令を施行するため，各主務大臣が制定する命令（例：栄養士法施行規則）

⑤告示：国や地方公共団体*の行政機関が，法規に示された指定・決定など必要な事項を公示する行為（例：栄養指導員の資格についての厚生労働省告示）

⑥条例：地方公共団体が法令（法律および命令）の範囲内で，団体の行政事務を処理するために議会の議決を経て制定する法規（例：○○県健康づくり条例）

◘**エンパワメント**
　個人や集団が自己実現を目指して，主体的に自らの生活や社会を変革し，自己管理能力を獲得していくこと。

◘**コミュニティオーガニゼーション**
　地域社会における住民自身による自主的な組織活動のこと。

◘**制定，公布，施行**
　制定は，法を定める権限のある機関（立法機関）が所定の手続によって，法令を定めること。
　公布は，成立した法令を公表して，一般に人が知り得る状態に置くこと。
　法令の施行とは，制定・公布されたがまだ未発動の状態にある法令を，現実に発効させる状態に置くこと。

＊地方公共団体（地方自治体）：国の領土の一部を統括して，その住民を構成員として，地域内の自治を行うために，法令で定められた自治権を行使する団体（都道府県，市町村，特別区など）。正式には「地方公共団体」で，「地方自治体」は通称。さらに短くして「自治体」とよばれることも多い。

⑦規則：地方公共団体の長が，法律や政令，省令を執行するために，あるいはそ
　　れらの委任によって，その権限に属する事項について制定する命令

　公衆栄養活動に携わる行政管理栄養士・栄養士に関係がある法規には，地域保健
法，健康増進法，栄養士法，食育基本法，母子保健法，高齢者の医療の確保に関す
る法律，介護保険法，障害者の日常生活及び社会生活を総合的に支援するための法
律（障害者総合支援法），学校給食法，食品表示法などがある。

（1）地域保健法

　戦後の日本における公衆衛生行政は，保健所を中心に展開されてきた。保健所は，
保健所法（1937（昭和12）年制定，1947（昭和22）年全面改正）に基づいて公衆衛生
活動を推進し，母子保健，結核対策等，わが国の公衆衛生水準の向上に大きく貢献
してきた。その後，疾病構造の変化等により厚生省（現　厚生労働省）は地域保健
の総合的な見直しを行い，1994（平成6）年に改正し，新たに地域保健法として
1997（平成9）年から施行された。改正の基本的考え方は次のとおりである。

①急速な高齢化の進展，疾病構造の変化および地域住民のニーズの多様化等に対
　応し，サービスの受け手である生活者の立場を重視した地域保健の新たな体系
　を構築する。

②都道府県と市町村の役割を見直し，住民に身近で頻度の高い母子保健サービス等
　について主たる実施主体を市町村に変更し，老人保健サービスと一体となった生
　涯を通じた健康づくり体制を整備するとともに，地方分権を推進する（図3-2）。

表3-3，表3-4に，規定する主な内容を示す。

（2）健康増進法

　1952（昭和27）年に制定された栄養改善法の内容を引き継ぐとともに，受動喫煙
についての規定を盛り込み，「健康日本21」の法的根拠として，2002（平成14）年
に制定された（2003（平成15）年施行）。主な内容は表3-5のとおりである。

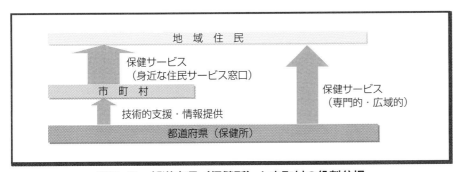

図3-2　都道府県（保健所）と市町村の役割分担

表3-3　地域保健法の主な内容

総　則 （第1～3条）	地域保健対策の推進に関する基本指針，保健所の設置その他地域保健対策の推進に関し基本事項を定めることにより，母子保健法その他の地域保健対策に関する法律による対策が地域において総合的に推進されることを確保し，もって地域住民の健康の保持・増進に寄与することを目的とする。
地域保健対策の推進に関する基本指針 （第4条）	厚生労働大臣は，地域保健対策の円滑な実施，総合的な推進を図るため，地域保健対策の推進に関する基本的な指針を定めなければならない。 　基本指針には，①地域保健対策の推進の基本的な方向，②保健所・市町村保健センターの整備および運営に関する基本的事項，③地域保健対策に係る人材の確保，資質の向上，第21条第1項の人材確保支援計画の策定に関する基本的事項，④地域保健に関する調査・研究に関する基本的事項，⑤社会福祉等の関連施策との連携に関する基本的事項，⑥その他地域保健対策の推進に関する重要事項，の6つを定め，公表する。
保健所 （第5～17条）	保健所の設置主体，設置基準，業務（表3-4），運営等に関する事項を規定している。 　地域保健法施行令（第5条）に職員配置の規定があり，保健所には医師，歯科医師，薬剤師，保健師，管理栄養士，栄養士，その他保健所の業務を行うために必要な者のうち，地方公共団体の長が必要と認める職員を置くものとしている。
市町村保健センター （第18～20条）	市町村は，住民に対し，健康相談，保健指導および健康診査その他地域保健に関し必要な事業を行う施設（対人保健サービスを行う拠点）として，市町村保健センターを設置することができる。 　市町村には職員配置の規定はないが，保健師，管理栄養士，栄養士等が対人保健サービス等を担っている。
地域保健対策に係る人材確保の支援に関する計画 （第21，22条）	都道府県は，地域保健対策の実施にあたり，特にその人材の確保または資質の向上を支援する必要がある町村について，町村の申し出に基づき，地域保健対策を円滑に実施するための人材確保または資質の向上支援に関する人材確保支援計画を定めることができる。

表3-4　地域保健法の規定により保健所が行う事業

第6条 （右に掲げる事項につき，必要な事業を行う）	①地域保健に関する思想の普及・向上に関する事項 ②人口動態統計その他地域保健に係る統計に関する事項 ③栄養の改善および食品衛生に関する事項 ④住宅，水道，下水道，廃棄物処理，清掃その他の環境衛生に関する事項 ⑤医事および薬事に関する事項 ⑥保健師に関する事項 ⑦公共医療事業の向上および増進に関する事項 ⑧母性および乳幼児ならびに老人の保健に関する事項 ⑨歯科保健に関する事項 ⑩精神保健に関する事項 ⑪治療方法が確立していない疾病その他の特殊な疾病により長期に療養を必要とする者の保健に関する事項 ⑫エイズ，結核，性病，伝染病その他の疾病の予防に関する事項 ⑬衛生上の試験・検査に関する事項 ⑭その他地域住民の健康の保持・増進に関する事項
第7条 （右に掲げる事業を行うことができる）	①所管区域に係る地域保健に関する情報を収集し，管理し，活用すること ②所管区域に係る地域保健に関する調査および研究を行うこと ③歯科疾患その他厚生労働大臣の指定する疾病の治療を行うこと ④試験・検査を行い，ならびに医師，歯科医師，薬剤師その他の者に試験・検査に関する施設を利用させること

第8条（都道府県が設置する保健所では，市町村相互間の連絡調整，市町村の求めに応じ，技術的助言，市町村職員の研修その他必要な援助を行う）

表3-5　健康増進法の主な内容

総　則 （第1～6条）	わが国における急速な高齢化の進展および疾病構造の変化に伴い，国民の健康の増進の総合的な推進に関し基本的な事項を定めるとともに，国民の栄養の改善その他の国民の健康の増進を図るための措置を講じ，もって国民保健の向上を図ることを目的とする。さらに，国民，国，地方公共団体，健康増進事業実施者[*1]の責務，関係者の協力等に関する事項を示している。
基本方針等 （第7～9条）	厚生労働大臣は，国民の健康増進の総合的な推進を図るための基本方針を定める。 　基本方針には，①国民の健康増進の推進に関する基本的な方向，②国民の健康増進の目標，③都道府県および市町村の健康増進計画の策定，④国民健康・栄養調査その他の調査研究，⑤健康増進事業実施者間における連携・協力，⑥生活習慣に関する正しい知識の普及，⑦その他国民の健康増進の推進に関する重要事項，の7項目を定めている。 　都道府県は基本方針を勘案して，市町村は，基本方針と都道府県健康増進計画を勘案して，住民の健康増進に関する施策についての基本的な計画を定めることを規定している（都道府県は義務，市町村は努力義務）。
国民健康・ 栄養調査等 （第10～ 16条の2）	厚生労働大臣は，国民の健康の総合的な推進を図るための基礎資料として，国民の身体状況，栄養摂取量，生活習慣の状況を明らかにするため，国民健康・栄養調査を実施する。調査地区および世帯の指定，国民・健康栄養調査員，費用負担等について定めている。また，食事摂取基準について定めている。
保健指導等 （第17～ 19条の5）	市町村と都道府県による業務の役割が明記されている。市町村は，栄養改善その他の生活習慣改善に関する栄養指導・保健指導とこれらに付随する業務を行う。都道府県は，専門的な知識および技術を必要とする栄養指導その他の保健指導を行う。 　栄養指導員については，都道府県知事は，特に専門的な知識・技術を必要とする栄養指導，特定給食施設に対する指導・助言を行う者として，医師または管理栄養士の資格を有する都道府県・保健所を設置する市・特別区の職員のうちから命ずる。
特定給食施設 （第20～24条）	特定給食施設[*2]の定義と届出，栄養管理等が定められ，都道府県知事による指導・助言・勧告および命令の措置が示されている。特定給食施設が遵守すべき栄養管理に関する基準は，健康増進法施行規則に示されている。この基準に違反した場合や特別な栄養管理が必要な給食施設における管理栄養士必置規定に違反した場合には，50万円以下の罰金が科せられる。
受動喫煙の防止 （第25～42条）	望まない受動喫煙[*3]の防止を図るため，多数の者が利用する施設等の区分に応じ，当該施設等の一定の場所を除き喫煙を禁止するとともに，当該施設等の管理について権限を有する者が講ずべき措置等について定めている。
特別用途表示等 （第43～67条）	特別用途表示に関しては，販売に供する食品につき，乳児用，幼児用，妊産婦用，病者用その他内閣府令で定める特別の用途に適する旨の表示をしようとする者は，内閣総理大臣の許可を受けなければならない。この他に，誇大広告の禁止等が定められている。従前規定のあった栄養表示基準は，食品表示法へ移管された。

[*1] 健康増進事業実施者：全国健康保険協会（健康保険法関係），市町村，国民健康保険組合（国民健康保険法関係），国家公務員共済組合（国家公務員共済組合法）など，各法律に基づき健康増進事業を行う者。

[*2] 特定給食施設：特定かつ多数の者に対して継続的に食事を供給する施設のうち，栄養管理が必要なものとして厚生労働省令で定めた（1回100食以上，または1日250食以上の食事を供給する）施設。

[*3] 受動喫煙：他人の吸ったたばこの煙を周囲の人が吸わされること。火を付けたまま放置されたたばこの煙（副流煙）には，特に有害物質が多い。非喫煙者が自分の意思とは関係なく害を受けることになるため，不本意喫煙，間接喫煙などともよばれる。

（3）食育基本法

近年の食生活を取り巻く環境が大きく変化する中，国民が健全な心身を培い，豊

表3-6　食育基本法の主な内容

総　則 （第1～15条）	食育推進活動は，国民，民間団体等の自発的意思を尊重し，地域の特性に配慮し，地域住民その他の社会を構成する多様な主体の参加と協力を得て，全国において展開されなければならない。そして食育の推進における，国，地方公共団体，教育関係者，農林漁業関係者，食品関連事業者，国民等の責務を定めている。
食育推進基本計画 （第16～18条）	食育推進会議は，食育の推進に関する施策の総合的計画的な推進を図るため，食育推進基本計画を作成する。都道府県および市町村は，食育推進基本計画を基本として都道府県食育推進計画および市町村食育推進計画を作成するよう努める（どちらも努力義務）。
基本的施策 （第19～25条）	①家庭における食育の推進，②学校・保育所等における食育の推進，③地域における食生活改善のための取り組みの推進，④食育推進運動の展開，⑤生産者と消費者との交流の促進，環境と調和のとれた農林漁業の活性化等，⑥食文化の継承のための活動への支援等，⑦食品の安全性，栄養その他の食生活に関する調査，研究，情報の提供および国際交流の推進について，規定している。
食育推進会議 （第26～33条）	農林水産省に食育推進会議を置き，会長（農林水産大臣）および委員（関係大臣，有識者）25名以内で組織する。都道府県に都道府県食育推進会議，市町村に市町村食育推進会議を置くことができる。

かな人間性を育むため，食育に関する施策を総合的かつ計画的に推進し，健康で文化的な国民生活と豊かで活力のある社会の実現に寄与することを目的として，2005（平成17）年に制定された。規定する主な内容は表3-6のとおりである。

（4）その他の主な法律

1）母子保健法（1965（昭和40）年）

母性ならびに乳幼児の健康の保持・増進を図ることを目的としている（p.185参照）。母性の尊重，乳幼児の健康の保持・増進，母性と保護者の努力，国および地方公共団体の責務等が規定されている。

2）学校給食法（1954（昭和29）年）

学校給食の普及充実，学校における食育の推進を図ることを目的としている。

学校給食栄養管理者は，栄養教諭の免許を有する者または栄養士の免許を有する者で，学校給食の実施に必要な知識もしくは経験を有する者でなければならないと規定されている。

また，栄養教諭は，学校給食を活用した食に関する指導を行う者とされている。

3）介護保険法（1997（平成9）年）

要介護状態の者の有する能力に応じて自立した日常生活を営むことができるよう，必要なサービスにかかる給付を行うため，介護保険制度を設け，国民の保健医療の向上および福祉の増進を図ることを目的としている。

介護保険の運営の主体は市町村・特別区で，被保険者は第1号被保険者と第2号被保険者に区分されている。

4）高齢者の医療の確保に関する法律（2006（平成18）年）

高齢期における適切な医療の確保を図るために，医療費の適正化推進のための計

◻**母　性**
　医学領域では，子どもを産み育てるために備わった特性のことで，さらにはこの特性をもった者の総称。かつて母性衛生では，妊娠・分娩・産褥期の女性を対象として，その女性の身体的特徴や状態を意味していた。
　母子保健法の制定から，妊娠・分娩・産褥期の一時期だけでなく，母である期間や母になり得る可能性をもつ全期間に及んで母性をとらえ，母性概念の対象が広く女性一般へと拡大した。

◻**学校給食栄養管理者**
　学校給食の栄養に関する専門的事項をつかさどる職員。

画作成，健康診査等の実施，**前期高齢者**（65〜74歳）にかかわる費用負担の調整，**後期高齢者**（75歳以上）に対する医療の給付等の制度を設け，国民保健の向上，高齢者福祉の増進を図ることを目的としている。

　基本理念を，国民自ら加齢に伴う変化を自覚し，常に健康の保持・増進に努めるとともに，高齢者の医療に要する費用を公平に負担するものとしている。

5）障害者総合支援法（2005（平成17）年）

　障害者が基本的人権を享有する個人として尊厳にふさわしい社会生活を営むことができるよう，必要な給付や支援を総合的に行い，障害者の福祉の増進を図るとともに，障害の有無にかかわらず，国民が相互に人格と個性を尊重して暮らすことができる地域社会の実現に寄与することを目的としている。

6）食品表示法（2013（平成25）年）

　従来の食品の表示は，3種類の食品表示が別々の法令により規制され非常に複雑なものになっていた。安全性の確保に関する表示事項は食品衛生法，品質はJAS法，栄養は健康増進法のもとに規定されていたが，食品表示法の施行により1つの法律のもとに一元化された（p.169参照）。

3. 管理栄養士・栄養士制度と職業倫理

（1）栄 養 士 法

　栄養士法は1947（昭和22）年に制定され（最終改正：平成19年6月27日），栄養士・管理栄養士の定義や免許，管理栄養士国家試験，**主治医の指導**，**名称の使用制限**などを規定している。栄養士・管理栄養士の定義（第1条）は次のとおりである。

　栄養士とは，都道府県知事の免許を受けて，栄養士の名称を用いて栄養の指導に従事することを業とする者をいう。

　管理栄養士とは，厚生労働大臣の免許を受けて，管理栄養士の名称を用いて，次の業を行う者をいう。

①傷病者に対する療養のため必要な栄養の指導

②個人の身体の状況，栄養状態等に応じた高度の専門的知識および技術を要する健康の保持増進のための栄養の指導

③特定多数人に対して継続的に食事を供給する施設における利用者の身体の状況，栄養状態，利用の状況等に応じた特別の配慮を必要とする給食管理

④上記③の施設に対する栄養改善上必要な指導　等

　つまり，栄養士法において，管理栄養士・栄養士は「栄養の指導」を業とする専門職，管理栄養士は上記①②にかかる「栄養の指導」および特別な配慮を必要とする給食管理とその指導等を行うと明記してある。

◖栄養教諭
　学校教育法の一部改正により，2005年に栄養に関する専門性と教育に関する資質をあわせもつ教育職員として誕生。学校における食育の中心的役割を担う。

◖第1号被保険者・第2号被保険者
　介護保険制度では，65歳以上の高齢者を第1号被保険者，40〜64歳の医療保険加入者を第2号被保険者（医療保険非加入者は第2号被保険者ではない）という。

◖主治医の指導
　管理栄養士は，傷病者に対する療養のため必要な栄養の指導を行うにあたっては，主治の医師の指導を受けなければならない。（第5条の5）

◖名称の使用制限
　栄養士でなければ，栄養士またはこれに類似する名称を用いて第1条第1項に規定する業務を行ってはならない。（第6条第1項）
　管理栄養士でなければ，管理栄養士またはこれに類似する名称を用いて第1条第2項に規定する業務を行ってはならない。（第6条第2項）

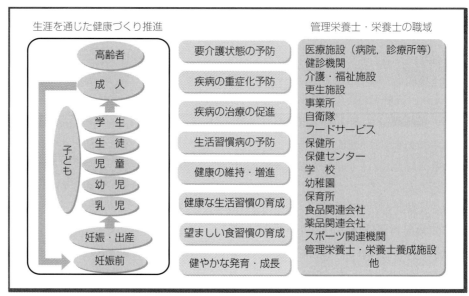

図3-3　管理栄養士・栄養士の就業分野とその役割

（2）管理栄養士・栄養士の社会的役割

　管理栄養士・栄養士は，保健・医療・福祉・教育の各分野や養成施設等に就業し，生涯のあらゆるステージで，食を通じて人々の健康づくりを支援している（図3-3）。

　日本栄養士会の「管理栄養士・栄養士倫理綱領」の注釈には，「管理栄養士・栄養士は，日本栄養士会に所属し，すべての人々の"自己実現をめざし，健やかによりよく生きる"とのニーズに応え，保健，医療，福祉および教育等の分野において，専門職として，この職業の尊厳と責任を自覚し，科学的根拠に裏づけられ，かつ高度な技術をもって行う"栄養の指導"を実践し，もって，公衆衛生の向上に寄与することを使命としている」とされている。その社会的責務を果たすには，管理栄養士・栄養士はいかなる分野に所属しようとも，自らの責任で，免許にふさわしい資質を維持・向上させる責任と義務が生ずる。各職域で必要とされる知識・技術の習得のための自己研鑽を継続し，スキルの向上を図り，人々の信頼を高めることが重要で，時代に即した「栄養の指導」を行うことが必要とされている。

（3）管理栄養士・栄養士制度の沿革

1）栄養士の誕生

　わが国の栄養学研究は，1914（大正3）年に佐伯 矩 が，私立の栄養研究所を創設し，栄養学の学問としての体系化とともに研究成果を実践に応用して，当時の深刻な経済状況下で多発する脚気や栄養欠乏症などの栄養問題の解消を目指していた。

　しかし，当時の一般庶民には，刊行物や講習による教育程度では，栄養の重要性を十分に認識させ，食生活を改善させるまでに至らなかった。そこで佐伯は，栄養

学の研究成果を理解し，栄養の知識を国民にわかりやすく説明できる実践的栄養指
導者の育成が必要と考え，1925（大正14）年に栄養学校を設立し，栄養士養成が始まっ
た。翌年，第1回の卒業生13名が世に送り出され，その後遅れて入学した2名が卒業
し，15名の栄養士（栄養手）が誕生した。

2）栄養士の資格の位置づけ，栄養士法の制定

戦時下の1945（昭和20）年に，「栄養士規則」および「私立栄養士養成所指定規
則」が制定され，栄養士はここで初めて国の資格として位置づけられた。

1947（昭和22）年に「栄養士法」が制定され，栄養士免許を，厚生大臣（現　厚生
労働大臣）の指定した養成施設（修業年限1年以上）の修了者，または厚生大臣が行
う栄養士試験（受験資格は1年以上の実務経験）の合格者に，都道府県知事が交付し
た。1950（昭和25）年には，修業年数および実務経験年数が2年以上に延長された。

3）栄養士法の改正と制度の発展

1962（昭和37）年の栄養士法改正により，管理栄養士制度が創設された。「管理
栄養士とは，栄養士のうち複雑または困難な栄養指導に従事する者として，厚生省
に備える管理栄養士名簿に登録された者をいう」となっていた。登録資格は，管理
栄養士試験に合格した者，管理栄養士養成施設の卒業者（無試験）であった。

1985（昭和60）年の改正で，管理栄養士国家試験制度が創設された。栄養士免許
については，栄養士試験が廃止され，厚生大臣の指定した栄養士養成施設を卒業し
た者に与えられた。管理栄養士の登録は，国家試験に合格した者とされた。

2000（平成12）年の改正では，管理栄養士の業務が明確化された。また，管理栄
養士が登録制から免許制になり，受験資格の見直しが行われた。

（4）職業倫理

管理栄養士・栄養士は，人びとの健康や生命に関わる「栄養の指導」を業として
いることから，専門職としての倫理観やエビデンスに基づいた活動が必要である。
誤った「栄養の指導」は健康被害を生じる可能性があり，専門職としての職業倫理
が管理栄養士・栄養士に浸透していることが肝要である。

管理栄養士・栄養士に求められる職業倫理の原則（表3-7）が国際栄養士会議
（ICD2008）で採択された。日本栄養士会では，2014（平成26）年6月の総会にて「管
理栄養士・栄養士の倫理綱領」を改訂した。管理栄養士・栄養士は，こういった倫
理綱領にそって，「栄養の指導」を実践する専門職としての使命と責務を自覚し，
その職能の発揮に努めなければならない。

表3-7　管理栄養士・栄養士に求められる職業倫理の原則

1. 自　　律	（Autonomy）	4. 守　　秘	（Confidentiality）
2. 悪事を犯さない	（Non-Maleficence）	5. 分配の公平	（Distributive Justice）
3. 善　　行	（Beneficence）	6. 真実の言動	（Truth Telling）

国際栄養士会議（ICD2008）：栄養と食の倫理要綱6原則，2008

4. 国民健康・栄養調査

（1）調査の目的・沿革

1）調査の目的

　国民健康・栄養調査は，健康増進法第10条に基づき，国民の身体の状況，栄養摂取量および生活習慣の状況を明らかにし，国民の健康増進の総合的な推進を図るための基礎資料を得ることを目的として実施されている（表3-8）。

　この調査は，健康日本21や地方公共団体の健康増進施策，日本人の食事摂取基準，食生活指針および食事バランスガイドの策定など，健康・栄養にかかわる施策の策定や評価等において重要な役割を果たしている。

2）調査の沿革

　国民健康・栄養調査は，1945（昭和20）年12月に，GHQ（連合国軍最高総司令部）

表3-8　国民健康・栄養調査の沿革

年	事　項	目　的
昭和20（1945）年	・GHQの指令により東京都区内約30,000人を対象に，第1回国民栄養調査を実施（栄養状況調査，身体状況調査）	主に食料不足の中，緊急食料輸入（援助）対策の基礎資料として活用される
昭和21（1946）年	・調査地区を市部・郡部に拡大し（29都道府県），年4回，連続する3日間の調査を世帯単位で実施	
昭和23（1948）年	・無作為抽出法による全国レベルの調査（46都道府県）を実施	
昭和27（1952）年	・栄養改善法に基づく調査となる（以降，2003（平成15）年まで51年間継続調査）	主に栄養改善施策の基礎資料となる
昭和39（1964）年	・年1回，5月の連続する5日間の調査となる	
昭和47（1972）年	・年1回，11月の日曜日・祝祭日を除く平日の連続する3日間の調査となる ・食生活状況調査の導入 ・皮下脂肪厚測定，尿検査，血液検査の開始	
昭和61（1986）年	・問診項目（運動習慣，飲酒習慣，喫煙習慣，降圧薬の服用）の導入	
平成元（1989）年	・歩数計による1日の運動量，血液検査の拡充	栄養改善に加え，健康日本21など，健康増進施策，生活習慣病予防施策などの基礎資料となる
平成7（1995）年	・年1回，11月の平日1日の調査となる ・比例案分法による個人別の栄養摂取状況調査を導入（世帯調査からの移行） →性・年齢別に栄養素摂取量などのデータを得ることが可能となる	
平成15（2003）年	・健康増進法に基づく，国民健康・栄養調査となる	
平成24（2012）年	・都道府県比較をするために規模を拡大して実施（4～5年に1度の大規模調査）	

出典）山本 茂ほか編：公衆栄養学，建帛社，2006を一部改変

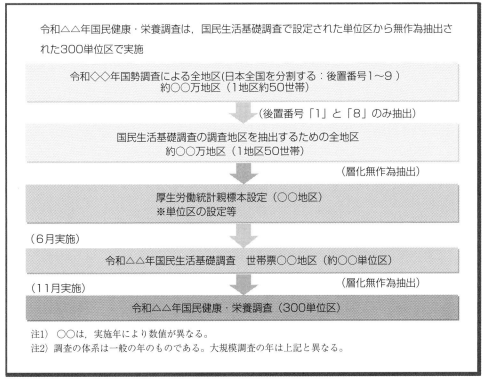

図3-4　国民健康・栄養調査の体系（調査地区抽出の流れ）

の指令によって，第二次世界大戦後の食料不足に対し，諸外国から食料援助を受けるために必要な基礎資料を得ることを目的に，東京都民を対象に実施されたことに始まる。その後，調査地区は拡大され，全国規模で実施されるようになった。1952（昭和27）年に栄養改善法が制定され，以降は法律に基づき，「国民栄養調査」として栄養改善施策の基礎資料を得る目的で実施された。2003（平成15）年からは，健康増進法の施行に伴い，同法に基づく「国民健康・栄養調査」として実施されている（健康増進法第10～15条）。

　70年以上にわたって実施されている国民健康・栄養調査は，時代のニーズに応じ，調査内容・方法等も変化している。これらを概観すると表3-8のとおりである。

（2）調査の内容・方法

1）調査客体

　調査（**大規模調査の年を除く**）の対象は，**国民生活基礎調査**において設定された単位区内から無作為抽出した300単位区内の世帯および世帯員で，11月1日現在で満1歳以上の者である。調査の体系を図3-4に示す。

　対象の選定は，毎年厚生労働大臣が調査地区を定め，その地区内において都道府県知事・保健所設置市長・特別区長が調査世帯を指定することによって行う（健康増進法第11条）。指定された調査世帯に属する者は，国民健康・栄養調査の実施に協

◘**大規模調査の年**
　（大規模年）
　全国値に加えて都道府県別の状況を把握するために，調査規模を拡大して実施する年。直近では，2016（平成28）年に26,354人（通常は7,000～8,000人）を集計客体とした大規模調査を実施。

◘**国民生活基礎調査**
　厚生労働省が1986（昭和61）年から毎年，全国で実施。目的は，保健・医療・福祉・年金・所得等を調査し，厚生労働行政の企画・運営の基礎資料を得る，各種調査の調査客体抽出の親標本を設定すること。

表3-9　国民健康・栄養調査の内容（令和元年）

調査内容	調査項目		調査対象
身体状況調査	身長・体重		1歳以上
	腹囲		20歳以上
	血圧		
	血液検査		
	問診（服薬状況，糖尿病診断・治療の有無，運動状況）		
栄養摂取状況調査	世帯状況	氏名，生年月日，性別，妊婦（週数）授乳婦別，仕事の種類	1歳以上
	食事状況（1日）	朝・昼・夕食別，家庭食・外食・欠食の区分	
	食物摂取状況（1日）	料理名，食品名，使用量，廃棄量，世帯員ごとの案分比率（朝・昼・夕・間食別）	
	1日の身体活動量	歩数	20歳以上
生活習慣調査	食習慣，休養，受動喫煙，飲酒，歯の健康等		20歳以上

力しなければならない（健康増進法第11条第2項）と規定されている。

2）調査の内容，時期及び日数

　調査は，身体状況調査，栄養摂取状況調査および生活習慣調査から構成されている（健康増進法施行規則第1条）。2019（令和元）年の調査項目と調査対象を表3-9に示す。調査対象の年齢は，調査年によって多少の変更がある。

　調査項目も，毎年把握する基本的な項目と，周期的に重点をおいて把握する項目とに分けられる。毎年把握する項目には，短期間で変動しやすいもの，毎年実施される個別の政策に利用できるもの，国際比較において必要なものなどがある。周期的に把握する項目には，一定期間おいて施策・対策の効果として表されるもの，中長期的な施策の立案・評価のために詳細に把握すべきものなどがある。

　調査時期は，通常年は11月中である。大規模調査の年は10〜11月になることもある。

　a. 身体状況調査　調査地区の実情を考慮して，最も高い受診率をあげ得る日時（複数日設定しても構わない）。

　b. 栄養摂取状況調査　日曜日および祝祭日を除く任意の日。

　c. 生活習慣調査　調査期間中。

3）調査の方法

　a. 身体状況調査　被調査者を会場に集めて，医師等が調査項目の計測および問診を実施する。

　b. 栄養摂取状況調査　管理栄養士等が世帯を訪問し，世帯の代表者あるいは食事づくり担当者に記入方法を説明したうえで，世帯単位で調査対象者が摂取した食品を，秤を使って記録する（秤量記録法）。使用量が少なく，秤量困難なものなどについては，目安量で記入する（目安量記録法）。世帯員各々の食品および栄養素摂取量は，**比例案分法**を用いて算出する。

　c. 生活習慣調査　栄養摂取状況調査票とあわせて配布し，留め置き法によ

◪**比例案分法**
　世帯単位の摂取量から，個人単位の摂取量を推定するための方法。料理や食品を実際に食べた人の摂取割合について分数，小数，百分率（%）などの数字で示し（案分比率），料理や食品の総摂取量に乗じて個人の摂取量とする。

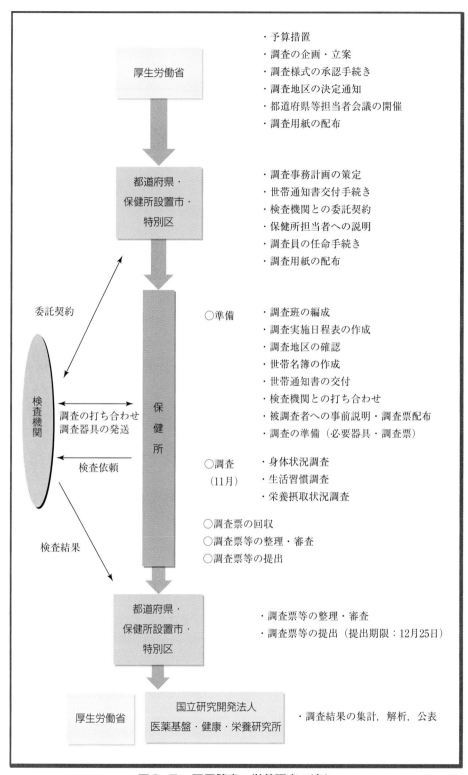

図3-5　国民健康・栄養調査の流れ

る自記式質問紙調査（アンケート）を実施する。

4）調査機関と組織

調査系統は，「厚生労働省→都道府県・保健所設置市・特別区→保健所→国民健康・栄養調査員」となる。調査の流れは図3-5のとおりである。

①厚生労働省が，企画・立案し，都道府県・保健所設置市・特別区に実施を委託する。

②都道府県・保健所設置市・特別区では，衛生主管部（局）が管内を統括し，実際の調査は調査地区を管轄する保健所が行う。

③保健所では，保健所長等を班長とする国民健康・栄養調査班を編成し，医師，管理栄養士，保健師，臨床検査技師および事務担当者等の国民健康・栄養調査員が調査の実施にあたる。国民健康・栄養調査員は，医師，管理栄養士，保健師その他の者のうちから，毎年，都道府県知事が任命する（健康増進法施行規則第3条）。

④国立研究開発法人 医薬基盤・健康・栄養研究所が，調査票の入力や集計をし，厚生労働省の検討会などが報告書の解析を行い，毎年公表する。

5）費　　用

国民健康・栄養調査に要する費用は，国が負担する（健康増進法第13条）。

◖養生訓

福岡藩の本草学者，儒学者である貝原益軒（かいばら・えきけん，1630-1714）が，84歳（1713年）の時に出版。食物の適切な取り方や運動の必要性などが述べられている。

5. 実施に関連する指針，ツール

（1）食生活指針

健康維持や長生きのためのポイントを整理して解説することは，古くから行われてきた。江戸時代の「**養生訓**」は有名である。近年では科学の進歩に伴い，「何をどれだけ食べればよいか」の基準として「食事摂取基準」がとりまとめられてい

表3-10　健康づくりのための食生活指針（昭和60年）

①多様な食品で栄養バランスを 　1日30食品を目標に 　主食，主菜，副菜をそろえて	④食塩をとりすぎないように 　食塩は1日10グラム以下を目標に 　調理の工夫で，むりなく減塩
②日常の生活活動に見合ったエネルギーを 　食べ過ぎに気をつけて，肥満を予防 　よく身体を動かし，食事内容にゆとりを	⑤こころのふれあう楽しい食生活を 　食卓を家族ふれあいの場に 　家庭の味，手づくりのこころを大切に
③脂肪は量と質を考えて 　脂肪はとりすぎないように 　動物性の脂肪より植物性の油を多めに	（厚生省策定，1985）

る。この数値的な基準を具体的な食生活において留意すべき事項としてまとめたものが「食生活指針」である。

1）これまでの食生活指針

わが国では，1978（昭和53）年から始まった国民健康づくり運動において，厚生省（当時）は健康づくりのためのさまざまな指針を策定した。食生活については，1985（昭和60）年に「健康づくりのための食生活指針」を策定した（表3-10）。これは高齢化に伴って成人病（生活習慣病）の増加，エネルギーの過剰摂取，栄養素摂取の偏り等の問題が生じてきたため，国民の食生活改善を目指して策定された。

表3-11　健康づくりのための食生活指針（対象特性別）（平成2年）

● **成人病予防のための食生活指針**
①いろいろ食べて成人病予防
②日常生活は食事と運動のバランスで
③減塩で高血圧と胃がん予防
④脂肪を減らして心臓病予防
⑤生野菜で，緑黄色野菜でがん予防
⑥食物繊維で便秘・大腸がんを予防
⑦カルシウムを十分にとって丈夫な骨づくり
⑧甘いものは程々に
⑨禁煙，節酒で健康長寿

● **成長期のための食生活指針**
○子どもと親を結ぶ絆としての食事―乳児期―
・食事を通してのスキンシップを大切に
・母乳で育つ赤ちゃん，元気
・離乳の完了，満1歳
・いつでも活用，母子健康手帳
○食習慣の基礎作りとしての食事―幼児期―
・食事のリズム大切，規則的に
・何でも食べられる元気な子
・うす味と和風料理に慣れさせよう
・与えよう，牛乳・乳製品を十分に
・一家そろって食べる食事の楽しさを
・心掛けよう，手づくりおやつの素晴らしさ
・保育所や幼稚園での食事にも関心を
・外遊び，親子そろって習慣に
○食習慣の完成期としての食事―学童期―
・1日3食規則的，バランスのとれた良い食事
・飲もう，食べよう，牛乳・乳製品
・十分に食べる習慣，野菜と果物
・食べ過ぎや偏食なしの習慣を
・おやつには，いろんな食品や量に気配りを

・加工食品，インスタント食品の正しい利用
・楽しもう，一家団らんおいしい食事
・考えよう。学校給食のねらいと内容
・つけさせよう，外に出て身体を動かす習慣を
○食生活の自立期としての食事―思春期―
・朝，昼，晩いつでもバランス良い食事
・進んでとろう，牛乳・乳製品を
・十分に食べて健康，野菜と果物
・食べ過ぎ，偏食，ダイエットにはご用心
・偏らない，加工食品，インスタント食品に
・気をつけて夜食の内容，病気のもと
・楽しく食べよう，みんなで食事
・気を配ろう，適度な運動，健康づくり

● **女性（母性を含む）のための食生活指針**
①食生活は健康と美のみなもと
②新しい生命と母に良い栄養
③次の世代に賢い食習慣を
④食事に愛とふれ合いを
⑤家族の食卓，主婦はドライバー
⑥働く女性は正しい食事で元気はつらつ
⑦「伝統」と「創造」で新しい食文化を

● **高齢者のための食生活指針**
①低栄養に気をつけよう
②調理の工夫で多様な食生活を
③副食から食べよう
④食生活をリズムに乗せよう
⑤よく体を動かそう
⑥食生活の知恵を身につけよう
⑦おいしく，楽しく，食事をとろう

（厚生省策定，1990）

「日本人の栄養所要量」（現在の「食事摂取基準」）に基づき，わかりやすく具体的な食生活改善の目安を示すものであり，健康を維持・増進する観点から健康に及ぼす影響度，改善の緊急性，将来に備えての過剰摂取予防の必要性等を考慮し，特に留意すべき事柄を示した。「1日30食品を目標に」といったわかりやすいメッセージは，いろいろな食生活改善の場面で活用された。

1990（平成2）年には「健康づくりのための食生活指針（対象特性別）」（表3-11）が策定された。対象の特性に応じた栄養上の特徴，食生活上の問題点をふまえた具体的な目標が，「成人病予防」「成長期」「女性（母性を含む）」「高齢者」の4区分で示された。

なお，食料政策を担う農林水産省においても，1983（昭和58）年に「私達の望ましい食生活―日本型食生活のあり方を求めて―」，1990（平成2）年に「健康的で楽しい食卓づくりへの提案―90年代の食卓への提案―」を策定している（表3-12）。

さらに，1992年に**世界栄養会議**が開催され，飢餓の根絶とすべての種類の栄養失調の軽減を目指した世界栄養宣言と行動計画が示された。これを受け，1995年にFAO/WHO合同専門家会議より「**食物ベース食生活指針**の開発と活用に関するガイドライン」が報告され，各国の食生活やライフスタイル等に対応し，地域で入手可能な食物をベースとした，人々が理解しやすい食生活指針を策定し，栄養情報を広めていくことを推奨した。

食物ベース食生活指針
各国政府は，その地域の社会・経済・環境等の状況や食習慣を考慮した指針の作成・普及を求められている。

2）平成12年策定「食生活指針」（平成28年6月一部改定）

このような世界的な潮流や，増加傾向にある生活習慣病の予防のために食生活改

表3-12　農林水産省による指針

◆私達の望ましい食生活―日本型食生活のあり方を求めて―（昭和58年策定）

①総熱量のとりすぎを避け，適正な体重の維持に努めること
②多様な食物をバランスよく食べること
③コメの基本食料としての役割とその意味を認識すること
④牛乳の摂取に心がけること
⑤脂肪，特に飽和脂肪酸が多く含まれている動物性脂肪のとりすぎに注意すること
⑥塩や砂糖のとりすぎには注意すること
⑦緑黄色野菜や海草の摂取に心がけること
⑧朝食をしっかりとること

◆健康的で楽しい食卓づくりへの提案―90年代の食卓への提案―（平成2年策定）

◇健康的で楽しい食卓づくりに心がけたいこと
①主食としてのごはんを中心に多様な副食（主菜，副菜など）を組み合わせよう。
②ライフスタイルに対応した生活リズムや食生活スタイルを確立しよう。
③多様な形で食を楽しみ，生活の豊かさを広げよう。

◇ライフステージ別に心がけたいこと
①幼児期には－多様な素材と多様な味に慣れさせ，豊かな食歴をつくり上げよう。
②青少年期には－生活リズムにあった食生活を確立しよう。
③壮年期には－ゆとりとうるおいのある食卓づくりに心がけよう。
④高齢期には－食を通じて，世代を超えたコミュニケーションの輪を広げよう。

善の重要性が増し，料理や食品の種類・量を視覚的に理解できる媒体が必要といった課題に対応するため，2000（平成12）年に文部省・厚生省・農林水産省（当時）の連携のもと「食生活指針」が策定された。2016（平成28）年には，健康日本21（第二次）や第3次食育推進基本計画の策定，「和食；日本人の伝統的な食文化」のユネスコ無形文化遺産への登録等を踏まえて一部改定が行われた（表3-13）。

a. 策定趣旨（当初）

①「第6次改定日本人の栄養所要量―食事摂取基準―」（当時）での数値的な基

表3-13　食生活指針（平成12年，平成28年一部改定）

★**食事を楽しみましょう。**
- 毎日の食事で，健康寿命をのばしましょう。
- おいしい食事を，味わいながらゆっくりよく噛んで食べましょう。
- 家族の団らんや人との交流を大切に，また，食事づくりに参加しましょう。

★**1日の食事のリズムから，健やかな生活リズムを。**
- 朝食で，いきいきした1日を始めましょう。
- 夜食や間食はとりすぎないようにしましょう。
- 飲酒はほどほどにしましょう。

★**適度な運動とバランスのよい食事で，適正体重の維持を。**
- 普段から体重を量り，食事量に気をつけましょう。
- 普段から意識して身体を動かすようにしましょう。
- 無理な減量はやめましょう。
- 特に若年女性のやせ，高齢者の低栄養にも気をつけましょう。

★**主食，主菜，副菜を基本に，食事のバランスを。**
- 多様な食品を組み合わせましょう。
- 調理方法が偏らないようにしましょう。
- 手作りと外食や加工食品・調理食品を上手に組み合わせましょう。

★**ごはんなどの穀類をしっかりと。**
- 穀類を毎食とって，糖質からのエネルギー摂取を適正に保ちましょう。
- 日本の気候・風土に適している米などの穀類を利用しましょう。

★**野菜・果物，牛乳・乳製品，豆類，魚なども組み合わせて。**
- たっぷり野菜と毎日の果物で，ビタミン，ミネラル，食物繊維をとりましょう。
- 牛乳・乳製品，緑黄色野菜，豆類，小魚などで，カルシウムを十分にとりましょう。

★**食塩は控えめに，脂肪は質と量を考えて。**
- 食塩の多い食品や料理を控えめにしましょう。食塩摂取量の目標値は，男性で1日8g未満，女性で7g未満とされています。
- 動物，植物，魚由来の脂肪をバランスよくとりましょう。
- 栄養成分表示を見て，食品や外食を選ぶ習慣を身につけましょう。

★**日本の食文化や地域の産物を活かし，郷土の味の継承を。**
- 「和食」をはじめとした日本の食文化を大切にして，日々の食生活に活かしましょう。
- 地域の産物や旬の素材を使うとともに，行事食を取り入れながら，自然の恵みや四季の変化を楽しみましょう。
- 食材に関する知識や調理技術を身につけましょう。
- 地域や家庭で受け継がれてきた料理や作法を伝えていきましょう。

★**食料資源を大切に，無駄や廃棄の少ない食生活を。**
- まだ食べられるのに廃棄されている食品ロスを減らしましょう。
- 調理や保存を上手にして，食べ残しのない適量を心がけましょう。
- 賞味期限や消費期限を考えて利用しましょう。

★**「食」に関する理解を深め，食生活を見直してみましょう。**
- 子供のころから，食生活を大切にしましょう。
- 家庭や学校，地域で，食品の安全性を含めた「食」に関する知識や理解を深め，望ましい習慣を身につけましょう。
- 家族や仲間と，食生活を考えたり，話し合ったりしてみましょう。
- 自分たちの健康目標をつくり，よりよい食生活を目指しましょう。

（文部省・厚生省・農林水産省策定，2000）

（2016一部改定）

◨食料・農業・農村
　基本計画
　食料の安定供給等
の観点から，食料・
農業・農村基本法に
基づいて政府が中長
期的に取り組むべき
方針を定めたもの。
情勢変化等をふま
え，概ね5年ごとに
変更される。

◨食生活指針の解説
　要領
　食生活指針の策定
の趣旨，構成，各項
目等について解説し
たもの。3省により
作成された。

◨食生活指針ビジュ
　アルデザイン
　デザインの一般公
募が行われ，決定し
たデザインは食生活
指針のパンフレット
やポスターなどに用
いられた。

準を，わかりやすい実践的な指針として文章表現する。

②2000年より始まった「健康日本21」の「栄養・食生活分野」で設定された目標に向けて，具体的な実践を進めていく手立てのひとつとする。

③2000年に初めて策定された「**食料・農業・農村基本計画**」における食料自給率目標をふまえ，これを達成していく取り組みの一環とする。

　b. **内容構成**　10の大項目と実践のための小項目から構成されている。大項目の1番目は，生活の質（QOL）の向上を重視している。2番目は，QOLの向上に食生活が大きな役割を果たすことを強調している。3番目では，食事と身体活動（運動）との関連を示すとともに，適正体重の維持を強調し，2016年の改定で，若年女性のやせ，高齢者の低栄養についても言及された。4〜7番目は，食べ物の組み合わせについて階層的（料理→食品→栄養素）に示している。8・9番目は，食料の安定供給や食文化，食料資源や環境問題に配慮し，最終項目は，自分なりの目標を立て，実践・見直しを行って質の高い食生活の実現を目指すものとなっている。

　以上のように，食料生産・流通から食卓，健康と食生活全体を視野に入れたものとなっている。「**食生活指針の解説要領**」も作成された。

　c. **推進のために**　2000（平成12）年3月には「食生活指針の推進について」が閣議決定された。これは，食生活改善分野，教育分野，食品産業分野，農林漁業分野において，食生活指針等の普及・定着に向けた取り組みを推進するとともに，民間団体等の自主的な活動とも連携して，国民運動を展開することを政府として示すものとなっている。

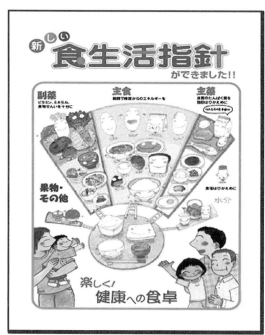

図3-6　食生活指針ビジュアルデザイン（平成12年)

（2）食事バランスガイド

　食生活指針に合わせて，料理や食品の種類・量について視覚的に理解できる媒体（ビジュアルデザイン）も検討され，作成された（図3-6）。

　しかし，これは料理や食品の種類や量について視覚的に示しているが，「個人にとって何をどれだけ食べればよいのか」を示すことはできず，課題として残されていた。

　2005（平成17）年，厚生労働省と農林水産省は合同で，「食生活指針」を具体的な行動に結びつける媒体として「**食事バランスガイド**」を作成した（図3-7）。

1）食事バランスガイドとは

　「食事バランスガイド」は，1日に何をどれだけ食べたらよいか，望ましい食事の取り方やおおよその量を，わかりやすくコマ型のイラストで示

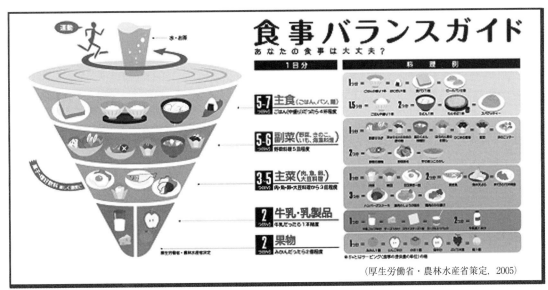

（厚生労働省・農林水産省策定，2005）

図3-7　食事バランスガイド

したものである。キーワードは「バランス」である。

　形状は，日本で古くから親しまれている「コマ」をイメージし，食事のバランスが悪くなると倒れてしまうことや，回転（運動）することで初めて安定することを表している。

2）食事バランスガイドの特色

a. 媒体（イラスト）の特色

①食品単品の組み合わせではなく，料理の組み合わせを中心に表現することを基本としている。

②一般の人々にわかりやすく，外食等での表示のしやすさを考慮している。

③表現期間は，1日単位である。

④1日に十分な摂取が望まれる「**主食**」「**副菜**」「**主菜**」の順に並べ，「牛乳・乳製品」「果物」を同程度として並列している。

⑤料理の単位は，1回当たりの標準的な量を示す「つ（SV*）」を用いている。

⑥油脂，調味料は料理の中に含まれることから，区分を設けていない。

⑦基本形は「成人」を対象とし，特に生活習慣病予防の観点から，30～60歳代の男性肥満者，単身者，子育てを担う世代に焦点を絞って活用方法を示している。

b. 食事バランスガイドのねらい　　1日の食事の量的な目安を簡潔に示すこ

とで，日常生活の中で手軽に活用でき，無関心層の注目を得ることも目指している。高い目標を掲げるより，ある程度の幅は許容しながら，食事のバランスが乱れている人の食事改善につながることに主眼を置いている。また，食品産業（フードシステム）において，さまざまな活用・展開を期待している。一般消費者が実際に食べ物を選択する場で，「情報」と「食べ物」が有機的に結びつくことが期待されている。

◪**主食・副菜・主菜の分類**

　ごはんを中心におかずを組み合わせる，日本の食事パターンと一致させたものである。

*SV：サービング（serving）の略。1回（食）当たりの標準的な量。

表3-14　食事バランスガイドの料理区分と定義，数え方

区　分	数え方などの説明
主　食	主に炭水化物の供給源である，ごはん・パン・麺・パスタなどを主材料とする料理が含まれる。　　　　　　　　　　　　　1つ（SV）＝主材料に由来する炭水化物約40g
副　菜	主にビタミン，ミネラル，食物繊維の供給源である，野菜・いも・豆類（大豆を除く）・きのこ・海藻などを主材料とする料理が含まれる。　　1つ（SV）＝主材料の重量約70g
主　菜	主にたんぱく質の供給源である，肉・魚・卵・大豆・大豆製品などを主材料とする料理が含まれる。　　　　　　　　　　1つ（SV）＝主材料に由来するたんぱく質約6g
牛乳・乳製品	主にカルシウムの供給源である，牛乳・ヨーグルト・チーズなどが含まれる。　　　　　　　　　　　　　　　1つ（SV）＝主材料に由来するカルシウム約100mg
果　物	主にビタミンC，カリウムなどの供給源である，りんご・みかんなどの果実，すいか・いちごなどの果実的な野菜が含まれる。　　　　1つ（SV）＝主材料の重量約100g
水・お茶	水・お茶といった水分は食事の中で欠かせないものであり，料理，飲料として食事や食間などに十分量をとる必要があることから，象徴的なイメージのコマの軸として表現している。
運　動	「コマが回転する＝運動する」ことによって初めて安定することを表現している。栄養バランスのとれた食事，適度な運動は，健康づくりにとって大切であることを示している。
菓子・嗜好飲料	菓子・嗜好飲料は食生活の中で楽しみとしてとらえられ，食事全体の中で適度にとる必要があることから，イラスト上ではコマを回すための「紐（ひも）」として表現し，「楽しく適度に」というメッセージがついている。1日200kcal程度を目安にする。

出典）フードガイド（仮称）検討会報告書，2005を一部改変

3）食事バランスガイドの内容

a. 5つの料理区分の定義　　主食，副菜，主菜，牛乳・乳製品，果物の各料理に含まれる「主材料」に着目し，それらの量がある一定以上含まれるものを，各料理区分に分類する（表3-14）。主材料の「食品群」は日本食品標準成分表に準拠している。複合料理は，例えば主食が2つ，副菜が2つ，主菜が2つ，といったように各料理区分の「つ（SV）」を組み合わせて表現する。

b. 料理の分量（数え方）　　数え方は，日常生活でわかりやすく，表示する側にも簡便であるように，基本は「1つ，2つ」と整数で扱うが，例外もある（ごはんの中盛り1杯=1.5つ，ハンバーグ半分=1.5つ）。専門家が使用する場合，数字の丸め方等を使い分け，主材料の量的基準の2/3以上から1.5未満を1つ（SV）とし，2つ（SV）以上は四捨五入で処理する。各料理の量的基準を表3-14に示す。

c. 5つの料理区分以外　　イラストに示されている「水・お茶」「菓子・嗜好飲料」，さらに「運動」が意味するところは表3-14のとおりである。なお，「油脂・調味料」は，イラストでは表現されていないが，ひとつの料理で「食塩3g以上」「脂質20g以上」の場合，イラストにマーキングで注意喚起し，外食などでは総エネルギー量・脂質量・食塩相当量も情報提供されることが望ましいとしている。

4）食事バランスガイドの活用

策定時は，30～60歳代の男性肥満者，単身者，子育てを担う世代を主なターゲッ

◧複合料理
　カレーライスのように，主材料に多くが使われ，複数の料理区分にまたがる料理。例えば，ごはん200g，肉60g，野菜150g程度入っている場合，主食2つ，副菜2つ，主菜2つと数える。

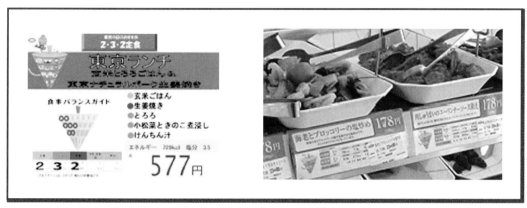

図3-8　食事バランスガイドの食品産業における活用事例

出典）農林水産省ホームページ

トとした。それぞれへのメッセージが示されている。

　a．食品産業における活用　また，スーパーマーケット，コンビニエンスストア，外食等で幅広く活用されることが期待されている。具体的には，店舗で「食事バランスガイド」についての情報提供や普及活動を行う，「食事バランスガイド」とあわせて栄養成分表示を行う，食品の包装に「食事バランスガイド」のイラストなどを記載する，などである（図3-8）。

　b．食事バランスガイドの基本形の対象者　基本形は成人を対象としている。摂取エネルギー量としては2,200±200kcalであり，高齢者を除く，ほとんど（身体活動レベルが「ふつう」以上）の女性，身体活動レベルの低い男性をカバーしている（図3-9，3-10）。その他の人には，この基本形を基にしながら，実際に活用する際の各料理区分の「つ（ＳＶ）」の幅の調整を行うこととされ，1,400kcal程度から3,000kcal程度まで対応している。

　c．妊娠・授乳期の女性　厚生労働省は，妊娠期及び授乳期における望ましい食生活の実現に向けて，2006（平成18）年に「妊産婦のための食生活指針」を「『健やか親子21』推進検討会報告」として策定した。この指針の中で，健康づくりのために望ましい食事について，非妊娠期・妊娠初期の一日分を基本に，妊娠中期，妊娠後期・授乳期に付加すべき（留意すべき）事項を加えた「**妊産婦のための食事バランスガイド**」を作成した。なお「妊産婦のための食生活指針」は2021（令和3）年に改定が行われ，出産，授乳等に当たっては，妊娠前からの健康なからだづくりや適切な食習慣の形成が重要であることから，名称は「**妊娠前からはじめる妊産婦のための食生活指針**」に変更となった。

　d．地域版食事バランスガイド　各地域の料理やキャラクターを用いた地域版食事バランスガイドも作成され（図3-12），農林水産省ホームページに紹介されている。

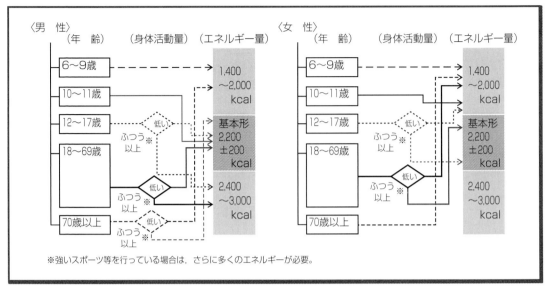

図3-9　食事摂取基準（2010年版）による性・年齢，身体活動レベルからみた1日に必要なエネルギー量と「摂取の目安」

出典）厚生労働省・農林水産省：日本人の食事摂取基準（2010年版）の改定を踏まえた「食事バランスガイド」の変更点について，2010を一部改変

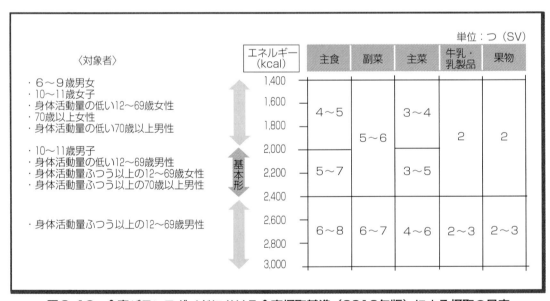

図3-10　食事バランスガイドにおける食事摂取基準（2010年版）による摂取の目安

出典）厚生労働省・農林水産省：日本人の食事摂取基準（2010年版）の改定を踏まえた「食事バランスガイド」の変更点について，2010を一部改変

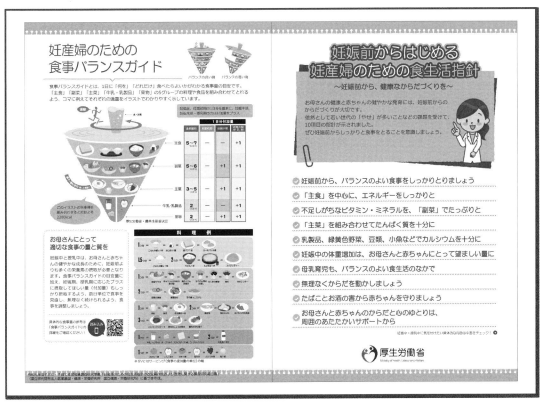

図3-11　妊産婦のための食事バランスガイド　　出典）厚生労働省ホームページ

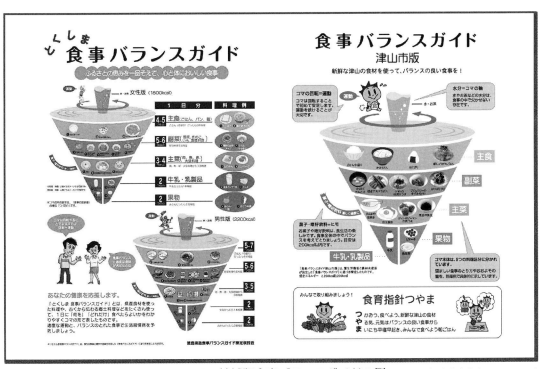

図3-12　地域版食事バランスガイドの例　　出典）農林水産省ホームページ

6. 国の健康増進の基本方針と地方計画

（1）国の基本方針策定の目的・内容

1）第1次および第2次国民健康づくり運動

　1978（昭和53）年から「第1次国民健康づくり運動」が10年計画で始まり，生涯を通した健康づくりの推進が呼びかけられ，健康診査の充実，市町村保健センターの整備，保健師や栄養士等の人材確保が行われた。1988（昭和63）年からは「第2次国民健康づくり運動（アクティブ80ヘルスプラン）」が10年計画で始まり，運動指針の策定，健康増進施設の推進等，運動習慣の普及に重点をおいた対策が行われた。第1次・第2次では健康づくりの3要素（栄養，運動，休養）の健康増進事業の推進，二次予防を目的とした健康診査体制の確立等の基盤整備を推進した。

2）第3次国民健康づくり運動：健康日本21

　以上のような流れのもと，21世紀をすべての国民が健やかで心豊かに生活できる社会とするため，壮年期死亡の減少，健康寿命の延伸，QOLの向上を目的に，新たに第3次国民健康づくり運動として「21世紀における国民健康づくり運動（健康日本21）」が，厚生省（当時）により2000（平成12）年に定められた。

　運動の期間は2010年度まで（後に2012年度まで延長）とされ，5年後を目途に中間評価，最終年度に最終評価を行い，その評価をその後の運動の推進に反映させることとした。評価を重視したことは，過去の運動と異なる点である。

　a. 基本方針　　健康づくりの基盤整備だけでなく，ヘルスプロモーションの考え方に基づき（p.10参照），国民が主体的に健康づくりに取り組める社会の形成を目指すものして，次の4項目が掲げられた。

　①生活習慣病の一次予防の重視

　②ヘルスプロモーションの概念に基づく健康づくり支援のための環境整備

　③多様な実施主体による連携の促進と住民参加の重視

　④科学的根拠に基づく目標設定と評価の重視

　b. 重点分野と目標設定　　9つの重点分野について，70項目（後に80項目に追加）の目標が設定された。これは全国レベルのものであり，地方自治体等の各実施主体には，国の目標を参考に，それぞれの実情に応じて，関係者間で共有されるべき目標等の設定を求めた。

　c．栄養・食生活分野の目標設定　　多くの生活習慣病との関連が深く，またQOLとの関連も深いことから，9分野の筆頭に位置づけられた。目標は，①栄養状態をよりよくするための「適正な栄養素（食物）摂取」，②適正な栄養素（食物）摂取のための「行動変容」，③個人の行動変容を支援するための「環境づくり」，の3段階に分けて設定された（図3-13）。

◘予　防
　疾病の予防には，一次予防（健康増進，発症予防），二次予防（早期発見，早期治療），三次予防（リハビリテーション）がある。

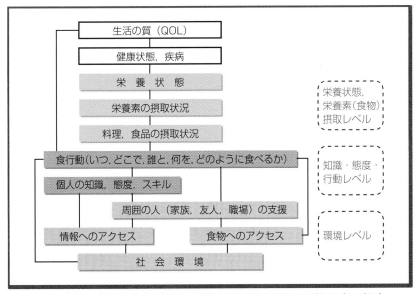

図3-13　健康日本21栄養・食生活分野における目標設定の視点
出典）厚生労働省：健康日本21（栄養・食生活）付録1，2012

d. 法的基盤　健康日本21は，当時の厚生省事務次官通知により開始され，具体的内容は厚生省局長通知で示された。しかし，「すべての施策に健康の視点を」が掲げられたヘルスプロモーションの理念に基づき，国（政府）と一体となった国民運動の推進は限界があった。そのため，2002（平成14）年度の医療制度改革において，健康寿命の延伸，QOL向上を実現する健康づくり，疾病予防の取り組みを推進する方針から，その法的基盤として**健康増進法**が新たに制定された。これによって健康日本21は，健康増進法に基づく「国民の健康の増進の総合的な推進を図るための基本的な方針」（基本方針）として，厚生労働大臣より告示された。

e. 中間評価　2005（平成17）年を目途に**中間評価**が行われ，「ターゲット（誰に何を）が不明確」「効果的なプログラムやツールの展開が不十分」といった課題が明らかにされた。また，**ポピュレーションアプローチ**として「健康づくりの国民運動化」の推進，**ハイリスクアプローチ**として「効果的な健診・保健指導の実施」が示された。

f. 最終評価　2011（平成23）年に**最終評価**が行われた。「目標値に達した」と「目標値に達していないが改善傾向にある」をあわせ，全体の約6割で一定の改善がみられた（表3-15）。

g. 栄養・食生活分野の最終評価　栄養状態，栄養素・食物摂取レベルでは，女性（40〜60歳代）の肥満，食塩摂取量には改善がみられたが，脂肪エネルギー比率や野菜の摂取量などには改善がみられなかった。知識・態度レベルでは改善がみられたが，朝食欠食など行動レベルの変容にまで至らなかったものもあった。行動変容のための環境づくりでは，ヘルシーメニューの提供で改善がみられた。

h. 栄養・食生活分野の今後の課題　評価結果をふまえ，次のような課題が

◪健康日本21の中間
　評価
　2007（平成19）年
　4月に「健康日本21
　中間評価報告書」が
　公表され，中間実績
　値に基づいて目標値
　の達成状況が明らか
　にされた。

◪健康日本21の最終
　評価
　2011（平成23）年
　10月に「健康日本21
　最終評価」が公表さ
　れ，9分野80項目
　中，再掲21項目を除
　く59項目の達成状
　況が示された。

表3-15 健康日本21最終評価における評価状況

評価区分	該当項目数（割合）
A 目標値に達した	10 （ 16.9%）
B 目標値に達していないが改善傾向にある	25 （ 42.4%）
C 変わらない	14 （ 23.7%）
D 悪化している	9 （ 15.3%）
E 評価困難	1 （ 1.7%）
合 計	59 （100.0%）

注） 策定時の値と直近値を比較。中間評価時に設定された指標については，中間評価時の値と比較。

示された。

　①生活習慣：肥満や朝食欠食など個人の生活習慣全体を包括的にとらえた新たなアプローチとともに，子どもの頃から望ましい生活習慣の定着を強化していく必要がある。

　②企業努力を促すための環境介入：栄養成分表示の義務化や市販食品の減塩など。

　③社会環境要因に着目した戦略：今後は，地域格差や経済格差の影響が大きくなることも想定される。

3）次期健康づくり運動へ

　健康日本21の評価から，次期運動に向けた視点や方向性が示された。

a. 次期運動への視点

①わが国の特徴をふまえ，10年後を見すえた計画の策定

②目指す姿の明確化と目標達成への**インセンティブ**を与えるしくみづくり

③地方自治体等の関係機関が自ら進行管理できる目標の設定

④国民運動に値する広報戦略の強化

⑤新たな理念と発想の転換

□■インセンティブ
やる気を起こさせ，目的を達成させるための刺激・動機付け。

b. 次期運動への方向性

①社会経済の変化への対応：家族・地域の絆の再構築，人生の質（幸せ・生活満足度等）の向上，すべての世代の健やかな心を支える社会のあり方の再構築等

②科学技術の進歩をふまえた効果的なアプローチ

③今後の新たな課題への対応：働く世代のうつ病の対策といった休養・こころの健康づくり，**ロコモティブシンドローム**（運動器症候群）予防といった生活習慣に起因する要介護状態の予防のための取り組みの推進等

□■ロコモティブシンドローム
運動器（骨，関節，筋肉など）の障害により，要介護になるリスクが高い状態。主な原因は，加齢に伴う骨量の低下（骨粗鬆症），変形性関節症，筋肉量の低下（筋萎縮：サルコペニア）などであるが，運動習慣の改善によって予防が可能。

4）健康日本21（第二次）

　健康日本21最終評価結果や，現在のわが国の健康水準や人口減少社会における健康増進対策の意義等を勘案し，10年後を見すえた新たな基本方針が，2012（平成24）年に厚生労働大臣により告示された。これは，「21世紀における国民健康づくり運動（健康日本21（第二次））」を10か年計画として位置づけるものである。

　告示の前文に，10年後に目指す姿をふまえた基本方針の主旨が明記されている。

> 21世紀の我が国において少子高齢化や疾病構造の変化が進む中で，生活習慣及び社会環境の改善を通じて，子どもから高齢者まで全ての国民が共に支え合いながら希望や生きがいを持ち，ライフステージに応じて，健やかで心豊かに生活できる活力ある社会を実現し，その結果，社会保障制度が持続可能なものとなるよう，国民の健康の増進の総合的な推進を図るための基本的な事項を示し，平成25年度から平成34年度までの健康日本21（第二次）を推進するものである。

　　a. 目標の区分と項目　　国民の健康増進の目標は，表3-16の1〜5の5区分から構成されている。

　　b. 目標設定の考え方　　健康日本21（第二次）の概念図（図3-14）に示すように，「健康寿命の延伸・健康格差の縮小」の実現に向け，「生活習慣病の発症予防，重症化予防」を図るとともに，「社会生活を営むために必要な機能の維持・向上」を目指し，これらの目標達成のために「生活習慣の改善および社会環境の整備」に取り組むことを目標とし，全体が構造化されて設定が行われている。「生活の質の向上」のみならず，「社会環境の質の向上」を明記して位置づけ，社会全体が相互に支え合いながら健康を守る環境の整備を重要視しているものとなっている。

◘健康格差
　地域や社会経済状況の違いによる集団間の健康状態の差。

　　c. 目標設定の方針と評価　　目標は，科学的な根拠に基づくものであり，かつ，実態把握が可能な具体的なものとされている。特に後者については，既存の統計調査を活用し，継続的にその推移を調査・分析して，その結果を還元できるように配慮されている。目標はおおむね10年間を目途として設定し，5年後に中間評価を，10年後に最終評価を行い，その後の健康増進の取り組みに反映する。

　　d. 中間評価　　中間評価は2018（平成30）年に報告された。全53の目標項目について，策定時のベースライン値と直近の実績値を比較すると，「改善している」32項目（60.4%），「変わらない」19項目（35.8%），「悪化している」および「評価困難」各1項目（1.9%）の評価であった。

　　e. 最終評価　　最終評価は2022（令和4）年に報告された。「目標値に達した」（15.1%）と「現時点で目標値に達していないが，改善傾向にある」（37.7%）をあわせ，全体の約半分で一定の改善が見られた。

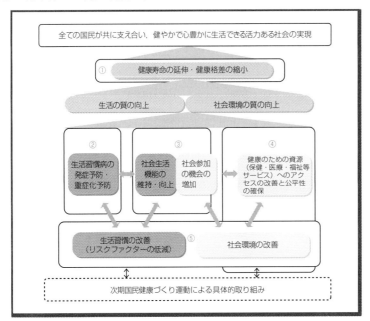

図3-14　健康日本21（第二次）の概念図
出典）厚生労働省：健康日本21〔第二次〕参考資料スライド集，平成25年末時点

表3-16　健康日本21（第二次）における目標区分と項目

区　分		目標項目
1．健康寿命の延伸と健康格差の縮小の実現に関する目標		①健康寿命の延伸（日常生活に制限のない期間の平均の延伸） ②健康格差の縮小（日常生活に制限のない期間の平均の都道府県格差の縮小）
2．主要な生活習慣病の発症予防と重症化予防の徹底に関する目標	がん	①75歳未満のがんの年齢調整死亡率の減少（10万人当たり） ②がん検診の受診率の向上
	循環器疾患	①脳血管疾患・虚血性心疾患の年齢調整死亡率の減少（10万人当たり） ②高血圧の改善（収縮期血圧の平均値の低下） ③脂質異常症の減少 ④メタボリックシンドロームの該当者および予備群の減少 ⑤特定健康診査・特定保健指導の実施率の向上
	糖尿病	①合併症（糖尿病腎症による年間新規透析導入患者数）の減少 ②治療継続者の割合の増加 ③血糖コントロール指標におけるコントロール不良者の割合の減少（HbA1c が JDS 値8.0％（NGSP 値8.4％）以上の者の割合の減少） ④糖尿病有病者の増加の抑制 ⑤メタボリックシンドロームの該当者および予備群の減少（再掲） ⑥特定健康診査・特定保健指導の実施率の向上（再掲）
	COPD	①COPD（慢性閉塞性肺疾患）の認知度の向上
3．社会生活を営むために必要な機能の維持および向上に関する目標	こころの健康	①自殺者の減少（人口10万人当たり） ②気分障害・不安障害に相当する心理的苦痛を感じている者の割合の減少 ③メンタルヘルスに関する措置を受けられる職場の割合の増加 ④小児人口10万人当たりの小児科医・児童精神科医師の割合の増加
	次世代の健康	①健康な生活習慣（栄養・食生活，運動）を有する子どもの割合の増加 　ア　朝・昼・夕の三食を必ず食べることに気をつけて食事をしている子どもの割合の増加 　イ　運動やスポーツを習慣的に行っていない子どもの割合の減少 ②適正体重の子どもの増加 　ア　全出生数中の低出生体重児の割合の減少 　イ　肥満傾向にある子どもの割合の減少
	高齢者の健康	①介護保険サービス利用者の増加の抑制 ②認知症サポーター数の増加 ③ロコモティブシンドローム（運動器症候群）を認知している国民の割合の増加 ④低栄養傾向（BMI20以下）の高齢者の割合の増加の抑制 ⑤足腰に痛みのある高齢者の割合の減少（千人当たり） ⑥高齢者の社会参加の促進（就業または何らかの地域活動をしている高齢者の割合の増加）

区　分		目標項目
4．健康を支え，守るための社会環境の整備に関する目標		＜ソーシャルキャピタル*の向上＞ ①地域のつながりの強化（居住地域でお互いに助け合っていると思う国民の割合の増加） ＜多様な活動主体による自発的取り組みの推進＞ ②健康づくりを目的とした活動に主体的にかかわっている国民の割合の増加 ③健康づくりに関する活動に取り組み，自発的に情報発信を行う企業等登録数の増加 ④健康づくりに関して身近で専門的な支援・相談が受けられる民間団体の活動拠点数の増加 ＜健康格差の縮小＞ ⑤健康格差対策に取り組む自治体の増加（課題となる健康格差の実態を把握し，健康づくりが不利な集団への対策を実施している都道府県の数）
5．栄養・食生活，身体活動・運動，休養，飲酒，喫煙および歯・口腔の健康に関する生活習慣および社会環境の改善に関する目標	栄養・食生活	①適正体重を維持している者の増加（肥満，やせの減少） ②適切な量と質の食事をとる者の増加 　ア　主食・主菜・副菜を組み合わせた食事が１日２回以上の日がほぼ毎日の者の割合の増加 　イ　食塩摂取量の減少 　ウ　野菜と果物の摂取量の増加 ③共食の増加（食事を１人で食べる子どもの割合の減少） ④食品中の食塩や脂肪の低減に取り組む食品企業および飲食店の登録の増加 ⑤利用者に応じた食事の計画，調理および栄養の評価，改善を実施している特定給食施設の割合の増加
	身体活動・運動	①日常生活における歩数の増加 ②運動習慣者の割合の増加 ③住民が運動しやすいまちづくり・環境整備に取り組む自治体数の増加
	休　養	①睡眠による休養を十分とれていない者の減少 ②週労働時間60時間以上の雇用者の割合の減少
	飲　酒	①生活習慣病のリスクを高める量を飲酒している者（１日当たりの純アルコールの摂取量が男性40g以上，女性20g以上の者）の割合の減少 ②未成年者の飲酒をなくす ③妊娠中の飲酒をなくす
	喫　煙	①成人の喫煙率の減少（喫煙をやめたい人がやめる） ②未成年者の喫煙をなくす ③妊娠中の喫煙をなくす ④受動喫煙（家庭・職場・飲食店・行政機関・医療機関）の機会を有する者の割合の減少
	歯・口腔の健康	①口腔機能の維持・向上 ②歯の喪失防止 ③歯周病を有する者の割合の減少 ④乳幼児・学齢期のう蝕のない者の増加 ⑤過去１年間に歯科検診を受診した者の割合の増加

注）*ソーシャルキャピタル：「グループ内部またはグループ間での協力を容易にする共通の規範や価値観，理解を伴ったネットワーク」と定義される。コミュニティを円滑に機能させる豊かな人間関係（つながり）が市民活動への参加を促進し，健康増進や犯罪発生率低下等につながることが期待されている（p.13参照）。

◪食環境整備に向け
た学会等の取り組
み
日本高血圧学会は
減塩委員会の活動と
して，減塩サミット
開催や減塩食品ア
ワードを実施してい
る。また複数の学協
会からなる「健康な
食事・食環境」コン
ソーシアムは，外
食・中食・事業所給
食で，「健康な食事
（スマートミール）」
を，継続的に，健康
的な空間（栄養情報
提供や受動喫煙防止
等）で，提供してい
る店舗や事業所の認
証を行っている。

◪健康増進普及月間
厚生労働省・地方
公共団体・関係団体
等が実施。統一標語
は，「1に運動　2
に食事　しっかり禁
煙　最後にクスリ」

◪食生活改善普及運動
60年以上行われて
いる厚生労働省主唱
の啓発活動。毎年9
月に行っている。わ
かりやすいメッセー
ジを掲げて日常の食
生活での実践を呼び
かけている。

◪スマート・ライフ・
プロジェクト
厚生労働省が，
2008（平成20）年度
から実施してきた
「すこやか生活習慣
国民運動」を，さら
に普及・発展させる
ため，幅広い企業連
携を主体とした取り
組み。登録企業・団
体は，5,700以上に
のぼる（2020年7月
現在）。

f. 栄養・食生活に関する目標項目　「栄養・食生活，身体活動・運動，休養，飲酒，喫煙，歯・口腔の健康に関する生活習慣および社会環境の改善」だけでなく，「社会生活を営むために必要な機能の維持および向上」における「次世代の健康」「高齢者の健康」も盛り込まれている。栄養・食生活の目標は，健康日本21（第二次）の目標である「健康寿命の延伸・健康格差の縮小」を達成するために，生活の質の向上，社会環境の質の向上に向け，図6−5（p.149参照）のように位置づけられ，構造化されて明確になっている。

g. 栄養・食生活分野の最終評価　栄養・食生活に関する目標項目と最終評価時の実績値は表3−17に示した。男性肥満者の増加は，エネルギー消費量の減少が要因の一つと評価した。食塩摂取量は自治体や学会等での取組が減少につながった可能性があると評価した。主食・主菜・副菜をそろえた食事，野菜・果物摂取量は，若い世代の低さが課題であると評価した。栄養・食生活分野全体として，社会経済的要因等による影響分析が必要と評価した。

次世代の健康における肥満傾向にある子どもの増加は，運動不足が悪化要因と評価した。高齢者の健康における低栄養傾向の増加抑制は，地域支援事業等の成果が出てきていると評価した。

（2）基本指針の推進と地方健康増進計画

1）健康日本21（第二次）の推進

健康日本21（第二次）は，近年の国際的な動向を踏まえ，がん，循環器疾患，糖尿病，慢性閉塞性肺疾患（COPD）などを一括りにした非感染性疾患（NCDs）の概念を取り入れた。NCDsの発症や重症化は，個人の意識や行動だけでなく，個人を取り巻く社会環境の影響が大きいことから，その考え方に基づき，社会が一体となった健康日本21（第二次）の推進を目指している。

中間評価では，厚生労働省だけでなく，健康づくりに資する施策に取り組む他省庁との連携や，特定健診・特定保健指導やデータヘルスをはじめとした保険者が主体となる取り組み，健康経営をはじめとする企業主体となる取り組み，また自治体等が地域の実情に応じて独自に行っている取り組み等を通じて，多方面からあらゆる世代，性別，社会経済状況にある国民へ，健康づくりにつながるアプローチを行っていく必要があるとした。その結果として，個人が健康づくりにおいて取り組むことが望ましい課題に気づきやすい環境や，自発的に行動を起こしやすい環境，個人では取り組みにくい課題についても解決できるような環境づくりを目指すとしている。

健康日本21（第二次）を推進する取り組みとして，毎年9月を**健康増進普及月間**とし，**食生活改善普及運動**と連携して，種々の行事等を全国的に実施している。

「健康寿命をのばしましょう」をスローガンに，すべての日本人が人生の最後まで元気で健康で楽しく毎日が送れることを目標に，運動・食事・禁煙の3分野を中心とした具体的なアクションと健診・検診の受診を呼びかける**スマート・ライフ・**

表3-17　健康日本21（第二次）における栄養・食生活に関する目標項目

区分	目標項目		ベースライン値	直近実績値	最終評価	目標値
社会生活を営むために必要な機能の維持・向上に関する目標	【次世代の健康】朝・昼・夕の三食を必ず食べることに気をつけて食事をしている子どもの割合の増加	小学5年生	89.4%（2011年度）	93.1%（2021年度）	C 変わらない	100%に近づける
	肥満傾向にある子どもの割合の減少*1	小学5年生の中等度・高度肥満傾向児の割合	8.59%（2011年度）	9.57%（2019年度）	D 悪化している	減少傾向へ（2014年度）
	【高齢者の健康】低栄養傾向（BMI20以下）の高齢者の割合の増加の抑制		17.4%（2010年）	16.8%（2019年）	A 目標値に達した	22%
栄養・食生活，身体活動・運動，休養，飲酒，喫煙及び歯・口腔の健康に関する生活習慣及び社会環境の改善に関する目標	【栄養・食生活】①適正体重を維持している者の増加（肥満（BMI25以上），やせ（BMI18.5未満）の減少）	20歳～60歳代男性の肥満者の割合	31.2%（2010年）	35.1%（2019年）	C 変わらない	28%
		40歳～60歳代女性の肥満者の割合	22.2%（2010年）	22.5%（2019年）		19%
		20歳代女性のやせの者の割合	29.0%（2010年）	20.7%（2019年）		20%
	②適切な量と質の食事をとる者の増加	ア　主食・主菜・副菜を組み合わせた食事が1日2回以上の日がほぼ毎日の者の割合の増加	68.1%（2011年）	56.1%（2019年）	C 変わらない	80%
		イ　食塩摂取量の減少	10.6g（2010年）	10.1g（2019年）		8g
		ウ　野菜と果物の摂取量の増加　野菜摂取量の平均値　果物摂取量100g未満の者の割合	282g（2010年）61.4%（2010年）	281g（2019年）63.3%（2019年）		350g　30%
	③共食の増加（食事を1人で食べる子どもの割合の減少）	朝食　小学生　　　　中学生　夕食　小学生　　　　中学生	15.3%33.7%2.2%6.0%（2010年）	12.1%28.8%1.6%4.3%（2021年）	A 目標値に達した	減少傾向へ
	④食品中の食塩や脂肪の低減に取り組む食品企業及び飲食店の登録数の増加*2	食品企業登録数飲食店登録数	14社（2012年）17,284店舗（2012年）	117社以上（2021年）24,441店舗（2019年）	B 現実点で目標値に達していないが，改善傾向にある*3	100社30,000店舗
	⑤利用者に応じた食事の計画，調理及び栄養の評価，改善を実施している特定給食施設の割合の増加	（参考値）管理栄養士・栄養士を配置している特定給食施設の割合	70.5%（2010年）	74.7%（2019年）	B 現実点で目標値に達していないが，改善傾向にある*3	80%

*1　健やか親子21最終評価を踏まえ，目標値の再設定を検討することになっていた。健やか親子21（第2次）の最終目標にあわせて「10歳（小学5年生）の肥満傾向児の割合」を正式な指標とし，目標値は7.0%（2022年度）とされた。

*2　エネルギーや塩分控えめ，野菜たっぷりといったヘルシーメニューの提供に取り組む店舗数。

*3　現状のままでは目標達成が危ぶまれるもの。

プロジェクト（Smart Life Project）を企業・団体と連携して展開している。

2）地方健康増進計画

国の健康増進計画として健康日本21が策定され，国民運動として展開されているが，各地域によって健康に対する課題や生活習慣等は異なる。そのため，そこに住む人々に即した健康づくり対策を進め，ニーズに合ったサービス（事業）を計画・実施していく必要がある。健康増進法では，都道府県に国の基本指針を参考として健康増進計画を策定することを義務づけている。また，市町村（特別区含む）には，国および都道府県の計画を参考に策定することを努力義務として求めている。

策定状況をみると，都道府県は2002（平成14）年に100％となっている。市町村では，2020（令和元）年1月現在，全国平均で93.6％，29県で100％となっている。

健康日本21最終評価によれば，98％の都道府県で健康増進計画の評価を行う体制があり，中間評価も実施されていたが，市町村では約半数であった。また，健康増進施策の推進体制については，98％の都道府県で関係団体・民間企業・住民組織が参加する協議会・連絡会等の体制があり，市町村でも7割弱となっていた。

（3）食育推進基本計画の目的・内容

1）食育推進基本計画とは

食育推進基本計画は，国における食育の基本計画にあたり，都道府県食育推進計画・市町村食育推進計画の基本となるものである。**食育基本法**に基づき，**農林水産省**に置かれた**食育推進会議**（p.77参照）が作成する。

食育推進基本計画は，次の4点について定めている。①食育の推進に関する施策についての基本的な方針，②食育の推進の目標に関する事項，③国民等の行う自発的な食育推進活動等の総合的な促進に関する事項，④食育の推進に関する施策を総合的かつ計画的に推進するために必要な事項

2）これまでの取り組みと今後の展開

食育推進基本計画は2006（平成18）年度に初めて策定され，すべての都道府県における食育推進計画の作成・実施，食育の推進にかかわるボランティアの数の増加等の成果を得た。

2011（平成23）年度からは第2次食育推進基本計画に基づき多様な主体と食育を推進した結果，家庭，学校，保育所等における食育が着実に推進した。一方，若い世代での食育実践状況が悪いことや，高齢者などの単独世帯，ひとり親世帯，貧困状況にある子どもに対する支援の推進の必要性など課題が残された。

第3次計画は，2016（平成28）年度からの5か年計画として策定され，コンセプトは「『実践』の環を広げよう」が掲げられた。若い世代での食文化継承や食品の安全性の知識，共食等5項目で目標達成したが，朝食欠食，主食・主菜・副菜を組み合わせた食事，生活習慣病予防や改善のための食生活の実践といった項目では悪化する評価であった。

3）第4次食育推進基本計画

　これまでも課題となってきた国民の健康課題や，食の供給面の課題，環境問題に加え，国際的視点で「持続可能な開発目標（SDGs）」の目標達成に向けた活動の推進など，持続可能な社会の実現のため様々な主体が連携，協働し，国民運動として食育を推進することが求められている。さらに新型コロナウィルス感染症の流行に伴う「新たな日常」や社会のデジタル化に対応した食育の推進も新たな課題となっている。このような現状と課題を踏まえ，第4次食育推進基本計画は2021（令和3）年度からのおおむね5年間を計画期間として作成された。

　　a．**基本的な方針（重点事項）**　　第4次計画では，基本的な方針（重点事項）は次の3項目が設定された。

① 生涯を通じた心身の健康を支える食育の推進

② 持続可能な食を支える食育の推進

③ 「新たな日常」やデジタル化に対応した食育の推進

　第3次計画の5つの重点課題は国民の健康の視点の①， 社会・環境・文化の視点の②に集約され， 新たに横断的な視点の③が加えられた。食育により，社会全体で連携・協働して持続可能な食料システム（フードシステム）を構築することが期待されている。国はこの3つの重点事項を柱とし，SDGsの考え方を踏まえ，多様な主体が連携・協働して国民運動として食育を推進できるよう，取組と施策を推進する。

　　b．**食育の推進の目標に関する事項**　　食育の推進の目標は第3次計画を引き継いでいるが，SDGsの考え方を踏まえた食育の推進や重点事項に対応した食育の推進の観点から，新たに7つの目標値で見直しを行い24の定量的な目標値を設定した（表3-18）。新たな7つの目標値は次の通りである。重点事項①の推進のため，栄養バランスに配慮した食生活の実践を促すため，健康日本21（第二次）の目標値を踏まえ⑪⑫⑬が設定された。重点事項②の食の持続可能性や環境へ配慮した購買行動を促すため⑱⑲，食文化を着実に次世代に継承するため㉒が設定された。また学校給食での地場産物の活用に関する目標は，第3次計画では地場産物，国産食材を使用する割合を設定していたが，第4次計画では⑥が設定され子どもが食に関する理解を深める指導の充実を目指す項目となった。重点事項③に直接関連する目標は設定されていないが，これからの社会においては重要な事項であり，今後の活動に基づく事例や報告の蓄積が望まれる。

（4）食育の推進と地方食育推進計画

1）食育の推進

　食育推進基本計画を作成し，その実施を推進する組織として，食育基本法に基づいて**食育推進会議**を農林水産省に設置している。会長は農林水産大臣が務め，委員は，①農林水産大臣以外の国務大臣から農林水産大臣の申出により内閣総理大臣が指定する者，②農林水産大臣が任命する食育に関して十分な知識と経験を有する

表3-18 第4次食育推進基本計画における食育の推進に当たっての目標

目標 / 具体的な目標値	計画作成時の値 2020（令和2）年度	目標値 2025（令和7）年度
1 食育に関心を持っている国民を増やす		
①食育に関心を持っている国民の割合	83.2%	90%以上
2 朝食又は夕食を家族と一緒に食べる「共食」の回数を増やす		
②朝食又は夕食を家族と一緒に食べる「共食」の回数	週9.6回	週11回以上
3 地域等で共食したいと思う人が共食する割合を増やす		
③地域等で共食したいと思う人が共食する割合	70.7%	75%以上
4 朝食を欠食する国民を減らす		
④朝食を欠食する子供の割合	4.6%※	0%
⑤朝食を欠食する若い世代の割合	21.5%	15%以下
5★ 学校給食における地場産物を活用した取組等を増やす		
⑥★栄養教諭による地場産物に係る食に関する指導の平均取組回数	月9.1回※	月12回以上
⑦★学校給食における地場産物を使用する割合（金額ベース）を現状値（令和元年度）から維持・向上した都道府県の割合	―	90%以上
⑧★学校給食における国産食材を使用する割合（金額ベース）を現状値（令和元年度）から維持・向上した都道府県の割合	―	90%以上
6 栄養バランスに配慮した食生活を実践する国民を増やす		
⑨主食・主菜・副菜を組み合わせた食事を1日2回以上ほぼ毎日食べている国民の割合	36.4%	50%以上
⑩主食・主菜・副菜を組み合わせた食事を1日2回以上ほぼ毎日食べている若い世代の割合	27.4%	40%以上
⑪★1日当たりの食塩摂取量の平均値	10.1g※	8g以下
⑫★1日当たりの野菜摂取量の平均値	280.5g※	350g以上
⑬★1日当たりの果物摂取量100g未満の者の割合	61.6%※	30%以下
7 生活習慣病の予防や改善のために，ふだんから適正体重の維持や減塩等に気をつけた食生活を実践する国民を増やす		
⑭生活習慣病の予防や改善のために，ふだんから適正体重の維持や減塩等に気をつけた食生活を実践する国民の割合	64.3%	75%以上
8 ゆっくりよく噛んで食べる国民を増やす		
⑮ゆっくりよく噛んで食べる国民の割合	47.3%	55%以上
9 食育の推進に関わるボランティアの数を増やす		
⑯食育の推進に関わるボランティア団体等において活動している国民の数	36.2万人※	37万人以上
10 農林漁業体験を経験した国民を増やす		
⑰農林漁業体験を経験した国民（世帯）の割合	65.7%	70%以上
11★ 産地や生産者を意識して農林水産物・食品を選ぶ国民を増やす		
⑱★産地や生産者を意識して農林水産物・食品を選ぶ国民の割合	73.5%	80%以上
12★ 環境に配慮した農林水産物・食品を選ぶ国民を増やす		
⑲★環境に配慮した農林水産物・食品を選ぶ国民の割合	67.1%	75%以上
13 食品ロス削減のために何らかの行動をしている国民を増やす		
⑳食品ロス削減のために何らかの行動をしている国民の割合	76.5%※	80%以上
14 地域や家庭で受け継がれてきた伝統的な料理や作法等を継承し，伝えている国民を増やす		
㉑地域や家庭で受け継がれてきた伝統的な料理や作法等を継承し，伝えている国民の割合	50.4%	55%以上
㉒★郷土料理や伝統料理を月1回以上食べている国民の割合	44.6%	50%以上
15 食品の安全性について基礎的な知識を持ち，自ら判断する国民を増やす		
㉓食品の安全性について基礎的な知識を持ち，自ら判断する国民の割合	75.2%	80%以上
16 推進計画を作成・実施している市町村を増やす		
㉔推進計画を作成・実施している市町村の割合	87.5%※	100%

注）★第4次計画で追加・見直し　※2019（令和元）年度の値

出典）農林水産省：令和2年度 食育白書

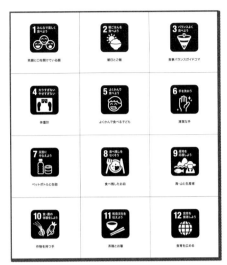

図3-15　食育ピクトグラム

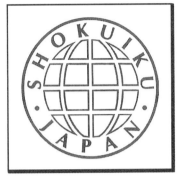

図3-16　食育マーク

者，で構成されている。

　食育推進基本計画では，食育の周知と定着を図るため，毎年6月を**食育月間**，毎月19日を**食育の日**と定めている。食育月間では，国・地方公共団体・関係団体等が協力して，食育の国民への浸透を図る。毎年開催地を移しながら，国主催で**食育推進全国大会**を実施している。農林水産省ホームページでは，各都道府県等における「食育月間」の取り組み事例を紹介している。

　また食育基本法では，毎年，政府が食育の推進に関して講じた施策に関する報告書を国会へ提出することを義務づけており，「**食育白書**」として公表されている。

　農林水産省では，食育の推進を図るため，**食育ガイド**や，食育の目標項目に関する学術論文を収集して研究成果を整理した資料等，様々な啓発普及資料を作成し，ホームページで公開を行っている。さらに，食育の取組を子どもから大人まで誰にでもわかりやすく配信するため，絵文字で表現した**食育ピクトグラム**（図3-15）と**食育マーク**（図3-16）が作成された。食育ピクトグラムは，第4次計画の重点事項に取り上げられている普遍的に取り組むべき項目と，食生活指針を参考に選択された12の代表的な取組をわかりやすく表現し，視覚障害者の方にも判別できるような色使いとなっている。小売店の店頭や，教育現場，商品包装への印刷等，様々な場面で活用ができるようになっている。

2）地方食育推進計画

　食育を国民運動として全国各地でその取り組みを推進するため，食育基本法で都道府県および市町村に食育推進計画を作成するよう努めることを求めている。また食育基本法では，食育推進計画の作成と実施の推進のため，都道府県，市町村に条例で定めるところにより食育推進会議を設置できると規定されている。

　食育推進計画作成の状況をみると，都道府県は全てで作成されている。市町村

◪**食育推進全国大会**
　2006（平成18）年から毎年実施。大会テーマを決め，シンポジウムや講演，展示やイベント等を行っている。

◪**食育ガイド**
　食育ガイドは第2次食育推進基本計画に盛り込まれ，内閣府が作成し，2012（平成24）年に公表された。小学校高学年以上の多くの人が使えるように，わかりやすくなっている。

◪**地方食育推進計画**
　国の食育推進基本計画をふまえ，地域特性に応じた地方版の食育推進計画。
　2017（平成29）年の状況では策定済。43.7％の市町村は食育推進計画を単独で，54.9％の市町村は，健康・保健・医療・福祉や農林水産の関連計画と一体的に作成をしていた。

（東京都特別区含む）は食育基本法施行後間もない2007（平成19）年度は4.1％であったが，2021（令和3）年3月現在は89.3％（1,741市町村中1,554市町村）となり，第3次計画期間中に12.6％増加した。都道府県別にみると，23県で県内の全市町村が計画を策定している。第4次計画においても，推進計画を作成・実施している市町村の割合を100％とすることを目指している。農林水産省は，市町村計画の作成支援や推進のための調査報告書や資料を作成し，ホームページから提供している。

7. 諸外国の健康・栄養政策

（1）公衆栄養活動に関係する国際的な栄養行政組織

　開発途上国における国際保健の課題に対して，国際機関がさまざまな対策を実施しているほか，先進国からの開発途上国への保健医療協力も行われている。

1）国際連合（UN：United Nations）

◆国連憲章
　国連の設立根拠となる条約。1973年9月までに3回改正されている。前文および19章からなる。国連の目的や原則，加盟国の権利や義務，国連の主要機関等について定めている。

　1945年に開催されたサンフランシスコ会議で**国際連合（国連）憲章**が起草され，正式に発足した。唯一の普遍的かつ包括的な国際機関である。51の加盟国で発足し，2019年現在の加盟国は193となっている。日本は1956（昭和31）年に加盟した。本部は，アメリカのニューヨークに置かれている。

　a．目 的　　総会や安全保障理事会をはじめとする諸機関の活動を通じ，国際平和と安全を維持するとともに，諸国間の友好関係を発展させ，経済的，社会的，文化的，人道的性質の問題や，人権に関する国際協力を達成すること。

　b．主要機関　　総会や安全保障理事会などがある。総会は全加盟国で構成され，国連の活動範囲すべての事項について討議・勧告を行う。安全保障理事会は，国際平和と安全の維持に関する主要な責任を負っている。

＊専門機関：政府間の協定によって設けられた，経済・社会等の分野で国際的責任を有する国際組織で，国連と連携協定を締結している（国連憲章第57・63条）。

　c．専門機関，基金・計画等　　国連のもとで，世界保健機関（WHO），国連食糧農業機関（FAO），国際労働機関（ILO），国際通貨基金（IMF），国連教育科学文化機関（UNESCO）など各種の専門機関*，国連児童基金（UNICEF），国連開発計画（UNDP），国連世界食糧計画（WFP），国連難民高等弁務官事務所（UNHCR）など，多くの基金・計画*等が設置されている。

＊基金・計画：国連憲章第7条2に基づいて設置された総会の補助機関。

　d．持続可能な開発のための2030アジェンダ　　2015年の国連サミットで採択された，2016年から2030年までの国際目標で，貧困を撲滅し，持続可能な世界を実現するために，17のゴール・169のターゲットからなる**持続可能な開発目標**（SDGs：Sustainable Development Goals）を掲げている。途上国のみならず，先進国自身が取り組むユニバーサル（普遍的）なものであり，取り組みの過程で，地球上の誰一人として取り残さないことを誓っている（図3-17）。

2）世界保健機関（WHO：World Health Organization）

　「すべての人々が可能な最高の健康水準に到達すること」を目的として，1948年

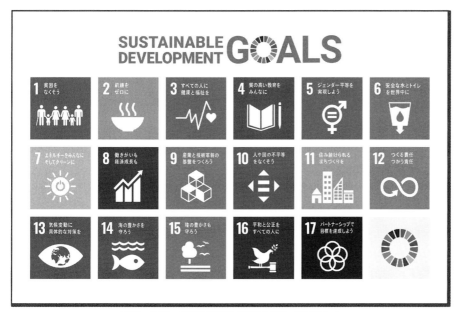

図3-17　持続可能な開発目標（SDGs）

に設立された保健衛生部門を担当する国連の専門機関である。日本は1951（昭和26）年に加盟した。本部は，スイスのジュネーブに置かれている。

　　a．**活動と役割**　　設立以来，全世界の人々の健康を守るための活動が行われている。インフルエンザや新型コロナウイルスなどの感染症対策，生活習慣病などの非感染性疾患（NCDs）の予防と管理に関するグローバル戦略の策定，医薬品や食品の安全対策など，幅広い分野で国際的に重要な役割を担っている。WHOが1948年4月7日に設立されたことを記念し，1950年以来，毎年4月7日を**世界保健デー**として定めている。

　　b．**日本の活動**　　保健医療分野の対策に資するための国際的な情報を入手するとともに，世界の保健課題への貢献も行っている。

3）国連食糧農業機関（FAO：Food and Agriculture Organization of the United Nations）

　「人々が健全で活発な生活を送るために十分な量・質の食料への定期的アクセスを確保し，すべての人々の食料安全保障を達成すること」を目的として，1945年に設立された国連の専門機関である。設立以来，世界的な飢餓撲滅のための活動が行われている。日本は1951（昭和26）年に加盟した。本部は，イタリアのローマに置かれている。

　　a．**使　命**　　**食料安全保障**のために，世界の人々の栄養と生活水準の向上，農業生産性の向上，農村に生活する人々の生活条件の改善，世界経済成長へ寄与すること。

　　b．**活　動**　　世界の食料生産，農林水産業に関する情報の収集および提供を

◖**世界保健デー**
　毎年，WHOによって国際保健医療に関するテーマが選ばれ，この日を中心に，世界各国でその年のテーマに沿ったさまざまなイベントが開催される。

◖**食料安全保障**
　すべての人が，常に活動的，健康的生活を営むために必要となる，必要十分で安全で栄養価に富む食料を得られること。

行っている。

①**食料需給表（フードバランスシート）**の策定基準を定めている。諸外国はこれに準拠して食料需給表を作成している（p.34参照）。

②WHO/FAO合同専門家会議によって，1995年に「**食物ベース食生活指針の開発と活用に関するガイドライン**」が示された。先進諸国および開発途上国で，地域の実情をふまえた食生活指針が策定されている（p.60参照）。

4）国際食品規格(コーデックス)委員会(CAC:Codex Alimentarius Commission)

◆**コーデックス委員会が策定する国際基準**
食品添加物・食品汚染物質・食品表示等の食品全般に横断的に適用できる規格基準・実施規範，個別品目の規格等についての検討・策定を行っている。

「消費者の健康の保護，食品の公正な貿易の確保等」を目的として，1963年にFAOとWHOにより設置された国際的な政府間機関である。日本は1966（昭和41）年に加盟した。事務局はイタリアのローマ（FAO本部内）に置かれている。

a. 活 動　食品の安全性と品質に関して国際的な基準（栄養表示のガイドライン等）を定めている。各国の食品の基準は，この**国際基準**との調和を図るよう推奨されている。

b. 日本の活動　主に内閣府，厚生労働省，農林水産省が関係府省・機関と連携しつつ，主体的にコーデックス委員会における規格の策定に取り組んでいる。

5）国連児童基金（UNICEF：United Nations Children's Fund）

a. 設立の経緯　1946年に国連は，第二次世界大戦後の子どもたちへの人道支援のため，国連国際児童緊急基金（UNICEF（ユニセフ）：United Nations International Children's Emergency Fund）を設立した。1953年に国連児童基金（United Nations Children's Fund）に改名されたが，略称のユニセフは世界中の人々に親しまれていたため，そのまま使用されている。現在，ユニセフの使命は，開発途上国全体に広がり，子どもたちのニーズを満たすための活動が続いている。

b. 活 動　世界の子どもたちの生命と未来が守られるように，①幼い子どもの生命と成長を守る，②すべての子どもに教育を，③HIV/エイズと闘う，④子どもを守る，⑤子ども最優先のためのパートナーシップ，という特に5つの分野を中心に活動が行われている。また，ユニセフとWHOは「母乳育児がうまくいくための10のステップ」（表3-19）を定め，**母乳育児**を中心とした適切な新生児ケアを全世界で推進している。

6）国連世界食糧計画（WFP：World Food Programme）

飢餓のない世界を目指して活動する国連の食糧支援機関である。紛争・自然災害などの緊急時の食糧支援や学校給食プログラムの実施など、開発途上国の地域社会と協力し，栄養状態の改善と強い社会づくりに取り組んでいる。

（2）諸外国の公衆栄養関連計画等

1）ヘルシーピープル（Healthy People）

アメリカでは肥満の問題が大きく，政府による国民の健康づくり運動として，

表3-19　母乳育児がうまくいくための10のステップ

施設として必須の要件
1 a. 「母乳代用品のマーケティングに関する国際規準」と世界保健総会の関連決議を完全に順守する。
1 b. 乳児栄養の方針を文書にしスタッフと親にもれなく伝える。
1 c. 継続したモニタリングとデータ管理システムを確立する。
2. スタッフが母乳育児を支援するための十分な知識，能力，スキルを持つようにする。

臨床における必須の実践
3. 母乳育児の重要性とその方法について，妊娠中の女性およびその家族と話し合う。
4. 出産直後からのさえぎられることのない肌と肌との触れ合い（早期母子接触）ができるように，出産後できるだけ早く母乳育児を開始できるように母親を支援する。
5. 母親が母乳育児を開始し，継続できるように，また，よくある困難に対処できるように支援する。
6. 医学的に適応のある場合を除いて，母乳で育てられている新生児に母乳以外の飲食物を与えない。
7. 母親と赤ちゃんがそのまま一緒にいられるよう，24時間母子同室を実践する。
8. 赤ちゃんの欲しがるサインを認識しそれに応えるよう，母親を支援する。
9. 哺乳びん，人工乳首，おしゃぶりの使用とリスクについて，母親と十分話し合う。
10. 親と赤ちゃんが継続的な支援とケアをタイムリーに受けられるよう，退院時に調整する。

出典）NPO法人日本ラクテーション・コンサルタント協会ホームページ，2018

1990年に，2000年までの10年間で達成すべき具体的な目標を示した「ヘルシーピープル2000：全国健康増進・疾病予防のための目標」が策定された。この計画は，政府，産業界，地域や専門家等さまざまな組織・団体共同で策定され，以降10年ごとに改定され，継続的に評価，見直しが行われている[*]。現在は「ヘルシーピープル2030」が第5次として行われている。

<aside>＊日本の「健康日本21：21世紀における国民健康づくり運動」も，ヘルシーピープルを参考に策定された健康増進施策である。</aside>

2）食生活指針とフードガイド

「健康の維持・増進のために，何をどれだけ食べることが望ましいか」，国民にわかりやすく示すため，世界各国で食生活指針やフードガイドが策定されている。

a. アメリカの食生活指針　1980年に「アメリカ人のための食生活指針」が策定され，以後5年ごとに改定が行われている。

b. アメリカのフードガイド　近年は，次のように策定・改定されている。

・1992年：多く摂取すべきものと控えるべきものをピラミッドの形で示した「フードガイドピラミッド」が策定された（図3-18）。

・2005年：「マイピラミッド」に改定された（図3-18）。肥満の予防や改善には食事だけでなく運動が大切であることが示され，ホームページ上で年齢・性別・生活活動レベルに応じたアドバイスを得ることができるようになった。

・2011年：2010年の「アメリカ人のための食生活指針」の改定に伴い，「マイプレート」が示された（図3-18）。「マイピラミッド」に引き続き，Myという表現を用いて個人へのアプローチを継続している。皿の半分を果物と野菜で摂取すること，穀類の少なくとも半分は全粒で摂ること，無脂肪や低脂肪牛乳に変えることなどを提案している。

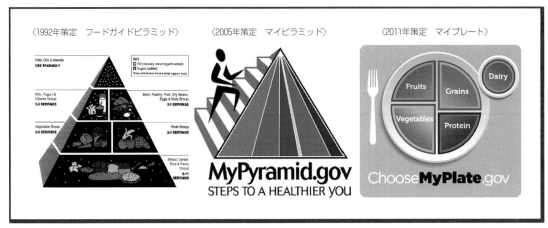

図3-18　アメリカで策定されたフードガイド
出典）USDA Center for Nutrition Policy and Promotion：A Brief History of USDA Food Guides, 2011

表3-20　諸外国における栄養専門職の資格認定および教育制度

	アメリカ	イギリス
資格認定機関	栄養士会	医療職員審議会
資格認定者数または雇用者数	栄養士会会員約67,000人のうち，登録栄養士は75％。	医療職員審議会への栄養士登録者数は約6,660人（2008年3月）。
教育期間	登録栄養士は，①4年の学士号取得後にインターンシップ，②インターンシップを含む大学院課程，③インターンシップを含む学士課程の3コース。 登録栄養技士は，インターンシップを含む準学士号取得後に登録試験の受験資格が得られる。登録栄養士と登録栄養技士は別資格である。	学士課程は3～4年，修士課程は2年前後で登録栄養士として登録する資格が得られる。
教育施設または教育プログラム	栄養士会に認定された登録栄養士の教育プログラムは，学士課程である訓練型（DPD）で228，その後インターンシップ（DI）で257ある。インターンシップ組込型（CP）は53ある。登録栄養技士では，55の教育プログラムが認定されている（2008年現在）。	医療職員審議会に認定された食事療法学の学士課程（14校）で養成する。 学士課程は，優等学位（BSc honours degree）の取得が登録栄養士として登録する条件となる。PlacementA, B, Cといわれる28週（各4週間，12週間，12週間）の実習が義務づけられている。
臨地実習またはインターン制度	登録栄養士は最低900時間（2008年から1,200時間），登録栄養技士は最低450時間のインターンシップを必修とする。	なし（インターン制度ではないが，養成校を卒業後，国民保健サービスに就職した登録栄養士は，およそ2年間はbasic grade dietitianとして臨床的な知識・技術を経験して習得する）
国家試験または登録試験	登録栄養士，登録栄養技士それぞれに登録試験がある。	登録栄養士になるための国家試験はない。

出典）須永美幸ほか：諸外国における栄養専門職の育成・生涯教育制度，日本健康・栄養システム学会誌，9（1），2009を改変

3）食事摂取基準

　わが国では，「日本人の食事摂取基準」として，国民の健康の維持・増進，生活習慣病の予防を目的に，エネルギー・各栄養素の摂取量の基準を定めている。諸外国においても各国の健康課題，食生活の状況や地域の実情等を考慮し，国単位（中国，韓国，オランダ等）や地域単位（アメリカ・カナダ，オーストラリア・ニュージーランド，EU，北欧諸国等）で食事摂取基準や食事摂取基準に値する指標が策定されている。

　アメリカとカナダは隣国であり，アメリカ人とカナダ人の必要量，食生活や健康課題に関連性があることから，食事摂取基準（DRIs：Dietary Reference Intakes）を合同で策定している*。

4）栄養士養成制度

　世界各国に，栄養専門職の資格認定および教育制度がある。しかし，各国で栄養士の定義，業務内容，教育期間，教育内容，試験制度等は異なっており，世界的な統一基準はない（表3-20）。

　例えば，アメリカの栄養士制度では，資格認定機関は米国栄養士会である。また，登録栄養士と登録栄養技士の2つの資格があり，長時間のインターンシップが必修

＊日本人の食事摂取「基準」は，アメリカ・カナダのDRIsの概念を取り入れて策定されている。「日本人の食事摂取基準（2005年版）」から確率論の考え方が取り入れられ，栄養所要量から食事摂取基準に概念を大きく変更したのも，アメリカ・カナダのDRIsの影響を大きく受けている。

フランス	ドイツ	オーストラリア	日　本
国民教育省	厚生省	栄養士会	厚生労働省
現役栄養士は4,500人以上。	栄養士の雇用は約11,000人。	栄養士は栄養士会正会員が必須条件。2,741人（2006年）	管理栄養士免許取得者数の累計244,487人（2019年）。
栄養士2年（職業学士1年がある）	栄養士（Diätassistent）3年	学士課程4年コース，修士課程2年コース，postgraduate diplomaには1～1年半コースがある。 大学院は入学に科学学士が必要である。	管理栄養士4年，栄養士2年。栄養士は実務経験3年以上で管理栄養士国家試験の受験資格が得られる。
国民教育省が作成したカリキュラムで必要な単位を取得することにより，資格が得られる（国家試験はない）。	厚生省に認定された養成学校で職業訓練（Ausbildung）として行われる。 教育プログラムは，理論の講義と実習（3,050時間以上）および臨床研修（1,400時間以上）よりなる。	栄養士会が認定するコースは，学部7コース。大学院11コース。カリキュラムは，national competency standards for entry-level dietitians（初任者に必要とされる標準実践能力）に準ずる。	厚生労働省認定管理栄養士養成施設（150校）において必要な単位を修得し卒業すれば，栄養士資格および管理栄養士国家試験の受験資格が得られる。 栄養士養成施設（168校）では栄養士資格が得られる。
なし（実習として技術短大：15週，中級技術者課程：20週）	なし（ただし，専門教育プログラムのうち1,400時間が，養成学校が付帯する医療機関での実地訓練に当てられる）	なし（専門実務研修20週間。1～2年目まで条件付APD（accredited practising dietitian）としてメンター制度がある）	なし（臨地実習4単位必修）
なし	国家試験合格をもって専門教育修了となる。	なし（上記コースを修了し，APDプログラム参加に同意すれば，栄養士会会員＝dietitianと認められる）	管理栄養士国家試験（栄養士は国家試験なし）

＊わが国の栄養士制
　度においても，ア
　メリカと同程度の
　インターンシップ
　導入が必要という
　議論はあるが，実
　現には至っていな
　い。

で，登録の更新制度がある等，日本の栄養士制度とは大きく異なっている＊。

5）栄養士の国際的な組織

　国際栄養士連盟（ICDA：the International Confederation of Dietetic Associations ）は，栄養士の国際的な組織である。世界40か国を超える国々が加盟している。栄養士が国を超えた交流をもち，栄養専門職の発展のために活動している。4年に1度世界各国で国際栄養士会議（ICD：International Congress of Dietetics）を開催しており，2008（平成20）年には第15回会議が初めて日本で開催された。

演習問題

❶ 国の主な栄養行政組織と業務内容の違いについて簡単に述べてみよう。

❷ 都道府県，保健所設置市・特別区，市町村の各行政栄養士が取り扱う業務内容において，共通する部分と異なる部分を整理してみよう。

❸ 公衆栄養活動（栄養行政）の根拠となっている主な法律をあげて，その目的を整理してみよう。

❹ 管理栄養士・栄養士の社会的役割を簡単に整理してみよう。

❺ 国民健康・栄養調査の目的と主な調査内容を説明してみよう。

❻ 国際的な健康・栄養政策に関する次の事項について，その概要を説明してみよう。

　　ⓐ 持続可能な開発のための2030アジェンダ　　ⓑ 世界保健機関の役割　　ⓒ ヘルシーピープル

❼ 各国が準拠する食料需給表（フードバランスシート）の策定基準を定めている機関はどこか，そしてその役割について考えてみよう。

参考文献
・国際連合広報センターホームページ　https://www.unic.or.jp/
・国連食糧農業機関（FAO）ホームページ　https://www.fao.org/
・国連児童基金（UNICEF）ホームページ　http://www.unicef.org/
・国連世界食糧計画（WFP）ホームページ　https://www.ja.wfp.org/
・国際栄養士連盟（ICDA）ホームページ　https://www.internationaldietetics.org/
・山本　茂，吉池信男編：管理栄養士講座 公衆栄養学，pp.29-42，建帛社，2006
・田中平三，伊達ちぐさほか編：健康・栄養科学シリーズ 公衆栄養学（改訂第3版），pp.184-192，南江堂，2010

第4章 栄養疫学

食・栄養についての研究はさまざまあるが，人間（ヒト）を対象とする栄養疫学の根拠（エビデンス）に基づいてはじめて構築することが可能となる情報がある。そこで本章では，次のことを目標としていく。

・公衆栄養活動の展開における栄養疫学の必要性と意義，基本的な考え方とその役割を理解する。
・曝露情報としての栄養・食事摂取量の取り扱い，栄養調査における食事摂取量の測定方法と評価方法について必要な知識を身に付ける。
・公衆栄養プログラムの立案に，栄養疫学の科学的根拠を活用する方法を学ぶ。

1. 栄養疫学(nutritional epidemiology)の概要

疫学（epidemiology）は，人間の集団においてどのような「健康」にかかわる事象（健康事象）が起こっているのか，疾病や生活習慣を含めた健康事象発生の頻度・分布などについて整理し，その集団の状況・問題を調べ，明らかにする科学である。栄養疫学は，食・栄養関連分野をテーマとした疫学である。疫学の一部分といえるが，学問分野は次のように幅広い。

(1) 栄養疫学の学問分野

①栄養・食事状況について現状を評価し，健康事象について，その集団における状態や問題を明らかにする。
②栄養・食事要因が，疾病や死亡などを含めた健康事象の発生の頻度や分布に，どのような影響を与えているかを科学的に明らかにする。
③栄養・食事要因と健康事象との関連について，科学的知見を集積させ，**根拠（エビデンス）に基づいた栄養学（EBN）**として，人間集団において栄養・健康問題の改善に役立てるための情報を構築する。

つまり栄養疫学は，根拠に基づいた栄養学（EBN）の基盤となる学問といえる。健康事象の発生に影響を与える**曝露要因**などについて解明しようとする研究分野も含まれる。特に，地域・職域などの集団を対象に疾病予防を実践する公衆栄養学の分野において，栄養疫学の役割は重要である。

根拠に基づいた栄養学（EBN）
医学の分野では，根拠に基づいた医療をevidence based medicine(EBM)という。栄養学の分野では，根拠に基づいた栄養学(evidence based nutrition：EBN）という言葉が使われる。

曝露要因
栄養疫学では，栄養·食物の摂取状況，食行動，体格・身体活動などの状況も曝露要因となる。

（2）栄養疫学の役割

現在，わが国において社会問題となっている**健康事象**の「生活習慣病」や「こころの健康」などを考えるうえで，「食・栄養の影響はないのだろうか」という**仮説**のもとに，さまざまな研究が行われている。「食事」や「栄養」の質・量が，こころや身体の「健康事象」へどのような影響を及ぼしているのか，信頼のおけるエビデンスを構築することは，栄養疫学の重要な役割のひとつである。

食・栄養についての研究はさまざまあるが，人間の食事や栄養摂取における適正な摂取「量」や人間の「適正体重・体格」などについての具体的な情報は，試験管内の実験や動物実験などから得ることは難しい。人間を対象とする栄養疫学のエビデンスに基づきはじめて構築することが可能である。現在，数多くの仮説を検証するための研究結果が発表されている。

仮　説
一定の現象を，統一的に説明できるように設けた仮定。実験や調査などを行い，その結果によって検証していく。

（3）公衆栄養活動への応用

公衆栄養活動の展開には，地域・職域の対象集団の現状把握，問題を検討するための食事摂取基準の作成，食育活動の効果の評価などが必要である。そこで，公衆栄養学の分野における，根拠に基づく「栄養疫学」は，大きく以下の５つの分野での応用的な役割があげられる。

①対象集団における問題の定式化や仮説の提唱
②栄養情報の収集
③収集情報による根拠（エビデンス）の構築と批判的検証評価
④情報に基づいて構築された知見・成果の集団への適用
⑤事後の結果評価：対象集団へ影響・効果が実際に認められたか

1）対象集団における問題の定式化や仮説の提唱

記述疫学，**時系列研究**，**生態学的研究**（p.110参照）から，国際比較や新たな仮説の提唱などが可能である。国際比較や仮説の提唱は，対象集団の問題について，集団の**属性**（**人の属性**，時間，地域など）による差および共通点を定式化して行う。

例えば，疾病分布の地域差（例：がん罹患率の分布地図など，図４−１）から，地域間比較や国際比較などができる。さらに，**疾病分布の地域差と食物摂取の地域差**を結びつけ，新たな仮説の提唱などが可能となる（生態学的研究，地域相関研究）。

また，食中毒・伝染病などの広域にわたる疾病の場合，発生した人の属性，時間，地域差から問題を定式化することによって，問題の社会的なインパクトの大きさを予測したり，考えられる原因について仮説を提唱したり，効率的な調査や予防対策を行うことができる。

記述疫学
疫学研究における方法の「観察研究」のひとつ。

時系列研究
「記述疫学」の方法のひとつ。例えば，疾病状況の経時的変化と栄養摂取状況の経時的変化の関連を検討する。

生態学的研究
「記述疫学」の方法のひとつ。地域集団の代表値を用いるため，生態学的研究とよばれる。地域集団を対象に，健康事象（疾病状況など）の地域差と栄養摂取状況の地域差との関連·相関を検討する。地域相関研究ともいう。

属　性
事物の有する性質や特徴。例えば，人の属性は性，年齢，職業，家族構成など。

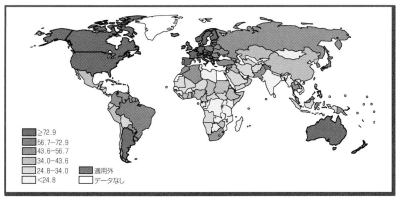

図4-1　　乳がん年齢調整罹患率（人口10万対）

出典）GLOBOCAN 2018,IARC

2）栄養情報の収集

栄養疫学調査（国民健康・栄養調査を含む）により，栄養・食物摂取状況の現状を，横断的または経時的に整理して，栄養摂取状況を把握することができる。

3）収集情報による根拠（エビデンス）の構築と批判的検証評価

栄養疫学の役割のひとつに，「栄養関連の曝露要因」と「疾病などの健康事象」との関連について評価することがあるが，系統的レビューや統合解析など（p.111参照）を実施して，集団へ適用され得るエビデンスの構築を行う役割もある。

さらに，その関連や影響が，信頼できる収集方法に基づいた情報によるものかを，疫学的な方法論から科学的に批判して検証評価を行う役割もある。

4）情報に基づいて構築された知見・成果の集団への適用

ヘルスプロモーションや食育活動などの公衆栄養活動において，対象集団へ伝える内容や方法を疫学的手法により効果を検証し，発展させることができる。

人間の集団を対象とする栄養状況の現状を把握し，過剰・不足の量的情報を含めた問題を検討するため，人間に適切なガイドライン値（食事摂取基準を含む）を構築することが，栄養疫学研究の系統的レビューや統合解析などから可能である。

5）介入後の結果評価

対象へ実施された介入の影響評価や結果評価の検証が可能である。

①横断的調査により，国・地域レベルのヘルスプロモーション（健康日本21など）の介入前の基準値となる**ベースライン評価**および介入後の結果評価を行い，実施された介入の影響を評価・検討する役割がある。

②日本人の食事摂取基準などのガイドラインを用いて，栄養摂取状況の過不足を数値化し，具体的な食事改善計画を立案する際の助けとなる。

③身近な食育活動・公衆栄養活動も，介入の前後比較で効果を検証できる。

◪**ベースライン評価**
　介入前の評価。ベースライン値は，ある事象の時間的経過に伴う変化をみる場合，変化の有無や程度を判定する基準値となる。通常は事前（介入前）のデータが用いられる。

2. 曝露情報としての食事摂取量

栄養疫学の分野で扱う曝露情報は，食生活全般の多岐にわたる。例えば，食・栄養の知識，食生活への考え方，食行動，食の嗜好性，食事様式，食習慣なども含まれる。また，食品群，食物，料理や飲料，栄養素・微量栄養素，さらに血液・尿など生化学的指標値などもある。

身体活動（生活活動，運動）も，総エネルギーの収支バランスに影響を与えるため，栄養に関連した曝露要因に含めて考えられている。身体活動についても，強度別や種類別の質的評価を行う場合もあれば，総身体活動量，身体活動の実施頻度などの数的評価を行う場合もある。

曝露情報としての食事摂取量を考える際は，代表的な数量データとして，「食物」と「栄養素（エネルギーを含む）」の2つの側面から理解することが重要である。

（1）食物と栄養素

栄養疫学の分野においては，「食物」と「栄養素（エネルギーを含む）」は，どちらも数量的に表すことが可能であるが，「食物」と「栄養素」は意識して使い分ける必要がある。

曝露情報として食事摂取量を評価する際，「食物」と「栄養素」のデータはそれぞれ，以下のような長所・短所がある。両方の結果を並行して検討していくことが望ましい。

1）「食物」のデータを用いて評価する場合

ある「食物」のデータは，複数の「栄養素」のデータによって構築されている。「食物」の摂取は，「量」や「頻度」として扱われる。

■長　所：ある食物と健康事象との関連が認められた場合，その食物に含まれる具体的な栄養素について研究を進めていくというように，さらなる研究への仮説提唱につなげていくことが可能である。

■短　所
・ひとつの食物の中には，さまざまな化学物質や栄養成分が含まれている。
→それらは互いに，他の栄養素の吸収率や生物学的利用効率に影響を与え合う可能性があるため，生物学的解釈が難しい。
→ある食物と疾病等の健康事象との関連が統計学的に観察されたとしても，その食物の影響であると単純に結論づけることは難しい。
・ある食物とある食物に相反する傾向が観察される場合がある。例えば，マーガリンをよく食べる人はバターをあまり食べない，米を食べる頻度が高い人はパンを食べる頻度が低い，などである。このような場合，栄養疫学の結果の解釈が難しい。

◖身体活動
「健康づくりのための身体活動基準2013」では，身体活動は，生活活動と運動に分けられる。
生活活動は日常生活における労働，家事，通勤・通学など。
運動はスポーツ等の，特に体力の維持・向上を目指して，計画的・意図的・継続的に実施するもの。

◖生物学的利用効率
吸収された栄養素がすべて標的組織で利用されるわけでも，体内ですべて利用されるわけでもない。標的組織で利用される割合。

2）「栄養素」のデータを用いて評価する場合

　ある「栄養素」量の評価は，複数の「食物」のデータ情報を集約させて構築されているため，一般的に，「頻度」ではなく，「量」的データとして扱われる。

■**長　所**：食物のデータでは，ある食物とある食物との相反傾向などのため，結果の解釈が比較的難しい。しかし，栄養素のデータでは，このような問題が比較的少なく，その栄養素がもつと考えられる生物学的機序の基礎知識などと関連づけて，結果を解釈しやすい。

■**短　所**：栄養素のデータは食品成分表をもとに計算作成されるため，食物中の栄養成分の正確な情報が得られない場合は，信頼性に欠けたものとなる。また，食物中の未知の栄養成分などについては，調べることができない。

（2）食事摂取量の個人内変動と個人間変動

1）個人内変動とは

　同一個人の中で摂取された食物・栄養素量が，日・曜日・**季節**・行事などによってばらつき，変動することをいう。

　日間変動は，代表的な個人内変動要因のひとつである。例えば，昨日は牛乳を飲んだが，今日は飲まなかったなど，人は日によって（毎日）飲食物が異なる。なお，ばらつきの程度は，食物・栄養素によって，また個人や集団によって異なる。実際に複数回の食事記録法や24時間思い出し法などのデータを整理することにより，日間変動のような個人内変動を観察することができる。例えば，図4-2（左）をみると，学生Aのカルシウム摂取量は日ごとに変動している。また，学生Bのカルシウム摂取量も日ごとに変動している。このように，日間変動は系統的な変動ではなく，偶然的な変動といえる。一般的に，ビタミン，ミネラルなど微量栄養素は，日間変動が大きい傾向が報告されている。

2）個人内変動の栄養疫学研究における影響

　個人内変動は，個人の日常的（習慣的）な摂取量の推定に影響を与える。

　日間変動のような個人内変動の影響のため，個人の日常的な摂取量の推定は，1日の食事調査では無理である。しかし，調査日数を増やすことにより，個人内変動の影響を少なくし，また精度を高めることができる。複数の調査日数であれば，個人の習慣的な摂取量を推定することが可能となる。つまり，個人内変動が大きい場合，個人の日常的な食事摂取量の把握に必要な調査日数が多くなるが，小さい場合は必要な調査日数は少なくてすむ（p.93参照）。

　個人内**変動係数**（CV：coefficient of variation）は，1個人の食事調査の繰り返しの結果から，摂取量の分散より求められる。

　　　個人内変動係数（ＣＶ％）＝s／x×100%

　　　　　s（個人内標準偏差）をx（平均値）で除し，100を乗じて%で表したもの

◘**季節間変動**
　日本人の摂取量に明確な季節差が存在する栄養素として，ビタミンCが報告されている。

◘**変動係数**
　標準偏差（ばらつき）と平均値の比から求められ，相対的な変動（分布のばらつき）の大きさを表す。
　変動係数が小さくなればデータ間の格差が縮小していることを表し，変動係数が大きくなる場合は格差が拡大していることを示している。

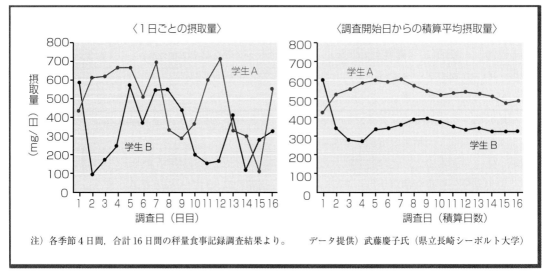

図4-2　女子大学生2名のカルシウム摂取量の日間変動
出典）佐々木敏／八倉巻和子，井上浩一編：Ｎブックス　四訂　公衆栄養学，建帛社，2012

3）個人間変動とは

食事調査で，人によって食物や栄養素の摂取量や摂取状況が異なることをいう。食物や栄養素の摂取状況の人による「個人差」である。

図4-2（右）では，学生AとBの間でカルシウム摂取量の個人差が観察できる。

4）個人間変動の栄養疫学研究における影響

個人間変動は，集団内における個人の分布を規定する要因といえる。個人間変動（個人差）をとらえることは，食事調査の重要な役割である。

栄養疫学研究で，「曝露情報（食物・栄養素など）」と「疾病などの健康事象」との関連を検討する際，曝露情報（食物や栄養素摂取量）についての個人間変動を正しく把握することが重要となる。個人間変動（個人間の「真」の差異）が大きい場合，曝露要因である食事について個人間の対比が明確であり，食事と健康事象との関連の検討が比較的行いやすいといえる。

個人間変動係数は，次のようにして求める。

個人間変動係数（ＣＶ％）＝s/x×100%

　　s（個人間標準偏差）をx（平均値）で除し，100を乗じて%で表したもの

（3）日常的（平均的）な食事摂取量

日常的（平均的，習慣的）な食事摂取量の評価は，「個人」と「集団」に分けて考える必要がある。

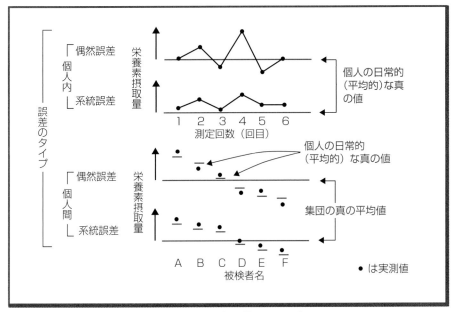

図4-3　測定誤差のタイプ
出典）Willett W：Nutritional Epidemiology, Oxford University Press, USA, 2012

1）測定誤差

　食事調査は，個人の場合でも集団の場合でも，対象者の日常的な食事摂取量の「真」の値の把握を目的とするが，誤差が生じない食事調査は存在しない。測定誤差の原因はさまざまである。

　測定誤差には，偶然誤差と系統誤差がある。

　①偶然誤差：偶然に生じるばらつきによる誤差。測定回数を多くする，もしくは測定人数を多くすることにより，測定平均値が真の値に近づいていく。

　②系統誤差：一定の原因によって，真の値から一定方向にずれてしまう誤差。繰り返し測定しても，調査前に原因*を除去しなければ真の値に近づくことができない。事前に想定し，避けることが重要である。

> ＊系統誤差の原因：
> 例えば，体重測定での体重計の誤差。

　さらに，これらの測定誤差には，個人内，個人間というレベルが存在している。つまり，個人内偶然誤差，個人内系統誤差，個人間偶然誤差，個人間系統誤差の4種類が存在している（図4-3）。例えば，日間変動は個人内偶然誤差と分類できる。日常的な食事摂取量は，これらをふまえて考える必要がある。

2）個人の日常的（平均的）な食事摂取量

　前述のとおり，複数日調査によって，個人の真の日常的な食事摂取量に近づくことが可能である。何日程度の調査が必要かは，個人内変動から統計学的に推定することができる。具体的には，個人の摂取量を推定するための必要調査日数は，当該栄養素の個人内変動と誤差範囲を指定することで，算出が可能といわれている[1,2]。

　　　必要調査日数＝（1.96×個人内変動係数/誤差範囲）^{2}

　上記の計算式からわかるように，個人内変動が大きければ必要な調査日数も多く

なり，個人内変動が小さければ必要な調査日数は少なくすむ。つまり，偶然による日間変動（個人内変動）が小さい場合は，短期間の調査で個人の推定摂取量を評価することが可能となり，栄養調査の負担が少なくてすむ。

また，栄養素により個人内変動は異なるため，必要調査日数は異なる。

3）集団の日常的（平均的）な食事摂取量

集団の日常的な食事摂取量の評価は，対象人数が多いほど，真の値に近づく。そのため，現在，国民健康・栄養調査の調査日数は1日間となっている。

3. 食事摂取量の測定方法

食事摂取量の測定方法は，実際に食べた物に基づく**食事記録法**，**24時間思い出し法**，**陰膳法**，質問票に基づく**食物摂取頻度調査法**，**食事歴法**など，さまざまある。管理栄養士は，食事記録法，24時間思い出し法，食物摂取頻度調査法について，その長所・短所について理解し，調査の目的・対象者・予算などに応じて使い分けることが必要である（表4-1）。

（1）食事記録法と24時間思い出し法

1）食事記録法（Dietary Record）

食事記録から栄養素等摂取量を推定するには，知識や技術が必要である。

朝食・昼食・夕食・間食など，対象者の口に入るものすべてについて，対象者が重量を計り，記録用紙に記入する（**秤量法**）。重量計測が不可能な場合は，目安量を用いる（**目安量法**）。一般的には自記式（自計調査）だが，他記式の場合もある。

実際には，微量なため重量を計りきれない調味料などもある。また，外食や調理済みの惣菜などは，食材の重量すべてを計ることができない。近年は外食の利用が多くなり，秤量法の調査であっても目安量を用いざるを得ない状況が生じている。現実的には，秤量法でも，目安量法がある程度は混在した調査となっている。

● 留意点：記録法による調査は1日から可能ではあるが，日常的な食事摂取量を評価する場合，一般的に3〜7日間，平日と週末（休日）を含めて行う。

1年を通して無作為に複数日の標本を抽出するほうが，短期間で同じ複数日の調査をするより，普段の食事摂取量をより反映すると考えられている。

■ 長　所

・記録誤差が少ない。

・対象者の行動変容：記録する行為自体が，対象者自身を観察することとなって食生活改善へつながる場合があり，栄養教育の手段としては有用である。ただし，現状評価を目的とする調査では短所ともなり得る。

◻ **陰膳法**
　対象者が実際に摂取した食事と同じものを科学的に分析し，摂取栄養素量を推定する方法。通常は，各家庭で1人前多く食事をつくってもらって分析する。
　調査の精度は高いが，分析経費も高い。

◻ **食事歴法**
　対象者に過去の食事内容をたずねる食事調査。さまざまな食品の摂取頻度と摂取量だけでなく，日常摂取されている食物の特徴や調理方法など細かく評価でき，個人の日常の食物摂取を確認する食事評価法である。調査者には栄養の専門知識，熟練した面接能力が求められる。

◻ **秤量法**
　対象者が，摂取するすべての飲食物の重量を秤量し食事記録する方法。

◻ **目安量法**
　おおよその目安量を用いて，食事記録する方法。

表4-1　主な食事調査法の種類と特徴

測定方法	実際に口にした物を調査する				質問票に基づく
	食事記録法（DR）		24時間思い出し法 （24h-Recall）	陰膳法	食物摂取頻度調査法 （FFQ）
	秤量法	目安量法			
調査単位	個人（※世帯）	個人（※世帯）	個人	個人	個人
対象者の負担	大きい	大きい	他記式：小さい 自記式：大きい	大きい	小さい
調査による行動 変容の可能性	可能性大	可能性大	可能性小	可能性小	可能性小
必要なもの	対象者の協力と 記録能力	対象者の協力と 記録能力	技術・経験があ る面接員 フードモデルなど	分析機器	対象者用に開発され た調査票
調査費用	高い	高い	高い	高い	比較的低い（人数による）
データ集計	多くの人手や時 間が必要	多くの人手や時 間が必要	調査者の訓練， 技術が必要	分析機器による 算出	OCR（p.98参照）な どを用いて合理的に 行える
長　所	記入漏れが少な い	記入漏れが少な い	実施時間が短い 回答率が高い	比較的高精度	大規模調査に適する
調査対象期間	現在の食事	現在の食事	前日（1日）の 食事 （明確）	現在の食事	過去の一定期間 （不明確）
対象者の記憶へ の依存	リアルタイムの記録のため，記憶 に依存しない		記憶に依存する	記憶に依存しな い	記憶に依存する
精　度	・記録者の記録能力や目安量の読み取り能力に依存す る ・集団の摂取量の平均値・中央値など，具体的な数値 が計算可能			比較的高いが， 分析機器の性能 に依存する	FFQが適切に開発・ 構成されているかに 依存する
妥当性の検討	調査票の形式にかかわらず，口に入る飲食物すべての 内容を記録するため比較的精度は保たれやすい 複数日の結果を用いて「ゴールドスタンダード」とし て食物摂取頻度調査票の妥当性研究などに用いられる ことが多い			口にしたと考え られる飲食物の すべてを分析す るため，比較的 精度が高い	調査票の質問肢内容 が妥当なものかは不 明なため，妥当性・ 再現性の確認が必要 である
誤差要因	日，週，季節 食品成分表， コード付	日，週，季節 食品成分表， コード付 目安量重量推定	日，週，季節 食品成分表， コード付 過去の記憶 重量の推定	日，週，季節 分析機器の精度	季節 食品成分表 質問肢内容（食品名 の有無，頻度の聞き方） 過去の記憶 重量の推定
個人の1日の 摂取量の推定	推定精度が高い。個人の1日の摂取量の推定に適する				個人の1日の摂取量 の推定を目的として いないため，難しい
個人の習慣的な 摂取量の推定	個人内変動の影響のため1日では不可。複数日の調査が必要				集団内での個人の日 常的な摂取量の相対 的評価が可能
集団・大規模 の調査	難しい				適する

■短　所
　　　　・対象者が記録する手順を覚え，かつ食事の重量を秤量・記録する必要があるため，負担が大きい。
　　　　　→かなり動機づけされた対象者に対してしか適用できない。
　　　　　　識字率が高い対象集団にしか適さない。
　　　　・対象者の行動変容：秤量や記録する行為が負担となり，記録作業を避けるためや負担を軽減するために，欠食したり，普段と異なる秤量しやすい食事内容にしたりする場合がある。また，普段の食生活を隠したい場合は，調査期間中は普段と異なる食生活となることもある。
　　　　・調査の精度が，調査者の記録の読み取りや記録者の記録能力に左右される。
　　　　・疾病状況や治療法が，食事内容に影響を与える可能性があるため，患者を対象とした症例対照研究などには適さない場合が多い。
　　　　・目安量から重量換算する際に生じる誤差にも考慮が必要である。

2）24時間思い出し法（24h-Recall）

　面接などにより，対象者の調査日の前日の食事内容（摂取食品名，摂取量等）を聞き取り，調査者が記入する（他記式）。自記式の場合もある。
　　●留意点
　　　　・正確な聞き取りのためには，調査者（面接員）の技術が必要とされる。
　　　　・調査者（面接員）間の聞き取り能力の差や，食品重量の目安量の重量換算の精度の差などから生じる誤差を最小限に抑えるために，事前に調査マニュアルの整備などの準備が必要である。
　　　　・聞き取り後のデータの整理に，調査者の技術・能力が必要である。
　　■長　所：他記式では対象者（回答者）が記入する必要はないので，食事記録法に比べて対象者（回答者）の負担が少なく，食事内容に影響を与えにくい。
　　　　　　　→調査自体が負担になって，食事内容に影響を与える可能性が低い。
　　　　　　　　回答率も，比較的高く，他記式では識字率の低い国での調査にも有効である。
　　　　　　　　食品を自由に選べるため多様な食文化に対応可能で国際共同研究に適する。
　　■短　所：回答者の記憶力や面接員の聞き取り技術・質問能力により左右される。

3）国民健康・栄養調査における食事記録法

　国民健康・栄養調査は，方法や名称を変更しながら，第二次世界大戦後から現在に至るまで，日本国民を目的対象（母集団）として実施されている。
　現在，栄養摂取状況調査は，年1回，目安量法を含む秤量法によって行われている。調査期間は，特別な日を避けた，平日における1日間とされている。世帯員が飲食するものを記録し，世帯単位の摂取量から，比例案分法を用いて個人の摂取量

を換算する方法を採用している。1日という調査期間では，個人の日常的な栄養摂取量の評価は難しいが，国民健康・栄養調査は対象人数が多いため，日本人を対象とする集団の，日常的な栄養摂取量の推定が可能と考えられている。

4）食事記録法，24時間思い出し法の共通の留意点

両方法は共通して，食品名，目安量を含む重量などに基づいて食事摂取量を推定している。そのため，以下の点を理解して食事評価を行うことが重要である。

①個人の1日の食事を評価する場合：頻度による推定である食物摂取頻度調査法に比べて，推定精度が比較的高いと考えられる。

②個人の習慣的な摂取量の把握をする場合：個人内変動（日間変動など）の影響を受けるため，1日の調査では困難であり，複数日の調査が必要となる。

③データベース情報により生じる誤差：記録された食事内容は，食品成分表などのデータベースに基づきエネルギー・栄養素量へ換算される。そのため，データベースにおける食品名の存在の有無や，データの精度により，潜在的な誤差は必ず存在することを忘れてはならない。

④目安量から重量の換算の際に生じる誤差も考慮する必要がある。精度を高めるには，調査者（面接員）は，具体的なフードモデル，実物・実物大の写真，食器，計量器・計量スプーン（調理時に使用した調味料・油脂量の確認）などを用意し，対象者が記憶に基づき答えた量などを具体的に確認しながら進める。

（2）食物摂取頻度調査法（FFQ）とその妥当性・再現性

1）食物摂取頻度調査法（FFQ：Food Frequency Questionnaire）

過去の一定期間中（例えば，過去1年間など）の習慣的な食事摂取量を推定するための食事調査法のひとつで，食物摂取頻度調査票（FFQ）を用いて行われる。自記式の場合が多い。対象者は，摂取頻度を多肢選択式で回答する。調査者は，その回答に基づき，食品成分表から栄養価計算を行う。

●食物摂取頻度調査票（FFQ）と調査法の種類：FFQは画一的なものではなく調査目的や対象者に合わせて開発される。

①**定性的食物摂取頻度調査法**：対象者が日常生活の中で頻繁に食する主要な飲食物や，調査目的の栄養素等の寄与率が高い飲食物の食品名・食品群名・料理名を含む**食品リスト**を作成しその摂取頻度をたずねる。

②**半定量食物摂取頻度調査法**：①から，さらに量的評価がある程度できるように，摂取頻度だけではなく食物のポーションサイズ等が写真・選択肢などで質問内容に組み込まれる。集団内での個人の習慣的な摂取量の相対的ランク付け（集団内の個人摂取レベルの相対的評価）には適するが，絶対量の推定は難しい。

◻**食品リスト**
食品の項目数が100以上のもの，項目数の少ないもの，特定の栄養素に限定した簡易的なものなどさまざまある。

■長　所
・食事記録法に比べて簡単であるため，対象者（回答者）の負担が少ない。

・データ収集・入力・処理についても，OCR＊やコンピュータ・ソフトウェアを用いれば合理的に行えるため，調査者の負担も比較的少ない。
・24時間思い出し法と比べて，経済的に安価である。
・以上の理由から，一度に多くの対象者の調査が可能であるため，数千人，数万人を対象とした集団レベルの大規模な疫学調査に適する。

■短　所
・対象者がよく摂取する主要な飲食物や，調査目的の栄養素等の寄与率が高い飲食物が質問票の食品リストにない場合，信頼度の低い調査となる。
・摂取頻度による推定のため，詳細な食品名や重量に基づく食事記録法や24時間思い出し法に比べて，個人の摂取量の推定精度が一般的に低い。
・過去の一定期間の食習慣や摂取量の調査のため，対象者の記憶力に依存する。
・季節変動・旬などによる影響も考慮する必要がある。

２）食物摂取頻度調査法（FFQ）の妥当性と再現性

　食事記録法と比べてFFQは比較的簡単で安価という長所があり，大型の栄養疫学研究でよく用いられるが，食品リストの中に対象者にとって重要な食品が含まれない場合は，信頼度が低い結果となる短所もある。そのため，FFQによる推定摂取量を用いた栄養疫学研究の結果を解釈する際には，用いたFFQがどの程度信頼できるものか，確認する必要がある。

　FFQの信頼度の評価には，妥当性と再現性の２つの指標を用いる。FFQは過去の一定期間中の習慣的な食事摂取量の把握を目的とした調査であるため，その妥当性や再現性は，１日の食事ではなく，長期間の習慣的な食事を考慮する必要がある。食事の季節変動なども考慮するほうが望ましい。例えば，１年間の四季を考慮した妥当性・再現性の研究計画の一例を図４-４に示す。

　a. 妥当性　　FFQの妥当性は，FFQに基づき得られた推定摂取量が，食事摂取量の「真の値」にどの程度近いか，平均値や相関係数などの指標を用いて検討し，評価される。「食事摂取量の真の値」を求めることはほぼ不可能であるため，

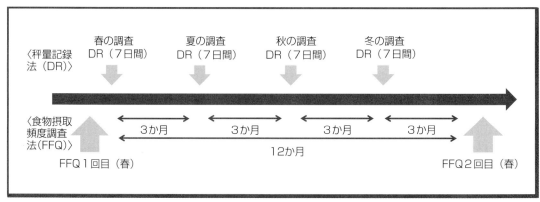

図4-4　1年間の四季を考慮した妥当性・再現性の研究計画の一例

FFQの妥当性研究では代わりに「仮の真の値（基準値）」として，図4-4のように複数日の食事記録法の平均値などを用いて，FFQの妥当性を検討する。

「仮の真の値」としてよく用いられる例を次に示す。

①複数日（7日間）年4回（四季ごと）の食事記録法による推定摂取量：FFQ推定摂取量と平均値の比較，相関係数の一致率などで検討する。

②尿・血液などの生体試料（次頁後述）

日本人を対象とした多目的**コホート研究**で用いられたFFQの妥当性の相関係数は，およそ0.09〜0.8の範囲で報告されているものがある[3]。

　b. 再現性　　再現性は，同じ対象者に，同じFFQを用いて再調査を行った場合，1回目と2回目の調査の推定摂取量の平均値の比較や相関係数の一致率などで，同等の結果が得られるか検証する。季節により実際の食事内容も変わる可能性が高いため，日本では同一の季節で行う（日本では1年間隔）のが望ましい。

日本人を対象とした多目的コホート研究で用いられたFFQの再現性の相関係数は，およそ0.4〜0.8の範囲で報告されているものがある[3]。

（3）食事摂取量を反映する身体計測値，生化学的指標

1）食事摂取量を反映する身体計測値

主なものとして，身長，体重，上腕筋囲，皮下脂肪厚，腹囲，体脂肪，骨密度などの体組成にかかわる計測値があげられる（表4-2）。

長期間にわたる食事摂取などにより，身体に蓄積された体脂肪量，筋肉量などから，栄養状態，体格などについて評価する。成長期では，胸囲なども，身体の発育状況の客観的な評価・判定に用いられる。

◘コホート研究
コホートとは，共通の性格をもつ集団のこと。「コホート研究」は疫学研究法であり，観察研究における縦断研究のひとつ。曝露要因の有無により群分けし，一定期間，各群を追跡し，ある健康事象の発生状況（例えば，罹患や疾病による死亡など）を比較する。「曝露要因」と「ある健康事象」との関連を検討できる。しかし，因果関係を立証することはできない。

表4-2　エネルギー収支を反映する身体計測指標

身体測定項目	身体計測指標
体　重	体重変化量，体重変化率，標準体重比
身長・体重	標準体重（kg）＝（身長 m）×（身長 m）×22 （BMI22近辺で疾患の合併率が少ないため，適用されている）
身長・体重	体格指数 【乳・幼児期】カウプ指数＝［（体重 kg）／（身長 cm）^{2}］×10^4 【学童期】ローレル指数＝［（体重 kg）／（身長 cm）^{3}］×10^7 【成人期】Body Mass Index（BMI）＝（体重 kg）／（身長 m）^{2}
胴回り・腰回り	ウエスト・ヒップ比＝ウエスト（cm）÷ヒップ（cm）
腹囲（内臓脂肪）	〈判定基準〉腹囲：男性85cm，女性90cmが内臓脂肪面積100cm^{2}に相当 　　　　　　　メタボリックシンドロームの判定基準
体組成（体脂肪率）	体脂肪率　　　　　　　　　　　　　　　　　（脂肪摂取量も反映される）
体組成	除脂肪体重（Lean Body Mass：LBM） 　　　　　　　　　　　（脂肪摂取量，たんぱく質摂取量も反映される）
皮下脂肪厚	上腕三頭筋部，肩甲骨下部の皮下脂肪厚

●留意点

- ・食事摂取以外の要因も考慮する。例えば，食物の消化吸収・代謝効率などの個人差，身体活動量（エネルギー量の収支バランスにかかわる）なども，身体計測値には反映されている。
- ・体格指数は，各年代により判定に用いる指標が異なる（表4-2）。

なお，試験管実験や動物実験では，人間の体格などの身体計測値にかかわる具体的な健康情報・エビデンスを構築することは難しい。身近なデータではあるが，これらの健康情報・エビデンスを構築していくことは，人間を対象とする「栄養疫学」研究の重要な役割のひとつといえる。

2）食事摂取量を反映する生化学的指標

生体試料（血液，尿，毛髪，爪，皮下脂肪など）から採取されたものの中に，栄養素等摂取量の指標となるものが存在している。栄養疫学の分野でよく用いられるものを，表4-3に示した。生化学検査による数値を測定することで，個人の食事摂取状況や栄養状態を客観的に評価できる。また，FFQの妥当性の研究でも「仮の真の値（基準値）」として用いられる（p.99参照）。

●留意点：食事摂取量以外の要因も考慮する。例えば，喫煙や遺伝・吸収等における個人差などにも影響される可能性があるという報告もある。

表4-3　主な食事／栄養素等摂取量を反映する生化学的指標

	生化学的指標	主な反映される栄養素等，評価用途	生化学的指標	主な反映される栄養素等，評価用途
血中	ヘモグロビンA1c(HbA1c)	長期（2〜3か月前）の高血糖状態の評価	血漿25OHビタミンD	ビタミンD
	血清中性脂肪	脂質，糖質，エネルギー	血漿トコフェロール	ビタミンE
	全血コレステロール	コレステロール	血漿ピリドキサール	ビタミンB$_6$
	血清アルブミン〈低たんぱく栄養状態・3.5dL以下〉	たんぱく質（半減期が長いため，長期の栄養状態評価）	血清中葉酸	葉酸
	血清トランスフェリン（鉄結合たんぱく質）	たんぱく質（半減期が短いため，短期の栄養状態評価）	血清フェリチン	鉄
	血清トランスサイレチン		血清セレン，足の爪のセレン	セレン
	血清レチノール結合たんぱく		血漿・脂肪組織中パルミチン酸	飽和脂肪酸
	低比重リポたんぱく質（LDL）	脂質（コレステロールが多い）	血漿・脂肪組織中リノール酸	リノール酸
	遊離脂肪	脂質，エネルギー	脂肪組織中エイコサペンタエン酸	エイコサペンタエン酸
	血漿レチノール	レチノール	脂肪組織中ドコサヘキサエン酸	ドコサヘキサエン酸
	血漿のβ-カロテン	β-カロテン		
尿中	尿中ナトリウム（24時間蓄尿）	ナトリウム	尿中クレアチニン	たんぱく質（腎糸球体濾過の指標）
	尿中カルシウム（24時間蓄尿）	カルシウム	尿中3-メチルヒスチジン	たんぱく質（筋肉たんぱく質の異化の指標）
	尿中カリウム（24時間蓄尿）	カリウム	窒素出納試験（食事たんぱく質摂取量と尿中尿素窒素から算出）	たんぱく質の摂取状態（＋：たんぱく質の同化　−：たんぱく質の異化）
	尿中マグネシウム（24時間蓄尿）	マグネシウム		

4. 食事摂取量の評価方法

（1）食事調査と食事摂取基準

1）食事調査の種類と特徴

食事調査は，他計調査（他記式）と自計調査（自記式）の２つに分類される。

　a. 他計調査/他記式　　調査者が対象者に口頭質問し，対象者が口頭で回答し，調査者が調査票に記入する。面接法，電話法などがある。

■長　所：自計調査に比べ，記入漏れ，誤記入が少ない。質問の意味が誤解されにくい。

■短　所：調査者の影響を受けやすい。調査費用がかかる。

　b. 自計調査/自記式　　対象者自身が調査票に記入・回答する。郵送法，教室方式*などの集合法がある。広域な地域集団を対象とする大型コホート研究などは，自記式で行われることが多い。

■長　所：他計調査に比べ，対象者自身が記入するため，調査者の影響を受けにくい。人件費など含め，比較的の費用は安い。回答者が特定されにくい。

■短　所：対象者自身が記入するため，対象者の負担が大きく，記入漏れが多い。質問の意味が誤解される可能性が高い。

*教室方式：教室に集まってもらった対象者に，調査票を配付してその場で調査を行う方式。

2）食事調査による食事摂取量の評価

　食事調査による推定摂取量と，食事摂取基準の各指標で示されている値を比較することで，エネルギーや栄養素の摂取量の評価を行うことが可能な場合がある。

　しかし，この場合には注意するべきことがさまざまあり，特に食事調査における「測定誤差」があげられる。測定誤差については前述（p.93）したが，十分に精度管理を行う必要がある。また食事調査は，多くが対象者の自己申告により情報を得ているため，「申告誤差」が存在する。なかでも，**過小申告，過大申告**が重要である。

3）食事摂取量の評価方法としての食事摂取基準の特徴

　日本人の食事摂取基準は，健康増進法の規定に基づいて厚生労働大臣が定めているもので，日本国民の健康の保持・増進を図るうえで摂取することが望ましいエネルギーおよび栄養素の量の基準である。

　a. 名称の変更の流れ　　以前の名称は「栄養所要量」であった。近年は，以下のように５年ごとに改定されている。

・2005年３月まで：「第６次改定日本人の栄養所要量—食事摂取基準—」
・2005年４月から５年間：「日本人の食事摂取基準（2005年版）」
・2010年４月から５年間：「日本人の食事摂取基準（2010年版）」
・2015年４月から５年間：「日本人の食事摂取基準（2015年版）」
・2020年４月から５年間：「日本人の食事摂取基準（2020年版）」

◪**過小申告**
　過大申告
　特に留意を要するのが，エネルギー摂取量の過小申告であるといわれ，日本人の集団平均値で，男性11％程度，女性15％程度の過小申告があるという報告がみられる[4]。また，過小申告，過大申告の程度は，肥満度の影響を強く受けることが知られている[5]。

b．2015年版から2020年版への主な改定のポイント

・健康長寿社会の実現に向けて，50歳以上に，より細かな年齢区分による摂取基準が設定された。

・高齢者のフレイル予防のため，たんぱく質の65歳以上の目標量の下限が13から15（％エネルギー）に引き上げられた。

・若いうちからの生活習慣病予防を推進するため，以下の対応を実施：

－飽和脂肪酸，カリウムについて，小児の目標量が新たに設定された。

－ナトリウム（食塩相当量）について，成人の目標量を0.5g/日引き下げるとともに，高血圧および慢性腎臓病の重症化予防を目的として，新たに6g/日未満に設定された。

－コレステロールについて，脂質異常症の重症化予防を目的として，新たに200mg/日未満に留めることが望ましいことが記載された。

c．基準値の算定について

食事摂取基準は，摂取量の数値の算定を目的としている。定性的な予防や治療方針の策定を目的としている他のガイドラインとは，この点が異なる。そのため，食事摂取基準に特化したレビュー方法の開発，向上，およびその標準化を図る必要がある。

d．管理栄養士・栄養士の対応

栄養業務に携わる際は，食事摂取基準を活用して改定・更新された情報を適切に提供できるように，日々学ぶ姿勢が大切である。また今後は，積み重ねられていく栄養疫学の研究成果を整理し，十分にデータが整っていない属性の集団に対して，さらなる調査を行うことで，新たなエビデンスを提供し，食事摂取基準などの情報更新にも貢献していく必要がある。

e．食事摂取量評価の留意点

食事摂取基準は科学的な根拠に基づき策定が行われている。食事摂取基準は，習慣的な摂取量に基準を与えるものといえるが，「個人」と「集団」では，食事摂取状態の評価目的や評価方法が異なる。

4）食事摂取基準の活用（個人の食事摂取状況のアセスメント）（表4-5，図4-5）

a．目　的

個人の食事改善を目的とする。対象となる個人の特性（性別，年齢，身体活動レベルなど）を十分に把握する必要がある。

b．方　法

基本的には食事調査の結果を用いるが，個人では個人内変動（特に日間変動）の影響が大きいことに留意が必要である。可能であれば，1日間ではなく複数日（非連続の2～3日間）の調査を行い，習慣的な摂取量を推定することが望ましい。

c．エネルギー摂取量の過不足の評価

エネルギー収支バランスの指標のBMI（または体重変化量）を用い，目標とするBMI範囲（表4-4）を下回る場合は不足，上回る場合は過剰と評価する。

d．栄養素の摂取不足の評価

栄養素の摂取不足を避けることを目的として評価する場合，推定平均必要量（EAR）と推奨量（RDA）を用いる。集団評価と

はRDAの扱いが異なる。EARが算定されていない場合は**目安量（AI）**を用いる。

　・RDA付近かそれ以上の場合：不足の確率はほぼないと考えられる。

　・EAR以上だがRDAに満たない場合：RDAに近づけることが推奨される。

　・EAR未満の場合：不足の確率が50％以上のため摂取量の増加が推奨される。

　・AIを用いる場合：摂取量がAI以上では不足の確率はほぼないと考えられる。
　摂取量がAI未満であっても，不足リスクを推定することはできない。

　　e．栄養素の過剰摂取の評価　　栄養素の過剰摂取を避けることを目的として
評価する場合，**耐容上限量（UL）**を用いる。

　・ULを超えている場合：過剰摂取とみなす。

　　f．生活習慣病の発症予防を目的とした評価　　**目標量（DG）**を用いるが，
範囲で定められている場合もあり，考慮が必要である。また，生活習慣病は要因が
複合的に関連している可能性があるため，特定の栄養素だけを過大に重視せず，総
合的な評価を心がけねばならない。

表4-4　日本人の食事摂取基準（2020年版）においての目標とするBMIの範囲（18歳以上）と観察疫学研究報告による総死亡率が最も低かったBMIの範囲[1,2]

年齢（歳）	目標とするBMI（kg/m²）	観察疫学研究報告による総死亡率が最も低かったBMI（kg/m²）の範囲
18〜49	18.5〜24.9	18.5〜24.9
50〜64	20.0〜24.9	20.0〜24.9
65〜74	21.5〜24.9	22.5〜27.4
75以上[3]	21.5〜24.9	22.5〜27.4

1）男女共通（あくまでも参考値として使用すべき）。
2）観察疫学研究で報告された総死亡率が最も低かったBMIを基に，疾患別の発症率とBMIの関連，死因とBMIとの関連，喫煙や疾患の合併症によるBMIや死亡リスクへの影響，日本人のBMIの実態に配慮し，総合的に判断し目標とする範囲を設定。
3）高齢者ではフレイル予防および生活習慣病の発症予防の両者に配慮する必要があるため，当面目標とするBMI範囲を21.5〜24.9kg/m²とした。
　　　　　　　　　　　出典）厚生労働省：「日本人の食事摂取基準（2020年版）」策定検討会報告書，2020，pp.59-61

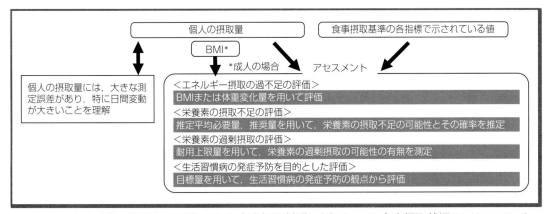

図4-5　食事改善（個人）を目的とした食事摂取基準の活用による食事摂取状況のアセスメント
　　　　　　　　　出典）厚生労働省：「日本人の食事摂取基準（2020年版）」策定検討会報告書，2020，p.37

表4－5　食事改善を目的として食事摂取状況を活用する場合の基本事項

目　的	個人を対象として用いる場合		集団を対象として用いる場合	
	用いる指標	食事摂取状況のアセスメント	用いる指標	食事摂取状況のアセスメント
エネルギー摂取の過不足の評価	体重変化量 BMI	・体重変化量を測定 ・測定されたBMIが，目標とするBMIの範囲を下回っていれば「不足」，上回っていれば「過剰」のおそれがないか，他の要因も含め，総合的に判断	体重変化量 BMI	・体重変化量を測定 ・測定されたBMIの分布から，BMIが目標とするBMIの範囲を下回っている，あるいは上回っている者の割合を算出
栄養素の摂取不足の評価	推定平均 　必要量 推奨量 目安量	・測定された摂取量と推定平均必要量および推奨から不足の可能性とその確率を推定 ・目安量を用いる場合は，測定された摂取量と目安量を比較し，不足していないことを確認	推定平均 　必要量 目安量	・測定された摂取量の分布と推定平均必要量から，推定平均必要量を下回る者の割合を算出 ・目安量を用いる場合は，摂取量の中央値と目安量を比較し，不足していないことを確認
栄養素の過剰摂取の評価	耐容上限量	・測定された摂取量と耐容上限量から過剰摂取の可能性の有無を推定	耐容上限量	・測定された摂取量の分布と耐容上限量から，過剰摂取の可能性を有する者の割合を算出
生活習慣病の発症予防を目的とした評価	目標量	・測定された摂取量と目標量を比較。ただし，発症予防を目的としている生活習慣病が関連する他の栄養関連因子および非栄養性の関連因子の存在とその程度も測定し，これらを総合的に考慮したうえで評価	目標量	・測定された摂取量の分布と目標量から，目標量の範囲を逸脱する者の割合を算出する。ただし，発症予防を目的としている生活習慣病が関連する他の栄養関連因子および非栄養性の関連因子の存在と程度も測定し，これらを総合的に考慮したうえで評価

出典）厚生労働省：「日本人の食事摂取基準（2020年版）」策定検討会報告書，2020，p.40，p45

5）食事摂取基準の活用（集団の食事摂取状況のアセスメント）（表4-5，図4-6）

　　a．目　的　　集団の食事改善を目的とし，公衆栄養プログラムへとつなげる。

　　b．方　法　　食事調査の結果を集計し，集団の摂取量の分布から不足や過剰の可能性がある者の割合等を推定・評価する。集団では日間変動や過小申告・過大申告などの，食事調査の測定誤差の影響が大きいことに注意が必要である。

　　c．エネルギー摂取量の過不足の評価　　成人の場合，BMIの分布から目標範囲外の者の割合を算出する。

　　d．栄養素の摂取不足の評価　　EARを用いて，**EARカットポイント法**により評価する場合が多い。摂取量の中央値がAI付近かそれ以上の場合，その摂取量を維持する。ただし，AI未満の場合は，不足状態にあるかの判断はできない。

　　e．栄養素の過剰摂取の評価　　摂取量の分布からULを上回る者の割合を算出し，集団内のすべての者の摂取量がULを超えないことを目指す計画を立案する。

　　f．生活習慣病の発症予防を目的とした評価　　DGを用いて，摂取量の分布から，目標量の範囲を逸脱する者の割合を算出し，その割合を少なくすることを目的に立案する。

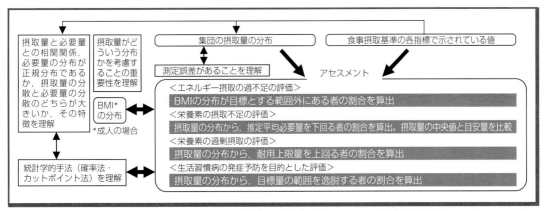

図4-6　食事改善（集団）を目的とした食事摂取基準の活用による食事摂取状況のアセスメント
出典）厚生労働省：「日本人の食事摂取基準（2020年版）」策定検討会報告書，2020，p.41

（2）総エネルギー調整栄養素摂取量

　栄養疫学研究では，栄養素摂取量が，**総エネルギー調整栄養素摂取量**にデータ編集されて用いられている。したがって，栄養疫学研究において，その研究成果を評価したり，またその研究実務に携わったりする場合，「総エネルギー調整」のデータ編集を行う必要性や具体的な方法について理解しておくことは重要である。

1）総エネルギー調整の必要性

　栄養疫学研究の分野では，以下のような理由から総エネルギー摂取量の扱いに特に配慮が必要である。

　　a．個人間変動（個人差）の影響　　総エネルギー摂取量に影響する要因はさまざまあるが，主なものは，体格，身体活動量，代謝効率である。体格が大きく，身体活動量が多く，代謝効率が低い人は，一般に食事摂取量が多くなる傾向がある。それに伴い，総エネルギー摂取量や他の栄養素の摂取量も多くなる。

　　b．総エネルギー摂取量と「栄養素」「疾病」との関連　　一般に，総エネルギー摂取量は，脂質・炭水化物・たんぱく質摂取量だけでなく，他の栄養素摂取量に関しても，正相関が認められる傾向がある。さらに，総エネルギー摂取量は，肥満関連の疾病や健康事象などに，間接的かもしれないが関与する場合がある。つまり，総エネルギー摂取量は，「栄養素」「疾病」の両方に関連する要因となり得る。

　　c．エネルギー摂取量と相関性の高い栄養素と疾病との関係　　栄養疫学研究にて，「栄養素A」の摂取量が多い群は，少ない群に比べて「疾病B」のリスクが高い結果が観察されたとする。「栄養素A」が「総エネルギー摂取量」とかなり相関性が高い場合，「疾病B」のリスク上昇の要因は，どう解釈すればいいだろうか。「栄養素A」の摂取量が多いためとしてよいだろうか。もしかしたら，背後に「総エネルギー摂取量」の増加が「疾病B」のリスク上昇に関与していた可能性も否定できない。

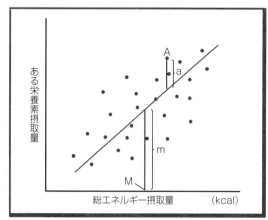

図4-7 残差法（エネルギー調整栄養素摂取量＝a＋m）

出典）Willett W : Nutritional Epidemiology, Oxford University Press, 2012 : Reproduced by Permission, from Willett & Stampfer（1986）in *Am. J. Epidemiology*, **124**, 17-27 published by Oxford University Press, USA

d.「ある栄養素」と「健康事象」との関連を調べるには　「ある栄養素」の「疾病などの健康事象」への影響をみたい場合,「ある栄養素」と「総エネルギー摂取量」の相関を確認して, もし相関していれば理論的に切り離し,「ある栄養素」の影響のみを評価する必要がある。このようなデータ編集作業のことを「総エネルギー調整」といい, 総エネルギー摂取量の影響を取り除いた栄養素摂取量を「総エネルギー調整後の（調整した）栄養素摂取量」として, 分析疫学の際に用いる。主な総エネルギー調整法には,「残差法」「栄養素密度法」がある。

2）残 差 法

　残差法（図4-7）による総エネルギー摂取量を調整した栄養素摂取量の計算は,「対象集団内の全員が同じ総エネルギー摂取量（対象集団内の平均値）」と仮定して行われる。

①まず, 対象集団内全体の「総エネルギー摂取量の平均値：M」を求める。

②「総エネルギー摂取量」を説明変数（独立変数）として横軸（x軸）に, エネルギー調整したい「ある栄養素の摂取量」を目的変数（従属変数）として縦軸（y軸）にグラフを描き, 一次回帰式を作成する。

③「特定の個人の残差：a」の値を算定する。つまり, ある栄養素の摂取量の「実測値A」と, ②の回帰式から求められた期待値の差としてaを求める。aの値は, 個々の摂取量の実測値により異なる。

④対象者が総エネルギー摂取量の平均値を摂取していると仮定した場合の「ある栄養素摂取量の期待値（集団内の全員の共通値）：m」の値を算定する。つまり, ①で求めた「集団の総エネルギー摂取量の平均値：M」を, ②の回帰式のx軸上にあてはめ, mをy軸上から読みとる。

⑤aとmの和を求め,「ある栄養素」の総エネルギー調整値, つまり「総エネルギー調整栄養素摂取量」とみなす。

■長 所：

・体格や代謝効率などの個人差による影響を減らし, 分析疫学（例えば, 曝露要因と健康事象との関連について）の研究結果の精度が増す。

・総エネルギー摂取量に寄与しない栄養素でも調整できる。

・同一集団内の相対的な調整に向いている。

■短　所：負の値になる場合があり，個別の栄養相談で用いるのには向いていない。

3）栄養素密度法

総エネルギー摂取量で，ある特定の栄養素摂取量を割った値で表す方法である。いいかえると，ある特定の栄養素量を分子に，総エネルギー摂取量を分母として計算した値で表す方法で，例えば，エネルギー産生栄養素バランス（p.17参照）が代表例としてあげられる。

ａ．エネルギー産生栄養素バランス　　総エネルギー摂取量を100％として，そのうちエネルギーを産生する栄養素であるたんぱく質（P），脂肪（F），炭水化物（C）に由来するエネルギー摂取量の構成比率（単位：％エネルギー）のこと。

計算例）

P比：たんぱく質によるエネルギー摂取量÷総エネルギー摂取量×100％

F比：脂肪によるエネルギー摂取量÷総エネルギー摂取量×100％

C比：炭水化物によるエネルギー摂取量÷総エネルギー摂取量×100％

近年，日本人では，脂肪％エネルギーの上昇，炭水化物％エネルギーの減少傾向が報告されている。供給熱量の構成比率をエネルギー産生栄養素バランスで表すことにより，食生活の国際比較も可能である。

ｂ．長所と短所

■長　所：残差法に比べて簡単な方法である。異なる総エネルギー摂取量の集団を比較する際に有用である。

■短　所：総エネルギー摂取量の影響を完全に取り除くものではない。例えば，エネルギー産生栄養素バランスなどは総エネルギーと正の相関を示すことが多い。

（3）データ処理と解析

統計解析ソフトの発達により，多くのデータが合理的に解析されるようになり，栄養疫学研究が身近なものとなっている。その研究結果や成果の情報が学会発表や論文掲載が数多くなされ，エビデンスとして蓄積されていく。それらの結果が本当に信頼できるものなのか，食の専門家としての判断力が今後ますます重要になる。

1）データの種類

一般的にデータ情報は，質的なデータ（順序尺度，名義尺度）と，数的なデータ（頻度・量など）に分けられる。

栄養疫学の研究論文の中で，検定方法などの統計処理について述べられているが，データの種類により統計手法や解析方法は異なるため，データの性質について理解したうえで解析手法を考えていく必要がある。

2）データの分布

統計的な解析手法は，データの種類だけではなく，データの分布によっても変える必要がある。**相関係数，対数変換**を例にあげる。

▱**相関係数**
　2つの変数間の相関（統計的な関係）の指標。相関係数はその関係の強さを表し，－1から＋1までの間の値を示す。

・正の相関：2つの変数のうち，一方が増えれば，同じく他方の値も増える関係（もしくは，一方が減れば，同じく他方も減る関係）。＋1に近いほど，正の相関が強い。

・負の相関：2つの変数のうち，一方が増えれば，逆に他方の値は減るような関係。－1に近いほど，負の相関が強い。

・相関が無い場合は，0となる。

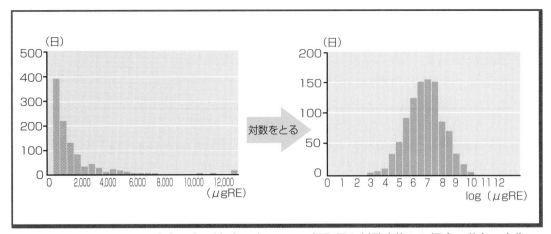

図4-8　1,000日間の食事調査に基づくビタミンA摂取量を対数変換した場合の分布の変化
出典）特定非営利活動法人 日本栄養改善学会 監修：食事調査マニュアル—はじめの一歩から実践・応用まで—（第3版），
南山堂，2016

　　　a．相関係数　　相関係数は，食物摂取頻度調査法の妥当性・再現性の評価にも用いられるが，解析する2変数のデータが正規分布であるのかどうかによって，用いられる相関係数が異なる。一般的に解析するデータが，正規分布と仮定される場合は，ピアソン相関係数を用いる。左右非対象な分布をとり，正規分布と仮定されない場合は，スピアマン順位相関係数を用いる。

　　　b．対数変換　　「データは正規分布に従っている」という前提のもと，身近な t 検定や分散分析などを含めた多くの統計的解析が行われる。しかし，栄養学の分野におけるデータにおいて，特にビタミンなど特定の食物に多く含まれる微量栄養素や，血液中の生体試料成分に関して，左右非対称な分布をとる場合が多い。正規分布でないデータは，統計解析を行う前提条件がそろわないため，解析ができない場合が生じる。このような場合のデータ処理のひとつの方法として，対数変換（logをとる方法）がある（図4-8）。

3）データの処理と編集

　　　a．調査票の確認　　回収された調査票は，まず目視で記入漏れなどを確認することが大切である。大型調査の場合には，OCRの利用により，作業を円滑に行うことができる。

　　　b．入力データの確認　　集団の栄養データを取り扱う際，欠損値や飛び跳ね値*などは，信頼性に欠ける答え方をしていたり，質問の意図が伝わっていなかったりしたために，過小・過大評価している可能性がある。特に，極端なエネルギー摂取量をもつ対象者を除外してデータ編集を行う場合が多い。

＊飛び跳ね値：極端に低値，もしくは高値。

4）主な栄養疫学研究のデザインと信頼性

　　栄養疫学にはさまざまな研究デザインがあるが，観察研究と介入研究に分けられる（図4-9）。主な研究デザインの長所・短所等を表4-6にまとめた。

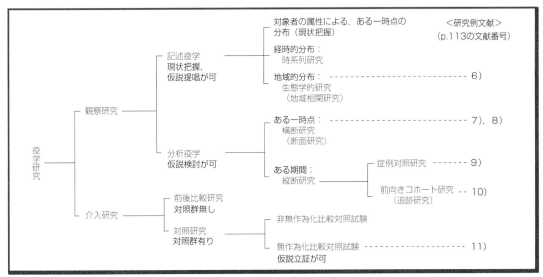

図4-9　主な疫学研究の方法

　a. 観察研究　　対象へ介入しない。食生活等の観察的調査を記述疫学や分析疫学を通じ，曝露要因と結果（疾病などの健康事象）との関連の強さを評価し，仮説を提唱あるいは検討する。

①記述疫学：ある一時点の健康事象（食事摂取量，疾病頻度など）の分布状況を観察し，現状把握する。人・場所・時間などの対象者の属性に基づいた（どのような人が，どのような場所で，どのような時に，疾病になるのかなど），現状把握が可能である。例えば，ある一時点の国民健康・栄養調査の結果が，集団の栄養評価や公衆栄養施策の計画と評価に利用できる。また，疾病登録制度（例：がん）など健康事象の分布の観察によって，リスク予測などが可能である。

　　さらに，要因と結果の関連について，仮説の提唱が可能である。

②分析疫学：記述疫学で提唱した仮説を統計学的に検証することによって，要因と結果との関連を検討する。ただし，観察研究は，関連の可能性について述べることはできるが，因果関係を結論づけることはできない。

　　また，**症例対照研究**と**前向きコホート研究**は，両者を比較すると理解しやすい（表4-7）。

・症例対照研究：症例群と比較する対照群に分けて，過去を振り返り曝露要因を調査し，2群を比較する。

・前向きコホート研究：曝露要因のレベル別に対象集団を追跡調査し，相対危険度等について比較する。

　b. 介入研究　　積極的に講じられた介入によって，曝露要因と結果との因果関係を調べることができる。特に，対象者を無作為に介入群と対照群とに分けて追跡調査を行う無作為化比較対照試験は，観察研究で導かれた仮説を検証し，因果関係を述べることができるほど信頼性が高い。個人介入と地域介入に分類できる。

◪症例対照研究の関連性指標
　相対危険度の算出ができないため，その代用としてオッズ比を計算している。特に発症頻度数が少ない疾病では，オッズ比は相対危険度に近似する。

◪コホート研究の関連性指標
　罹患率や死亡率を用いて相対危険度を求めることができる。しかし，コホート研究でも正確な追跡期間がわからず，相対危険度が算出できない場合，オッズ比を用いる場合がある[12]。

表4-6　代表的な栄養疫学研究のデザイン

研究デザイン〔関連性指標〕		研究の単位〔研究規模〕	研究の特徴：時間軸など〔具体例〕	長　所	短　所
観察研究 /	記述疫学	個人（複数～）〔人・時間・場所など属性により傾向を把握〕	ある一時点における健康事象の分布の記述的な現状把握	・比較的簡単で追跡不要 ・集団の健康水準評価が可能 ・公衆栄養施策の計画と評価に応用可能（地域健康調査等）	・原因と結果について仮説提唱は可能だが，因果関係の検証は不可能
	時系列研究	集団〔1～複数の国・地域等〕	曝露要因と結果との経時的分布から関連の仮説提唱	・仮説の提唱は可能 ・比較的簡単 ・追跡不要	・交絡要因の影響を受けやすい ・集団の結果を個人に適用できるとは限らない ・因果関係の検証不可
	生態学的研究地域相関研究〔相関係数，回帰係数〕	集団（複数の国・地域・グループ等が単位）	曝露要因と結果との地域的分布から関連の仮説提唱	・仮説の提唱は可能 ・比較的簡単 ・追跡不要 ・比較的低い費用 ・さまざまな曝露要因を解析可能	・曝露要因と結果の時間的関係が不明 ・交絡要因の影響を受けやすい ・集団の結果を個人に適用できるとは限らない ・重要な変数の情報欠如 ・因果関係の検証不可
分析疫学	横断研究断面研究〔オッズ比〕	個人〔数百人～〕	ある一時点における対象集団内での曝露要因と結果との関連の研究	・追跡不要で短期間 ・比較的低い費用 ・調査が比較的容易 ・多要因の調査が可能	・曝露要因と結果の時間的関係が不明 ・交絡要因の完全排除は不可能 ・ヘルシーワーカー効果*の影響 ・罹患による変化要因との関連をみている可能性あり
	症例対照研究患者対照研究ケース・コントロール研究〔オッズ比〕	個人〔数百人～〕（疾病頻度は測定不可）	・後ろ向き結果となる健康事象〔疾病など〕の有無に基づき症例群・対照群に分け，曝露要因と健康事象との関連を検討	・稀な結果（疾患）に有効 ・複数の曝露要因の影響が評価可能 ・追跡不要で短期間 ・研究規模が比較的小さい ・人的負担が比較的小さい ・労力・費用が比較的小さい ・潜伏期間の長い疾病に有効 ・未知の疾病等の調査に有効	・稀な曝露要因に不向き ・交絡要因の完全排除は不可能 ・曝露情報の信頼性が低い（記憶） ・結果の信頼性は比較的低い ・複数疾病の評価は不可能 ・対照群の選択が難しい ・バイアスの影響が大（記憶依存） ・相対危険度の算出が不可能 ・寄与危険度の算出が不可能 ・時間的関係の推察が難しい ・関連性を述べることは可能だが，因果関係を結論づけることはできない
	前向きコホート研究〔相対危険度**，寄与危険度〕	個人〔数千・万人～〕（罹患率・死亡率等）	・前向き開始時から追跡（縦断的研究）曝露要因の有無により群分けし，相対リスクを計算	・曝露情報の信頼性が高い ・結果の信頼性が比較的高い ・複数疾病の評価が可能 ・稀な曝露要因に有効 ・複数の曝露要因の影響が評価可能 ・バイアスの影響が少ない ・相対危険度の算出が可能 ・寄与危険度の算出が可能 ・時間的関係の推察が可能	・追跡が必要で長期間 ・研究規模が大きい ・人的負担が比較的大きい ・費用が膨大である ・潜伏期間の長い疾病に不向き ・関連性を述べることは可能だが，因果関係を結論づけることはできない ・稀な健康事象（疾患）に不向き
介入研究	無作為割付試験〔相対危険度〕	個人〔数千・万人～〕（罹患率・死亡率等）	介入群と対照群に分けて追跡	・信頼性が高く，因果関係の検討が可能 ・バイアス・交絡要因が少ない	・人的費用・負担が大きい ・長期間の追跡が必要 ・倫理面の配慮が必要
	系統的レビュー	複数の研究結果（既存研究）	曝露要因と結果との関連について，既存の複数の研究結果を集積・統合し，全体として結論を導く方法	・介入研究による統合解析が，最も信頼性が高いといわれる	・既存の研究を用いるため，出版バイアスの可能性あり ・研究の抽出選択過程を明確にする必要あり
	統合解析				

＊　対象が選ばれやすい人に偏る。
＊＊例外的に，オッズ比が用いられる場合もある。オッズ比，相対危険度，寄与危険度の計算法は，「公衆衛生学」の成書を参照。

表4-7　症例対照研究と前向きコホート研究との比較

	症例対照研究 （ケース・コントロール研究）	前向きコホート研究
研究期間（時間軸）	比較的短い（後向き）	長い追跡期間（前向き）
研究規模 （費用，労力）	比較的小規模でも可能 →低予算，少ない労力	大規模 →高予算，多い労力
健康事象の評価 （疾病など）	1要因のみ （群分けの要因）	複数の評価が可能 （追跡可能な場合）
稀な疾病の研究	適する	不適
移動が多い集団の研究	可	不適
主な関連性の指標	オッズ比による推定	相対危険度，寄与危険度
曝露情報や結果の信頼性	低い	高い
研究の難しい部分	対照群の選定，バイアスの影響（選択，情報）	長い追跡期間中の健康事象（疾病，死亡などの）の情報管理

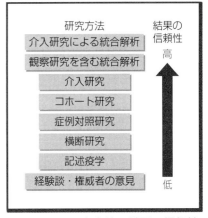

図4-10　研究方法と結果の信頼性
注）信頼性は，対象者数を考慮する必要がある。

c. 系統的レビュー，統合解析

　1つの疫学研究成果のみで，結論づけはできない。1つの成果のみでは，**フードファディズム**を招くこともある。複数の成果からの系統的レビューや統合解析による総合評価が必要である。

　①系統的レビュー（システマティックレビュー）：あるテーマの研究報告を系統的に収集し，批判的評価を加えて要約し，実践的提案を行う方法である。コクランライブラリー無作為化比較対照試験の系統的レビューなどがある。

　②統合解析（メタアナリシス）：系統的レビューと似ているが，既存の疫学研究の評価を行い，結果を統計学的に統合して定量的に要約する方法で，近年数多くの研究報告がある。例えば，食物繊維摂取量と冠動脈疾患・心血管疾患リスクとの関連について22件のコホート研究を対象とした系統的レビューおよび統合解析の研究報告[13]などがあげられる。

　なお，①も②も既存の疫学研究に依存する。そのため，時間が経つと新たな研究報告が追加されるので，取りまとめた結果は変わり得る。総合評価は継続的に行う必要がある。

　d. 研究の信頼性　　一般的に研究の実施が困難であるほど，結果の信頼性が高い傾向があるといわれる。すなわち（記述疫学＜分析疫学（横断研究＜症例対照研究＜コホート研究）＜介入研究とされる（図4-10）。介入研究による統合解析が最も信頼性が高いといわれているが，信頼性はデザインのみでなく，研究対象人数，データの質など，さまざまな角度から評価されるものである。

□**フードファディズム**
　食べ物や栄養素等が疾患に与える影響を過大評価したり，信じ込んだりすること。

●乳がんと栄養●

　乳がん患者さんから多く聞かれる質問に，「何を食べたら乳がんにならないのでしょうか？　乳がんの再発を防げるのでしょうか？」というものがある。たしかに，いくつかの食品と乳がん罹患リスクとの関係はこれまでも多くの研究報告があり，日本乳癌学会編集の乳癌診療ガイドライン（疫学・診断編）にもエビデンスグレードとともに記載がある（表）。いずれも，日常生活で摂取可能なものであり，一般の女性も気になるに違いない。しかし，極端な量や質のものを摂取すれば，また違う結果をもたらすに違いなく，何事もほどほどが重要なのだと考える。大豆やイソフラボンはおそらく予防に貢献すると思われるが，サプリメントでということより，昔のおばあさんの食事を思い浮かべ，味噌汁や冷奴，納豆でよいのではと患者さんに話している。

　食事に関連してもうひとつ大事なことは体重管理である。特に肥満と乳がん罹患リスクの関連はよく知られており，閉経後に肥満になることは乳がんの罹患リスクを増加させる。肥満はBMIを数値指標として評価され，BMIと罹患リスクや治療効果との関連探索研究は現在のトピックのひとつである。しかし，一生をとおしてみると，出生児体重が重いと乳がんリスクは増加，思春期から若年女性はやせすぎていると罹患リスクが増加傾向，閉経後は太るとリスクが増加と複雑である（図）。つまり，何事も中庸が良いと説明するほかないのである。

表　飲食品と乳がん罹患リスクの関係

因　子	罹患リスク	エビデンスグレード
アルコール飲酒	増やす	ほぼ確実
乳製品の摂取	減らす（低脂肪乳で）	可能性あり
緑茶の摂取	減らす	証拠不十分
大豆・イソフラボンの摂取	減らす	可能性あり

出典）日本乳癌学会編：乳癌診療ガイドライン（②疫学・診断編）2018年版，金原出版，2018　を参考に作成

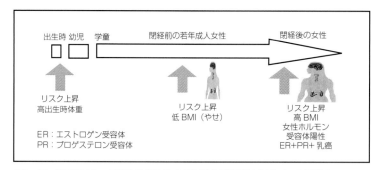

図　ライフステージ別のBMIと乳がん罹患リスクとの関係
出典）Suzuki R, Saji S, Toi M：Impact of body mass index on breast cancer in accordance with the life-stage of women. *Front. Oncol.* **2**, 123. 2012

（佐治重衡：福島県立医科大学　腫瘍内科学講座）

演習問題

❶ 次の食事摂取量の評価における基本的な考え方について，概要を説明してみよう。

　　ⓐ 個人内変動　　ⓑ 個人間変動　　ⓒ 日間変動　　ⓓ 変動係数　　ⓔ 測定誤差

❷ 次の疫学調査の概要について説明してみよう。

　　ⓐ 地域相関研究　　ⓑ横断研究　　ⓒ 症例対照研究　　ⓓ 介入研究　　ⓔ コホート研究

❸ 次の食事調査法について，長所と短所を考えてみよう。

　　ⓐ 24時間思い出し法　　ⓑ 秤量法　　ⓒ 目安量法　　ⓓ 半定量食物摂取頻度調査法

　　ⓔ 陰膳法

引用・参考文献

1) Beaton GH, *et al.*：Sources of variance in 24-hour dietary recall data: implications for nutrition study design and interpretation，*The American Journal of Clinical Nutrition*，**32**，2546～2559，1979

2) 徳留裕子，北川郁美，八木典子編：公衆栄養学ワークブック，みらい，2009

3) Ishihara J, *et al.*: Validity and reproducibility of a self-administrated food frequency questionnaire in the JPHC Study Cohort Ⅱ：Study design，participant profile and results in comparison with Cohort I, *Journal of Epidemiology*，**13**（No.1 Supple），134-137, 2003

4) Okubo H, *et al.*: The influence of age and body mass index on relative accuracy of energy intake among Japanese adults, *Public Health Nutrition*，**9**，651-657，2006

5) Zang J, *et al.*:Under- and overreporting of energy intake using urinary cations as biomarkers：relation to body mass index, *Am J Epidemiol*，**152**，453-462，2000

6) Dahl LK：Possible role of chronic excess salt consumption in the pathogenesis of essential hypertension，*Am J Cardiol*，**8**，571-575，1961

7) Lieberman DA, *et al.*: Risk factors for advanced colonic neoplasia and hyperplastic polyps in asymptomatic individuals，*JAMA*，**290**，2959-2967，2003

8) Yoneyama S, *et al.*：Dietary intake and urinary excretion of selenium in the Japanese adult population: the INTERMAP Study Japan，*European Journal of Clinical Nutrition*，**62**，1187-1193，2008

9) Suzuki R, *et al.*：年齢・強度別の余暇運動とホルモン受容体別の乳がん罹患との関連，*Cancer Causes Control*，**21**，1787-1798，2010

10) Suzuki R, *et al.*：果物・野菜の摂取量とホルモン受容体別の乳がん罹患との関連―JPHCコホート研究，*Cancer Causes Control*，**24**，2117-2128，2013

11) Omenn GS, *et al.*：Effects of a combination of beta carotene and vitamin A on lung cancer and cardiovascular disease，*N Engl J Med*，**334**，1150-1155，1996

12) Nanri A, *et al.*：Rice intake and type 2 diabetes in Japanese men and women: the Japan Public Health Center-based Prospective Study，*The American Journal of Clinical Nutrition*，**92**，1468-1477，2010

13) Threapleton DE, *et al.*：Dietary fiber intake and risk of cardiovascular disease: systematic review and meta-analysis，*BMJ (Clinical research ed.)*，**347**，f6879，2013

・坪野吉孝，久道　茂：栄養疫学，南江堂，2001

・佐々木敏：わかりやすいEBNと栄養疫学，同文書院，2005

・厚生労働省：「日本人の食事摂取基準（2020年版）」策定検討会報告書，2020

第**5**章　公衆栄養マネジメント

- ・公衆栄養マネジメントの基本的な考え方やその必要性を学ぶとともに，適切な展開とするために求められる公衆栄養アセスメントの目的や方法について理解する。
- ・公衆栄養プログラムにおける目標設定の方法を理解し，取り組みの計画，実施，評価の各段階に応じた望ましい対応について学ぶ。

1. 公衆栄養マネジメント

（1）地 域 診 断

　地域における健康上の問題や特徴とそれらを取り巻く多様な要因を把握する地域診断は，対象とする地域住民の健康状態や生活の質（QOL：quality of life）の向上を目指すうえでの起点となる。また，健康状態の地域格差の解消にもつながる。これは対象が地域住民でなく職場や学校などに所属する集団の場合も同様である。なお，地域とは市町村（あるいはそれより小地区の場合もある）から都道府県，国レベルまである。

（2）公衆栄養マネジメントの考え方

　公衆栄養活動は，食生活を通して対象とする人々の健康の維持・増進やQOLの向上を図ることを目的としている。

　一般に広くいわれるマネジメントは，組織がその使命に基づき成果を上げるために行われる。さらにマネジメントでは，そこで働く人を活かし，社会の問題解決に貢献するようにする。この考え方を公衆栄養活動に特化したものが，公衆栄養マネジメントである。効果的・効率的な公衆栄養活動を的確に行うための基本となる。

（3）公衆栄養マネジメントの過程

1）PDCAサイクル

　公衆栄養マネジメントは，順に「Plan（計画）→Do（実施）→Check（評価）→Act（改善）」の過程をふむ。Act（改善）を，次の Plan（計画）に反映させることから，PDCAのサイクルとなる（図5-1）。

　①アセスメント：計画においては，まず実態を把握するためのアセスメントが重

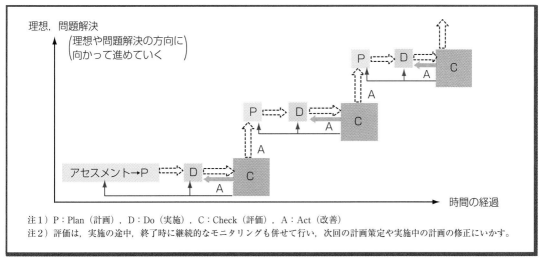

注1）P：Plan（計画），D：Do（実施），C：Check（評価），A：Act（改善）
注2）評価は，実施の途中，終了時に継続的なモニタリングも併せて行い，次回の計画策定や実施中の計画の修正にいかす。

図5-1　PDCA サイクルに基づく公衆栄養活動の進め方

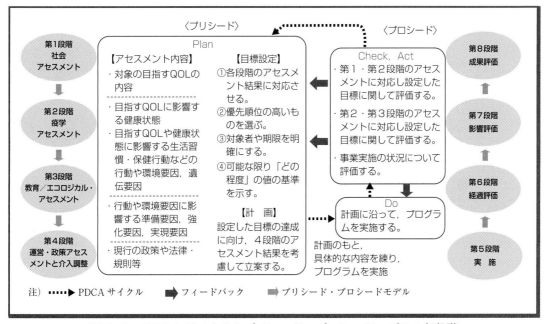

図5-2　PDCA サイクルとプリシード・プロシードモデルの各段階

要である。アセスメントは，広くは計画に含まれるものであるが，その重要性からアセスメントをあえて別におき，「アセスメント→Plan（計画）」とすることが多い。

②Plan（計画）：アセスメント結果に基づいて目標を設定し，計画を策定する。

③Do（実施）：計画に基づき実施する。

④Check（評価）：計画どおり実施されているか，成果が出ているかを点検する。点検は，実施途中に継続的に行う（モニタリングする）。

⑤Act（改善）：評価結果を，計画の修正や次回の計画策定に反映させる。

◘プリシード・プロ
　シードモデル
　1991年にグリーン
とクロイターによっ
て開発された，ヘル
スプロモーションの
企画・評価のための
理論モデル。

2）プリシード・プロシード（PRECEDE-PROCEED）モデル

　公衆栄養活動を公衆栄養マネジメントの過程に沿って展開する際には，**ヘルスプロモーション**の進め方の枠組みを示した**プリシード・プロシードモデル**が広く活用されている。本章での説明や例示では，プリシード・プロシードモデルを用いる。

　プリシード・プロシードモデルは，第1〜4段階のプリシードと，第5〜8段階のプロシードから構成されている（図5-2）。アセスメントは第1〜4段階，計画は第4段階，実施は第5段階，評価は第6〜8段階で行う。

2. 公衆栄養アセスメント

（1）公衆栄養アセスメントの目的と方法

1）公衆栄養アセスメントの目的と項目

　公衆栄養アセスメントの目的は，計画を立てるために必要な現状を示す資料を得ることである。アセスメント項目は多様で，公衆栄養活動の目的領域である対象者のQOLや健康状況，それらに影響または関連している事項である。関連する事項には，個人のレベルでの所得，教育歴，配偶者の有無や地域レベルでのソーシャルキャピタルなどの社会経済的状況が含まれ，その重要性が認識されている。

　公衆栄養活動における実態把握のためのアセスメント項目を，プリシード・プロシードモデルにあてはめると，次のような項目がある。

　①第1段階（社会アセスメント）：QOLの状況

　②第2段階（疫学アセスメント）

　　・死因別死亡率，生活習慣病の罹患率，健診結果等の「健康状態」。

　　・食習慣などの「行動とライフスタイル」，食料の流通・地理的状況・気候・経済などの「環境」，さらに「遺伝」。

　③第3段階（教育／エコロジカル・アセスメント）

　　・行動化や行動変容の動機づけに関連する，栄養や食生活に関する知識・意識・態度・価値観などの「準備要因」。

　　・行動の継続につながる，家族や仲間の励まし・協力・支援，恩恵，利益（爽快感など）などの「強化要因」。

　　・行動化・行動変容を可能にする，健康教育等保健サービスの提供状況，スキル，資源（保健資源，地域資源）の状況などの「実現要因」。

　④第4段階（運営・政策アセスメントと介入調整）：p.126参照。

2）公衆栄養アセスメントの方法と特徴

　上記のアセスメント項目に関する調査など，社会生活を営んでいる対象集団の実情を調査することを**社会調査**という。社会調査の方法（社会調査法）は，**文献調査**と**実態調査**に大別される（表5-1）。実態調査には，対象集団の状況を観察する**観**

表5-1　社会調査法

調査方法			概　要	特徴（長所・短所）
実態調査	観察法	統制観察	一定の規制を設けたうえで観察を行う。	・特定の要因を抜き出し，定量化が可能となるが，日常の結果とは異なる。 ・日常の生活の中での実施は容易でない。
		非統制観察	規制を設けず，あるがままの形を観察する。	
		参与観察	調査者が観察する対象集団の中に入り込み，内部から観察を行う。	・日常の条件下での状況が把握できるが，定量化は難しい。 ・結果の解釈には，さまざまな要因との関連について考慮する必要があり，容易でない。
		非参与観察	調査者が観察する対象集団の外部から観察を行う。	
	質問法	質問紙法（自計調査（自記式））	質問に対する回答は，調査対象者自らが記入する。	
		配票調査（留め置き法）	質問票を配布しておき，回答後に回収する。	・回答率は比較的よい。 ・回答に家族等からの影響を受けやすい。 ・調査対象者が回答したかは明らかでない。
		集合調査	一堂に会した調査対象者に対し，質問紙（票）を配布し，その場で回答してもらい回収する。	・回答率はよい。 ・一度に多人数の調査ができ，調査の手間や費用もあまりかからない。 ・調査対象者の特性の偏りなどへの考慮が必要。
		郵送調査	質問紙（票）の配布や回収を郵送により行う。 配布・回収の双方を郵送，配布のみ郵送，回収のみ郵送等の方法がある。	・回答率は低い。 ・比較的，広範囲への調査が可能。 ・経費は，郵送料がかかるが，多人数への調査の場合，配票法（調査員の費用，旅費等）より少なくてすむ。 ・回答に家族等からの影響を受けやすい。
		インターネット調査	インターネットを通して質問紙（票）への回答と回収を行う。	・簡便で多人数を対象に短時間で結果が得られる。 ・経費が安くてすむ。 ・回収率が低い。 ・調査対象者や回答者に偏りが出る。
		インタビュー法（他計調査（他記式））	質問に対する回答は，調査者が記録する。	
		面接調査	調査者（インタビュー者）が調査対象者に，面接をして質問を行う。	・複雑な質問も可能となる。 ・自計調査での回答が難しい調査対象者にも調査が可能となる。 ・調査者には一定の訓練が必要。
		電話調査	調査者（インタビュー者）が調査対象者に，電話により質問を行う。	・広範囲，遠方の調査対象者への調査が可能。 ・時間的な変化や流れのある事象(世論等)の調査に向く。 ・長時間の調査はできない。 ・調査者には一定の訓練が必要。
		グループディスカッション	少人数（6～12人程度）のグループに対し，進行役（モデレーター）が質問を投げかけ，自由に討議をしてもらう。	・集団で話すことにより，1対1では得られない調査対象者に内在する価値観や考え方等が引き出せる。 ・発言力が弱い人の意見や少数意見は出にくくなる。 ・進行役（モデレーター）には一定の訓練が必要。
	文献調査		既存の統計資料，報告書，論文，記録等による情報やデータを活用する。	・手間や費用があまりかからない。 ・情報やデータの活用方法や範囲の確認のために，情報やデータの元となる対象の状況把握が必要。

察法，質問紙やインタビューにより対象者に質問する**質問法**がある。

　特徴的な点は，栄養・食生活に関連する事項を必ず把握し，**食事調査**を行うことである。食事調査は，管理栄養士・栄養士の専門分野として，栄養や食に関する知識，さらには食事調査に関する知識や技術が求められる。

（2）食事摂取基準の地域集団への活用

　公衆栄養活動において，対象集団のエネルギー・栄養素摂取状況のアセスメントは，「日本人の食事摂取基準（2020年版）」の集団への活用の考え方に基づいて行う。アセスメントに必要な実態把握*は，主に食事調査により行う。把握したデータは，対象集団内での分布状況や代表値（平均値や中央値）を用い，各指標に基づいて集団の摂取状況をアセスメントする（表5-2）。その際，活用する食事調査結果等による情報は，対象集団の代表性を有しているか，回収率や調査対象者に対する確認が必要である。また，食事摂取基準はアセスメントだけでなく目標設定や評価にも活用する。活用の基本もまたPDCAサイクルの流れをふむ（図5-3）。

（3）量的調査と質的調査の意義

　社会調査法には得られる情報の扱い方により，**量的調査**と**質的調査**に分けられる。量的調査は得られた情報を数量として扱うのに対し，質的調査では数量としては扱わない。量的調査は数値として得られる情報（身長，体重，血液検査結果の他に食事調査による食物摂取量や栄養素摂取量等）以外に「はい」「いいえ」等の回答も数量に変換し扱い，統計的な処理を行う。質問紙法などからの大量のデータを扱うのに使用される。一方で質的調査は，言語表現やそこにあるニュアンスを扱うことから主にインタビュー法などでの定形的でないデータを扱うのに用いる。対象の実態把握のためにはいずれの調査方法も必要であり，双方の特徴をいかして活用する。また，量的調査に使用する質問紙の質問文や選択肢作成のための前段階として質的調査のインタビューを行う方法や，あるいは量的調査により得られた結果の解釈を補うために質的調査を行うなどの方法（混合研究法）がある。

（4）観察法と活用

　観察法には，**統制法**と**非統制法**がある。日常生活を営んでいる人間を対象とする公衆栄養活動では，統制法の実施は難しい場合が多い。また，調査者自らが対象の中に入る**参与**と入らない**非参与**のいずれの方法も公衆栄養活動では考えられる（表5-1参照）。

　公衆栄養活動は，地域で生活し，食生活を送っている人々が対象のため，対象集団のアセスメントに必要な項目のいくつかは，観察（地域観察）により得られる。例えば，食品の入手方法に関しては，食料品店の地理的分布や販売されている食品・価格・味付け等は地域観察により把握する。他にも，地域独自の郷土料理や食習慣等も地域観察により得ることができる。

（5）質問調査の方法と活用（質問紙法，インタビュー法）

　質問調査は，実態把握の方法としてよく行われる。

表5-2　集団の食事改善を目的として食事摂取基準を活用する場合の基本的事項

目　的	用いる指標	食事摂取状況の評価	食事改善の計画と実施
エネルギー摂取の過不足の評価	体重変化量 BMI	・体重変化量を測定 ・測定された BMI の分布から，BMI が目標とする BMI の範囲を下回っている，あるいは上回っている者の割合を算出	・BMI が目標とする範囲内にとどまっている者の割合を増やすことを目的として計画を立案
栄養素の摂取不足の評価	EAR（RDA は用いない）AI	・測定された摂取量の分布と EAR から，EAR を下回る者の割合を算出 ・AI を用いる場合は，摂取量の中央値と AI を比較し，不足していないことを確認	・EAR を下回って摂取している者の集団内における割合をできるだけ少なくするための計画を立案 ・集団の摂取量の中央値が AI 付近かそれ以上であれば，その量を維持するため計画を立案
栄養素の過剰摂取の評価	UL	・測定された摂取量の分布と UL から，過剰摂取の可能性を有する者の割合を算出	・集団全員の摂取量が UL 未満になるための計画を立案
生活習慣病の発症予防を目的とした評価	DG	・測定された摂取量の分布と DG から，DG の範囲を逸脱する者の割合を算出 （他の関連する因子の存在と程度も測定し，これらを総合的に考慮したうえで評価）	・摂取量が DG の範囲に入る者，または近づく者の割合を増やすことを目的とした計画を立案 （生活習慣病の特徴から考え，長い年月にわたって実施可能な改善計画の立案と実施が望ましい）

注）EAR：推定平均必要量，RDA：推奨量，AI：目安量，UL：耐容上限量，DG：目標量
出典）厚生労働省：「日本人の食事摂取基準（2020年版）」策定検討会報告書，2020，p.45の表17を一部改変

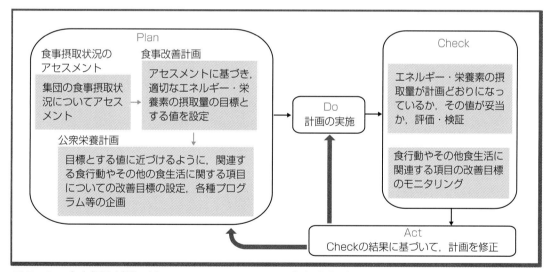

図5-3　食事摂取基準の適用と PDCA サイクル：食事改善（集団）を目的とした場合の基本概念
出典）厚生労働省：「日本人の食事摂取基準（2020年版）」策定検討会報告書，2020，p.23の図6，p.41の図16を参考に作成

1）質問調査の方法

　質問調査には，質問紙法，インタビュー法（面接調査，電話調査）などがある。

　質問調査の方法は，質問紙の使用の有無の違い，質問紙の配布や回収の方法の違い，回答の記述者の違い（自記式と他記式）等で分類がされる。それぞれの方法に

◖質問紙法
　質問紙を配布して対象者に回答を記述してもらう。

◘面接法
　調査者が対象者に面接して質問を行い，回答を記録する。

◘電話法
　調査者が対象者に電話して質問を行い，回答を記録する。

特徴があり，調査の目的や実情に適した方法が用いられる。

2）質問調査の活用

　いずれの方法であれ，調査を通して把握したいことを，調査前の段階で明確にすることが大切である。把握したい情報が得られるように，質問文や回答の方法・選択肢が決定される。その際，集計や分析の方法も視野に入れて考える必要がある。

　他の集団で既に行った調査結果と比較する場合は，同一の質問文と選択肢を用いて外部妥当性を確保する。例えば，国民健康・栄養調査と対象集団との結果比較を行う場合は国民健康・栄養調査の質問文と選択肢を用いる。

（6）既存資料活用の方法と留意点

　実態把握には，既存資料を大いに活用する。調査時間や労力も節約ができる。

1）既存資料の種類

　既存資料が示す情報の対象は，国全体あるいは県全体のものから，行おうとしている公衆栄養プログラムが対象とする集団に近い集団や同一集団のものまである。また，これらの既存資料の取りまとめ機関は，国や県の機関から，同一地域の他機関，同一組織の他部署まである。国が管轄する調査・資料を表5-3（p.122参照）に示す。国が行う各種統計データの閲覧には，政府統計のポータルサイトe-Statがある。

2）既存資料の活用

　既存資料は，①既存資料をそのまま対象集団の実態として活用する場合，②対象集団の特性を把握するために比較対照として活用する場合がある。

　①では，例えば，高齢化率が非常に高い地域の実態として，国の平均的な情報をそのまま活用することが難しいように，特定の地域や集団に既存資料を直接利用することは対象の代表性の点で難しい場合もある。

　②では，既存資料と同一方法による対象者の実態把握が必要となる。既存資料の中には，例えば，特定健診データのように既に国や県の情報が把握できていて，対象集団との比較がしやすいものもある。

（7）健康・栄養情報の収集と管理

◘個人情報
　個人情報保護法においては，生存する個人に関する情報で氏名，生年月日，住所やその他特定の個人を識別できるものを指す。人種，信条，社会的身分等の特に取り扱いに配慮を要するものを「要配慮個人情報」といい，健康診断結果や保健指導の内容等もこれに含まれる。

　健康・栄養情報には，疾病状況，自覚症状，血液等の生化学検査結果，血圧，身長・体重等，食習慣，食事内容（摂取する料理，食物・食品，栄養素等，およびその量）などがある。情報収集には，既存資料の活用，新たな調査の方法がある。

1）既存資料を活用する場合

　既に集計・分析を行い調査結果として示された情報を活用する方法と，集計・分析前の元データを活用する方法がある。

2）新たに調査を行う場合の留意点

　対象者の尊厳や人権の尊重，個人情報の保護，その他の倫理的な観点など，次のような配慮が必要である。

①研究者等が**疫学研究**を行う場合（法律に基づき実施される調査や県・市町村が保健事業として行う場合等を除く）は，「疫学研究に関する倫理指針」を遵守しなければならない。

②調査対象者から，**インフォームドコンセント**を受ける必要がある。

③調査で得た個人情報は安全管理のために適正に取り扱わなければならない。取り扱うデータを個人が特定できないように加工して「**仮名加工情報**」あるいは「**匿名加工情報**」にする方法がある。加工の際，削除した事項や加工方法に関する情報も安全管理の対象である。

3. 公衆栄養プログラムの目標設定

（1）公衆栄養アセスメント結果からの状況把握

アセスメントを通して得た情報は，計画における課題の抽出につなげるように，対象集団の実態を示す資料としてまとめる。その際，その情報が活用できるものであるかについても検討する。

1）情報のまとめ方

対象集団の実態を示す資料にするためには，ある一時点のみを示す情報のほかに経年変化を示す情報，あるいは他集団との比較を示す情報にする等の方法をとる。

2）活用できる情報であるかの検討

得られた情報は活用できるものであるか，次の点について検討する。

①集団の代表性：行おうとする公衆栄養活動の対象集団の代表性を保っているかについて，情報元の調査の回収率や調査対象者により確認する。

②情報の項目：課題の抽出に必要な項目が整っているかを，前述のプリシード・プロシードモデルに当てはめるなどして確認する。

集団の代表性を有していない，あるいは情報の項目に不足がある場合は，改めて追加の情報収集を行う。追加の情報収集が難しい場合は，そのような情報であることを承知したうえで可能な範囲で利用する。

（2）改善課題の抽出

アセスメントにより把握した対象の実態から，改善すべき課題を抽出する。改善すべき課題は，公衆栄養活動の目的である対象集団のQOLの向上や健康の保持・増進にかかる分野から抽出する。あわせて，QOLや健康の状態に関連する多様な項目の相互の関連性も考える必要がある。

1）プリシード・プロシードモデルの活用

関連項目の相互関係を考える際，整理がつきやすい方法のひとつにプリシード・プロシードモデルがある。

◪**疫学研究**
特定の人間集団における健康に関する事象の頻度や分布，影響を与えている要因を明らかにする科学研究のこと。

◪**インフォームドコンセント**
対象者が説明を受けて承認すること。研究や調査の場合，その意義，目的，方法，予想される結果や不利益等についての説明を受け，理解のうえで，対象者自身の意思によって研究や調査の対象者になることへの同意。

◪**仮名加工情報**
他の情報と照合しない限り，特定の個人を識別できないように加工した個人に関する情報。

◪**匿名加工情報**
個人を識別できないように加工した個人に関する情報で，当該個人情報を復元することができないようにしたもの。

表5-3 公衆栄養活動に関連する主な既存資料（国が管轄する資料）

資料，調査名	目的，内容
人口動態調査	わが国の人口動態事象を把握し，人口および厚生労働行政施策の基礎資料を得る。
生命表	「平均寿命」は，死亡状況を集約したもので，保健福祉水準を総合的に示す指標として広く活用する。
国民生活基礎調査	保健・医療・福祉・年金・所得等の国民生活の基礎的な事項について，世帯面から総合的に明らかにする。
患者調査	病院・診療所を利用する患者について，その傷病状況等を明らかにする。
衛生行政報告例	衛生関係諸法規の施行に伴う各都道府県，指定都市，中核市における衛生行政の実態を把握する。
国民医療費	国民に必要な医療を確保していくための基礎資料として，わが国の医療保険制度・医療経済における重要な指標とする。
地域保健・健康増進事業報告	地域の特性に応じた保健施策の展開等を，実施主体である保健所および市区町村ごとに把握する。
国民健康・栄養調査	国民の健康増進の総合的な推進を図るための基礎資料を得る。
食中毒統計調査	食中毒の患者・死者の発生状況を的確に把握し，複雑な発生状況を解明する。
乳幼児栄養調査	母乳育児の推進，乳幼児の栄養改善のための基礎資料を得る。
乳幼児身体発育調査	乳幼児の身体発育値，発育曲線を明らかにして，乳幼児保健指導の改善に資する。
介護保険事業状況報告	介護保険制度の円滑な運営に資するための基礎資料を得る。
特定健診・保健指導に関するデータ	医療保険者から国に報告された特定健康診査・特定保健指導の実施結果を集計したもの。
学校保健統計調査	学校（幼稚園，幼保連携型認定こども園，小・中・高校，義務教育学校，中等教育学校）における幼児・児童・生徒の発育・健康の状態を明らかにする。
学校給食実施状況等調査	学校給食の改善充実に資する。
学校給食栄養報告	学校（小・中学校，夜間課程をもつ高校，特別支援学校高等部）給食における食事内容の充実を図る。
食料需給表	食料需給の全般的動向，栄養量の水準とその構成，食料消費構造の変化などを把握する。食料自給率算出の基礎となる。
食品ロス統計調査（平成27年度で終了）	食品の食べ残しや廃棄の減少に向けた取り組みや，関連法に基づく施策の推進等に資する。
家計調査	家計収支の実態を把握して，国の経済政策・社会政策を立案するための基礎資料を提供する。
全国家計構造調査（旧全国消費実態調査）	家計における消費，所得，資産および負債の実態を総合的に把握し，世帯の所得分布および消費の水準，構造等を全国的および地域別に明らかにする。

注）国民の傷病状況については，「国民生活基礎調査」「患者調査」で調査されているが，前者は世帯員が記入，後者は医療施設の

主な資料項目	管　轄
・出生・死亡・死産・婚姻・離婚の数や率	厚生労働省
・平均寿命，平均余命 ※都道府県別や市町村別のものもある。 ※簡易生命表（毎年），完全生命表（国勢調査時）がある。	厚生労働省
・世帯状況，所得の状況，有訴状況，通院状況，介護状況，人間ドック・健診の受診状況	厚生労働省
・推計患者数，受療率，平均在院日数，主な疾病の総患者数	厚生労働省
・栄養士免許交付数 ・特定給食施設・その他の給食施設の種類別施設数，管理栄養士・栄養士数	厚生労働省
・国民医療費：制度区分別，診療種類別，性別，年齢階級別 ・国民医療費・対国内総生産・対国民所得比率の年次推移	厚生労働省
・母子（妊婦，乳幼児）の健診受診人数・保健指導人数 ・健康増進事業（栄養，運動，休養，禁煙，ほか）の指導者数，職員配置状況	厚生労働省
・身体状況，栄養摂取状況，生活習慣	厚生労働省
・発生原因の所在地・名称，発病年月日 ・原因食品名，病因物質，事件数・摂取者数・患者数・死者数	厚生労働省
・母乳育児（授乳）・離乳食・幼児食の状況 ・子どもの生活習慣・健康状態	厚生労働省
・身体（身長・体重）発育値，発育曲線，月齢別・性別・年次別の身長・体重・胸囲・頭囲の推移	厚生労働省
・第1号被保険者数 ・要介護（要支援）認定者数 ・各種サービス受給者数：居宅・地域密着型（介護予防），施設，介護給付・予防給付	厚生労働省
・特定健診・保健指導の対象者数・実施率 ・メタボリックシンドローム該当者・予備群の割合 ・性・年齢階級別の健診結果データの分布　※都道府県別のデータがある。	厚生労働省
・発育状態：身長，体重 ・健康状態：栄養状態，視力，聴力，眼の疾病・異常の有無，歯・口腔の疾病・異常の有無	文部科学省
・学校給食実施率 ・関係職員数：栄養教諭，学校栄養職員，学校給食調理員 ・給食費	文部科学省
・栄養素等平均摂取量 ・使用食品の分類別摂取量	文部科学省
・国内で供給される食料の生産から最終消費に至るまでの総量 ・品目別の国民1人当たりの年間供給純食料，1日当たり栄養量とその推移	農林水産省
・世帯における食品使用量 ・食品ロス量，食品ロス率：世帯員構成別，調査時期別，食事管理者の職業の有無別 　※外食産業を対象にしたものもある。	農林水産省
・世帯収入 ・世帯の支出（食料・品目別，住居，保健　医療，被服，ほか），増減率の月・四半期・年単位の状況	総務省
・家計の収入と支出（支出項目別） ・購入地域，購入先　・資産現在高，負債現在高 ※世帯の種類・区分・世帯主の性別および全国・都市規模・地域別による	総務省

管理者が記入している。なお，「食中毒統計調査」の統計の対象は，保健所である。

　第1段階，第2段階のQOLや健康状況から，対象集団における解決すべき課題を抽出する。対象集団の状況によっては，現時点では第2段階での健康上の問題はないが，将来的にそれにつながる第3段階に問題がある場合は，これを改善課題とする。第1段階，第2段階（あるいは第3段階）で抽出した改善課題に引き続き，第3段階の関連する項目についても改善すべき課題を整理する。

2）課題の優先順位

　現実には課題は複数あがることが多く，優先順位をつける必要が生じる。優先順位は，後述する**実現の可能性**や**重要性**により判断する。

（3）課題設定の目的と相互の関連

　課題設定の目的は公衆栄養活動のターゲットを明確に定めることにある。課題の間には，前提となる課題の解決が続く課題の改善に必須となるような相互の関連がある。例えば，プリシード・プロシードモデルの第2段階の「健康状態」の課題改善は，その前提として同じ第2段階の「行動とライフスタイル」や「環境」の課題改善が必要である。さらにその前提として，第3段階の知識や意欲の面等での「準備要因」をはじめ，「強化要因」「実現要因」の課題改善が必要となる。また，課題の改善時期には，比較的短期のものから中期，長期を要するもの（短期課題，中期課題，長期課題）に分けられ，時間的な順序がある。

　これら課題間の相互の関連や時間的な順序を考慮した課題設定が効果を生む適切な公衆栄養活動の展開につながる。

①**長期課題**：QOLや健康状態の課題。改善に長期の時間が必要であり，計画の
　　最終的な段階での達成を目指す。

②**中期課題，短期課題**：長期課題の改善の前提として改善が必要な課題

　　・短期課題：計画の比較的早い段階での改善が望める課題。

　　・中期課題：改善には前提となる課題（短期課題）の改善が必須となる課題。

　改善時期の時間的な順序からいえば，短期課題で知識面が改善され，次に中期課題で行動面が改善され，結果として長期課題であるQOLや健康状態が改善される。

（4）改善課題に基づく改善目標の設定

　設定した課題に対応させて，**改善目標**を設定する。改善目標の設定は評価につながるように考える。そのため，目標は，「いつまでに・誰の・何を・どのくらいに・どのようにする」のように，期限や値（目標値）も明らかにする。これにより，具体的な施策や事業の計画がしやすくなる。

　目標の期限や値（目標値）である**容認基準**の設定には，①任意の基準，②科学的な基準，③歴史的な基準，④規範的な基準，⑤折衷案による基準，などの方法がある（表5-4）。**科学的根拠**に基づいた設定が推奨され，健康日本21（第二次）の目標設定における基本的考えにもなっている。科学的根拠を確立していくためにも実

◼容認基準
（standards of acceptability）
　指標がいつの時点でどの程度になっていれば，「良し」と認める（容認）かの基準のこと。

表5-4　目標値の設定方法

設定の基準	内　容
任意の基準	合理性のない根拠により（科学的根拠に基づかないで），決定する。
科学的な基準	任意の基準の対極の決定方法。最新の科学的根拠に基づいて決定する。
歴史的な基準	同じプログラムの前回実施した結果や，過去からの推移に基づいて決定する。
規範的な基準	類似の地域・組織・集団を対象に実施されたプログラムの結果に基づいて決定する。
折衷案による基準	専門組織や団体が支持するものや，経験豊富な行政官・研究者・実践者の意見の合意に基づいて決定する。

践場面においても評価を行い，結果を積み重ねていくことが必要であり，大切である。

（5）目標設定の優先順位

目標は，複数の課題に対応してそれぞれ設定される。設定する目標は，1課題に1目標とは限らず，複数の場合も多くあり，結果的に多数となる。これらすべての目標を達成するように公衆栄養プログラムを計画・実施することは難しいため，優先順位をつけることが必要となる。

1）目標の重要性，実現可能性

優先順位は，重要性や実現可能性を考慮する。

①重要性：存在率，緊急性，必要性である。

　・存在率：その目標に関連する（課題をもつ）人の数

　・緊急性：その目標に関連する（課題をもつ）人の増加傾向や予測される影響の強さ

　・必要性：その目標達成が，他の目標達成への必須要件であること

②実現可能性：目標達成（課題解決）のしやすさや科学的根拠，プログラム実施に必要な条件の存在状況などである。

2）優先順位のつけ方

優先順位は，次のようにして決定する。

①重要性，実現可能性がともにあるものを第1優先にする。

②重要性，実現可能性のいずれか一方がある場合は，重要性のあるものを優先するが，政策的な意図などにより効果が出たことをアピールしたい場合などでは実現可能性のあるものを優先することもある。

③重要性，実現可能性がともにないものは除外する。

4. 公衆栄養プログラムの計画，実施，評価

（1）地域社会資源の把握と管理

◆社会資源
公衆栄養活動を行う際に，連携や協力を得る組織・機関や特定の個人，あるいは活用する施設のような人的・物的資源。

社会資源はそれぞれ，有する知識・技術，情報，ネットワーク，資材・機材，施設・設備等の面で，得意な分野や特性がある。

したがって，公衆栄養プログラムの推進においては，ソーシャルキャピタル（p.13参照）を活用し，社会資源にはそれぞれが得意な面や特性に関連した役割を担ってもらう（図5-4）。特に運営面のアセスメントにおいて不足のあった部分を得意とする社会資源から協力を得ることは大切である。このため公衆栄養活動には，地域の社会資源の発掘や把握，管理が必要である。社会資源と良好な協力関係を構築し，維持するためには，常日頃よりの情報交換や相互協力が重要である。

（2）運営面・政策面のアセスメント

公衆栄養プログラムの計画には，**運営面および政策面のアセスメント**が必要である。プリシード・プロシードモデルにおいては第4段階にあたる。

1）運営面のアセスメント

◆人的資源
職種，人数，能力・スキルなど。

◆物的資源
施設，資材・機材など。

プログラムの運営に必要な時間（時期や期間），**人的資源**，**物的資源**，予算に関するアセスメントが必要である。

運営面のアセスメントでは，実施主体自身（内部）における不足に関しては，社会資源との協力の可能性も検討する。人的・物的資源の不足は，新たに補充や強化（教育・訓練）の計画が必要な場合もある。アセスメント結果は，目標の優先順位決定の判断基準である「実現可能性」の要素となる。

2）政策面のアセスメント

改善課題に関連する法律，制度，計画，政策（事業），機関や部署に関する政策

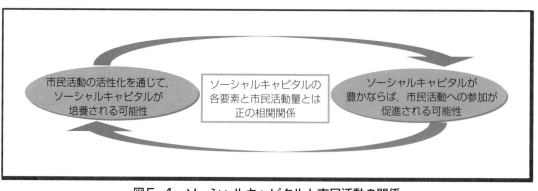

図5-4 ソーシャルキャピタルと市民活動の関係
出典）内閣府経済社会総合研究所編：コミュニティ機能再生とソーシャルキャピタルに関する研究調査報告書，2005

面のアセスメントが必要である。関連する法律や制度がある場合は，計画策定の裏づけとなる。それらが無い場合には，関連する法律や制度の整備が必要になることもある。計画策定をする際は，次の点に留意する。

①関連する計画がほかにある場合は，それらの計画と整合性を図る必要がある。例えば，ある市の健康づくり計画を策定する際は，市の総合計画や他の関連する計画との整合性を図るとともに，国の健康日本21や都道府県の健康づくり計画との関連をふまえる。

②具体的な内容を検討する際は，現行の施策や事業で関連するものがあれば，それらと調整を行い，無駄のないようにする。

③前述の関連する計画や施策・事業を他機関や他部署が所管する場合は，それらの機関や部署との調整が必要となる。

（3）計 画 策 定

改善すべき課題に基づいて設定した目標の達成に向け，運営面・政策面でのアセスメント結果を反映させて計画を立案する。

1）計画の種類

立案する計画には，課題解決にある程度の長い期間を費やす計画（長期計画）で，政策的な意味の強い**基本計画**といわれるものと，課題解決のために実施される個々の事業の具体的な実施法を示す**事業計画**がある。また，基本計画と個別の事業計画の間に，基本計画をどのような事業の組み立てにより実施していくかをより具体的に示す**行動計画**が立てられる場合もある。現行の健康づくり計画や食育推進計画は基本計画に相当する。基本計画と事業計画では規模は異なるが，計画策定の基本的な考え方は同じである。

2）住民，関係機関等とのかかわり方

計画策定の段階で，住民（組織），連携・協力したい関係機関，専門家との合意形成の過程をふむことが，計画策定後の円滑な実施につながる。健康づくり計画や食育推進計画のような規模の大きな計画策定時には，協議内容の範囲や量，関係機関の数が多くなることから，計画策定のための検討会や委員会の設置等の体制整備が必要となる。

3）計画策定のアプローチの方法

計画策定のアプローチの方法には大別すると①課題解決型アプローチと②目的設定型アプローチがある。双方にそれぞれ特徴（利点と欠点）があり，どちらの方法で行うかは策定時の状況により判断する（表5-5）。実際にはそれらの折衷的なアプローチとなることも多い。

①**課題解決型アプローチ**：はじめに，現状分析により課題を明らかにし，その課題解決に向けた対策を検討する。

②**目的設定型アプローチ**：はじめに，どのようになるのが望ましいか理想の姿を

表5-5　住民参加による計画策定のアプローチの方法

	課題解決型アプローチ	目的設定型アプローチ
方法	専門家による現状分析から選び出された課題について，解決策の検討から住民参加により行い，計画を策定する。	目指す理想の姿（方向性）の協議から住民参加により行い，続く課題の抽出，課題解決策の検討を行い，計画を策定する。
利点	比較的短時間で策定できる。統計データに基づいた策定ができる。	目的の共有が図りやすい。
欠点	専門家任せになりやすい。	比較的時間がかかる。住民に高い意識が必要。

出典）厚生労働省：地域における健康日本21実践の手引き，表3-1，健康・体力づくり事業財団，2000を改変

協議し，その理想の姿の実現に向けた対策を検討していく。

4）評価計画

計画策定時には，**評価計画**も立てておくことが重要である。これにより，評価を適切に行うことができる。評価計画では，いつの時点で，何について評価するか（評価指標）に加え，評価のためのデータの入手方法についても押さえておく。

5）計画書の必要性と項目

企画した計画は，**計画書**として仕上げる。計画書にすることで，プログラムの実施について関係者の理解が得られやすく，目的や内容などの共有化を図ることも容易となる。また，計画推進の担当者の異動や関係者・機関の変更・追加があった場合にも，プログラムの実施に継続性が保たれる。

計画書に記載する項目は，基本計画の場合も個別の事業計画の場合もほぼ同じである（表5-6）が，記述する項目の順序や内容が多少異なる。個別の事業計画では，基本計画に比べ，実施日時，対象，内容，予算等の記述が詳細になる。

（4）住 民 参 加

公衆栄養活動はヘルスプロモーションの概念に基づいて行うことから，活動の主体は対象自らである。したがって，地域における公衆栄養活動は，**住民参加**により行うことが大切である。

1）住民参加の方法

住民参加には次のような段階がある。

①住民が希望や不満を述べる，あるいは行政側の情報を聞く段階

②企画に参画して決定にかかわる段階

③活動そのものを主体となって行う段階

計画の策定（企画）の段階からの住民参加によって，行政と住民が目的を共有することは，続く計画の円滑な実施につながる。

2）住民参加の留意点

住民参加は，**コミュニティオーガニゼーション**に基づいて住民が組織的にかかわ

◘住民参加
　宮坂らは著書『地域保健と住民参加』（第一出版，1983）の中で「参加とは，企画またはプランニングから（へ）の参加である」とし，「行政への市民参加ではパートナーシップ（政策決定を共同で行う）が中心ではないかと思われる」としている。

◘コミュニティオーガニゼーション
　地域住民が課題解決等の過程をとおして，住民の組織化を進めていくこと。

表5-6　計画書に記載する項目（例）

記載項目	記載内容／留意点
計画の名称	・正式な名称のほかに，通称を設定する場合もある。 　例：「第2次国民健康づくり対策」では，通称を「アクティブ80ヘルスプラン」とした。
目　的	・計画が最終的に目指す目的を記載する。質的な表現（例えば，「健やかで心豊かに生活する」とか「健全な食生活の実践」など）となる場合が多い。 ・加えて，容認基準を設定して記載する（p.124参照）。
背景や必要性	・計画策定の背景となるQOLや健康状況等の現状，社会的な問題点，それに関連した計画策定の必要性等について記載する。 ・従来の取り組み状況と，その成果や関連する法律・規則等についても記載する。
計画の期間	・計画の実施期間について記載する。
計画の位置づけ	・他の計画等との整合性を図り，各計画との関連性や位置づけを示す。
対　象	・対象となる者・集団の性や年代，その他の健康状況・生活背景等について記載する。 ・特に重点とする対象がある場合は，それについて触れる。
目標（値）	・目的を達成するための目標，目標値を記載する。 ・長期計画では実施期間中にも期限を設け（短期・中期・長期などに分け）記載する。
方　法 （事業実施目標）	・目的・目標を達成するために必要な事業等に関して，実施方法・内容・時期等について記載する。 ・長期計画では概要となる。個別の事業計画では詳細となる。
実施者，スタッフ	・実施の主担当やその他の担当者（専門職種や人数も）について記載する。 ・主に実施主体側に関して記載する。
必要な物品・ 機材等	・実施にあたり，必要な物的資源について記載する。 ・物品や機材だけでなく，施設・設備で必要な場合はそれらについて記載する。 　例：調理室，体育館　など
連携機関，役割	・実施にあたり，連携・協力する（したい）関係者・機関・組織等と，それぞれに期待する役割を記載する。
予　算	・計画を進めるにあたり，必要な予算を記載する。 ・長期計画では概算となる。個別の事業計画では詳細となる。
評価方法	・評価計画を記載する。 ・評価の時期や評価に必要なデータ，把握方法等について記載する。

れるようにしていく。また，住民参加をとおして住民自身の**エンパワメント**（p.11参照）になるように，計画の策定や各種事業を展開していくことも重要である。

（5）プログラムに関連する関係者・機関の役割

　地域における公衆栄養活動は，保健所・市町村保健センターが実施の中心となっている。都道府県や市町村の行政機関には，公衆栄養活動を行う専門職種として，**行政栄養士**が配置されている（小規模市町村においては未配置のところもある）。行政栄養士が地域の健康づくりや栄養・食生活の改善に取り組むための基本的な考え方と具体的な内容について，厚生労働省より基本指針が示されている（p.45，表3-2参照）。表3-2(1)(2)は，施策の優先順位の決定にかかわる業務であり，(2)のPDCA

サイクルに沿って(3)(4)(5)の施策を推進する。また，人材育成は，(2)の課題として位置づけられ，(5)において実施される。

　公衆栄養活動は，住民参加に加え，さまざまな機関や専門職との連携により行う。連携する機関や専門職種は，実施する公衆栄養プログラムにより異なるが，連携する機関の設立趣旨や専門性に沿った役割を担ってもらう。計画の段階からかかわることは，その後の円滑な実施につながる（表5-7）。

1）保　健　所

　地域住民の健康の保持・増進のために行われる保健対策において重要な役割を果たしている。保健所は，都道府県，地方自治法が定める指定都市・中核市，その他の政令で定める市や特別区によって設置されている。保健所の業務は地域保健法で規定されており（p.48，表3-4参照），都道府県が設置する保健所では，市町村相互の連絡調整を行い，市町村の求めに応じて技術的助言，市町村職員の研修その他必要な援助を行うことができるとされている。保健所の業務を行うために，管理栄養士以外に**医師・歯科医師・獣医師・薬剤師・保健師・臨床検査技師・歯科衛生士等の専門職**が配置されている。

　保健所における公衆栄養業務としては，①特に専門的な知識や技術を必要とする栄養指導やその他の保健指導，②給食施設への指導・支援，③市町村相互の連絡調整および市町村への協力や援助がある。

表5-7　公衆栄養プログラムに関連する関係者・機関等

分　野	主な関係者・機関	ボランティア	行政関連機関
保健・医療	病院，診療所，歯科医院　など	食生活改善推進員（協議会），保健推進員　など	保健所，市町村保健センター　など
福　祉	児童福祉施設，高齢者福祉施設などの社会福祉施設	民生委員，配食ボランティア　など	社会福祉事務所，民生事務所　など
学校・教育	幼稚園，小・中・高等学校，大学，専門学校，PTA，図書館　など		教育委員会　など
保健医療従事者団体	栄養士会，医師会，歯科医師会，薬剤師会，看護協会　など		
マスメディア	新聞社，放送局，ミニコミ誌社　など		
大学・研究機関	大学・研究機関（研究者）　など		
食料生産・流通・販売	農業協同組合，漁業協同組合，食品製造・販売関連企業，同業者組合（飲食業組合など），商工会，商店街　など		農業改良普及所　など
地域・自治	町内会・自治会，子ども会，老人クラブ，各種趣味・スポーツクラブ　など		
職　域	地域にある企業（給食・保健分野），労働組合　など		

①の栄養指導や②を行う者として**栄養指導員**が任命される。その他，国民健康・栄養調査の地域における具体的な実施も重要な業務である。

2）市町村保健センター

市町村が住民に対して行う健康相談や保健指導，健康診査やその他の地域保健に関連する事業を実施する拠点である。母子保健法に基づく**1歳6か月児健診**や**3歳児健診**，妊婦教室や離乳食教室などの事業，介護保険法に基づく**介護予防事業**など，住民に身近なサービスが行われている。高齢者の医療の確保に関する法律に基づく**特定健診・特定保健指導**も行っている。管理栄養士以外には保健師や歯科衛生士等が配置されている。

3）保健医療福祉分野の専門職能団体

公衆栄養活動において最も中心となる専門職能団体として，管理栄養士・栄養士で構成される栄養士会がある。栄養士会は都道府県ごとに設置され，さらにそれらを構成員として**日本栄養士会**が組織されている。ほかに保健・医療・福祉分野に従事する専門職の団体としては，医師会，歯科医師会，看護協会，薬剤師会，介護福祉士会等がある。各団体はそれぞれの専門性をいかした公益活動を展開している。

4）ボランティア

公衆栄養活動における最も中心的なボランティアとして，**食生活改善推進員**（愛称はヘルスメイト）がある。保健所や市町村の養成講座の修了者で，「私たちの健康は私たちの手で」をスローガンに，地域で食をとおしての健康づくりを展開している。市町村単位での協議会から保健所単位，県単位があり，全国組織がある。昭和30年代から組織され，わが国の公衆栄養活動において歴史のある重要なボランティア組織である。

食生活改善推進員以外にも，子育て支援，運動推進，障害者支援などいくつかの分野ごとにボランティア組織がある。

5）NPO（Nonprofit Organization）

NPOは民間非営利組織で，営利を目的とせず，活動の実費のみの徴収，あるいは会費や寄付等により社会貢献活動を行う。それぞれ得意とする分野をもち，専門的知識や技術・技能，独自のネットワークを有している。栄養・食生活に関連する分野を得意として活動するものもある。

6）民間企業および団体

民間企業はそれぞれの専門分野において，技術や能力，独自の対象者層への影響力・広報力等をもっている。これらの力が公衆栄養活動に提供されることは非常な公益となる。協力を得るためには，先方（民間企業）にもメリットがあるように考慮する必要がある。また，民間企業は職域保健としての役割をもっている。事業所給食等における栄養教育は企業内にとどまらず，地域への波及効果も期待される。

食品の生産・流通・販売に関連する企業や店舗で組織する団体では，公益性を役割にもち，消費者への情報提供や体験活動等を行っている。

□**栄養指導員**
健康増進法第19条に規定される。同法第18条第1項に規定する業務のうち，給食施設への指導および栄養指導に係るものを行うものとして，都道府県知事が，医師または管理栄養士の資格を有する都道府県，保健所を設置する市または特別区の職員のうちから任命する。

●食育推進会議に，歯科医師として参加して●

　一日の仕事も終盤にさしかかった頃，「さて，今日の夕飯は何を食べようか」という考えが頭をよぎることがあります。そんな日常の何気ない想いも食育へつながる一歩かもしれません。機会を得て，地元の市が開催する食育推進会議に委員として出席しました。そこでは食育の意味に，改めて（というより初めて）気づかされた，というのが率直な感想です。

　食育という言葉は知っていても，それを説明するのは難しいです。筆者が子どもの頃には，食育は家庭でも子育てとしつけの基本であり，普通の生活の中にごく普通に存在していた，いわば空気みたいなものでした。普通に（何気なく）存在するものを意識させることは大変難しいことです。単に食に興味があるからといって，即「食育」につながるわけではありませんが，その食に対する興味の萌芽を育てるのが，管理栄養士・栄養士さんの腕の見せどころではないでしょうか。学問として体系化され，一方で，昨今の社会事情などの変化から生活習慣病がはびこるようになり，改めて原因を探ったところ，その原因のひとつに「食育の荒廃」があげられることがわかってきた結果，正しい「食育」も生活習慣病克服に欠かせないことであると理解されてきたと考えられます。

　当初は，どのような会議になるのか戸惑いがありましたので，歯科医師というよりむしろ，一個人として会議に参加しました。会議では，会が主体となって中高生や地域住民に働きかけ，まず「食」に関して興味のある人たちを対象としてイベントを行う，インターネットを活用して情報を発信するなど，いろいろな意見が出されました。会議を重ねるうちに，歯科医師として疑問が湧いてきました。それまでは，「食べる」という面から食事や食材，それをバランスよくとるための知識を身につけること，食事の環境，さらには食文化を考えるなど，食物や食生活を中心に考える会議であったように思えました。確かに「食育」を考える時にはそれが第一にあるべきでしょうが，摂食するのは人です。ということは，食するための道具，すなわち歯や歯茎，顎といった口腔器官も「食育」の場で考えられてもよいのではないか，と考えるようになりました。

　「8020運動」という言葉を聞いたことがあると思います。「8020運動」は，日本人の平均寿命80歳でも20本の歯を残し，楽しい食生活を送れることを目指した運動のスローガンです。残った歯の数が20本あれば食品の咀嚼が容易であり，食生活にほぼ満足できるといわれています。楽しく充実した食生活を送り続けるためには，全ライフステージで健康な歯を保つことが大切です。会議の結果，市の食育推進の基本的な考え方の中の「元気につながる食育」の施策のひとつとして「噛む力の育成」という項目を入れていただき，歯科医師として参画できてよかったと思いました。

　また，地元歯科医師会では一般市民を対象に「歯の市民フェスティバル」という催しを行っていますが，ある年は食育推進会議で話題となった「具だくさん味噌汁」を提供しました。管理栄養士の方たちとの事前打ち合わせの際，食事バランスガイドの話になり，この料理は○○kcal，こちらは○○kcalと，即座に教えてくださり，まさに「栄養」を「管理」していると実感した次第です。

　最後に，自分が特に食に興味をもったきっかけを紹介したいと思います。ひとつは，昼食時や深夜に放送されるテレビの料理番組，そしてもうひとつはマンガ（小学館の「玄米せんせいの弁当箱」と「ひよっこ料理人」，「築地魚河岸三代目」）の影響です。やはり，メディアの力はすごいものです。

（原田　泰：歯科医師，原田歯科医院）

（6）評価の意義と方法

　評価は，効果的・効率的な公衆栄養活動の展開のために必須であり，PDCAサイクルの中でも重要である。

1）評価の種類

　評価は，評価する項目や内容によりいくつかの種類がある。主なものは，**経過評価，影響評価，成果評価**で，そのほか，**経済評価，総合評価**がある（表5-8）。

　a. 経過（過程，プロセス）評価，影響評価，成果（結果）評価　　計画の実施状況や実施による影響・成果に関して行う評価。それぞれ順にプリシード・プロシードモデルの第6段階，第7段階，第8段階にあたり，アセスメントの流れと逆の流れをとる。評価を行うことは，第1段階から第4段階のアセスメントを行う時から視野に入れておく。

　b. 経済評価　　計画の実施による影響や成果（結果）について，経済的な視点で行う評価。主に，費用効果分析や費用便益分析がある。

　c. 総合評価（総括的評価）　　最終的な評価。すべての評価を網羅した統括的な評価。

2）経過（過程，プロセス）評価

　経過評価は，計画したとおりにプログラムが展開されているかを評価する。プリシード・プロシードモデルでは第6段階にあたる。

　プログラムは時間の経過の中で実施されるため，実際には対象の実態や実施主体側の状況は，実施の段階では計画策定時と多少変化をする。これらの変化等はプログラムが計画どおりに実施できない，あるいは何らかの支障をきたす原因となる場合もある。評価項目は次のとおりで，運営面のアセスメントでチェックした項目も多く関係する。

　①プログラムの実施状況：計画どおりの時期や回数の実施，など
　②参加者の状況：参加の状況，満足度，など
　③スタッフの状況：人数，満足度，専門能力・スキル，など
　④関係機関の協力状況：機関の数，役割分担，など
　⑤ニーズへの対応状況：必要な人に届いているか，など

　参加者の満足度等の把握には，質問紙法の他にインタビュー法も用いる。経過評価は，計画の実施期間中に評価計画に基づいて適時に定期的に行う。

3）影響・成果（結果）評価

　影響・成果評価は，計画推進の効果として計画の実施期間中およびプログラム実施後に現れた対象の実態の変化を評価する。プリシード・プロシードモデルでは影響評価は第7段階，成果評価は第8段階にあたる。

　評価項目は次のとおりである。

　①影響評価の項目：プリシード・プロシードモデルの準備要因，強化要因，実現

表5-8　評価の種類と評価の視点，対象

評価の種類		評価の視点	評価の対象
経過・影響・成果に関して行う評価	経過評価	計画したプログラムがどのように実施されているか	プログラムの実施状況，スタッフや参加者の状況などについて評価する
	影響評価	プログラムの直接的な効果がどのようであるか	準備，実現，強化要因や行動，環境の状況について評価する
	成果評価	企画段階当初に検討した健康状態やQOLがどのようであるか	罹患率，有病率，死亡率，QOL関連の指標等の状況について評価する
経済評価（影響や成果について経済的な視点で行う）	費用効果分析	プログラム実施に投入した予算でどのくらいの影響や成果があったか	影響や成果の1単位当たり（例：減量成功者1人当たり）にかかった費用をみる
	費用便益分析		影響や成果を価格に換算（便益）して，かかった費用に対する比をみる
最終的な評価	総合評価	プログラム全体の影響・成果がどのようであるか	すべての評価を包括して評価する

要因，環境，行動とライフスタイルで，比較的早い段階の短期やそれに続く中期で達成が期待できる目標（短期目標，中期目標）に関する評価となる。

②成果評価の項目：QOLや健康に関する項目で，長期目標に該当する。

影響評価の項目に変化があることが，成果評価の項目の変化の前提となる。そのため，影響評価の変化が計画した目標に達しない場合は，成果評価の目標達成は難しい。成果評価の結果は，計画の最終的な目的達成とも関連するものであり，計画そのものの評価となる。

4）評価結果のフィードバック

◪フィードバック
評価結果を，計画の修正，あるいは続く計画策定にいかしていくこと。

評価は**フィードバック**されて初めて評価を行う意義がある。評価結果のフィードバックを行い，PDCAサイクルの過程を繰り返してスパイラルアップ（p.4，図1-3参照）していくことが，効果的・効率的な公衆栄養活動を的確に，かつ発展し続けて行うための必須要件である。

a. 経過評価の結果のフィードバック　計画どおりに実施できていない，あるいは何らかの支障がある場合は，計画の実施途中でも計画の修正を図る。計画の実施期間の終盤で修正が間に合わないなどの場合は，続く計画の策定に反映していく。

b. 影響評価の結果のフィードバック　目標に達していない場合は，その原因を検討し，プログラム実施の方法等の修正あるいは目標の修正を行う。逆に，目標を上回る成果を生んでいる場合は，目標値の上向き修正，達成時期の修正，目標項目の見直しなどを図る。

c. 成果（結果）評価の結果のフィードバック　続く計画の策定に反映させ，目的や長期目標設定にいかす。

d. 経済評価の結果のフィードバック　　続く計画の策定に反映していく。

（7）評価の実際

1）基本計画（健康日本21，食育推進基本計画等）についての評価

　一般的に長期計画となる基本計画では，設定した目標に関する指標について，**ベースライン値からの変化**や，**目標値の達成状況**により評価を行う。健康日本21や食育推進基本計画等の評価も，これにより行われている。健康日本21の最終評価では，目標達成状況の判断について，単なる数値の変化ではなく，**標本誤差**を考慮し，検定を行う等の統計的手法を用いている。

　評価のためのデータは，ベースライン値の把握と同様の方法（調査方法）により，評価時点（あるいは定期）で把握できるよう**モニタリングシステム**を構築しておく必要がある。国民健康・栄養調査は，健康日本21の主要なデータ取得を行う調査で，国の健康増進施策のモニタリング調査となっている。

2）公衆栄養プログラムの効果についての評価

　主として，疫学研究の方法を用いる。疫学研究の方法には，**無作為化比較対照試験**（RCT：randomized controlled trial），**コホート研究**，**介入の前後比較**（前後比較研究），**症例対照研究**（ケース・コントロール研究）がある。これら疫学研究の方法以外に，事例を評価する方法もある。実践現場における各種公衆栄養プログラムの評価結果は科学的根拠に基づく公衆栄養活動を実践していくために重要な情報であり，積み重ねていくことが大切である。

　a. 無作為化比較対照試験による評価　　対象を無作為に，プログラムを実施する群（**介入群**）と実施しない群（**対照群**）に分け，プログラム実施の有無による評価指標の変化の違いから，プログラムの効果を評価する。無作為に分けることで，両群の条件を一致させることができる。しかし，公衆栄養活動であるため，プログラムを実施する群としない群に分けることは平等性の点で実施が難しい面がある。実際には，平等性を保つために**クロスオーバー法**を用いる等の工夫をしている。

　b. コホート研究による評価　　プログラムを実施した時点をスタートとして，プログラムに参加した群（**参加群**）と参加しない群（**対照群**）のその後の評価指標の変化の違いから，プログラムの効果を評価する。無作為化比較対照試験に比べ，参加した群としない群の2群間の条件に違い（例えば，改善意欲の高い者が参加し，改善意欲の低い者が参加しない）がある可能性がある。

　c. 介入の前後比較による評価　　プログラムの実施前と後での評価指標の変化から，プログラムの効果を評価する。対照群がないため，もたらされた変化がプログラムによるものかは明確にはできない。長期計画で多数かつ広域を対象とする健康日本21等の評価は，この方法を用いている。

　d. 症例対照研究による評価　　評価指標となる健康指標や行動等のある群（**症例群**）とない群（**対照群**）に分け，各群の過去のプログラムの実施の有無の比較

◎**標本誤差**
　全数調査（対象集団のすべてを調査する）に対し，標本調査（対象集団の一部を選択して調査する）により生じる結果の差。

◎**モニタリングシステム**
　対象集団に起きる変化や影響（期待する効果や心配される逆の効果等）を，継続的に測定するためのデータの把握に関する方法（対象，調査法等），実施時期，分析方法等のしくみ。

◎**クロスオーバー法**
　介入群（A群）と対照群（B群）に分けた対象を，途中で入れ替える方法（A群：プログラムの実施あり→実施なし，B群：プログラムの実施なし→実施あり）。
　異なる内容のプログラムを2つ用意し，それぞれいずれか一方の内容で開始し，途中（中間）で他方の内容に入れ替える場合もある。例えば，肥満解消プログラムの際，運動指導と栄養指導の2つを用意し，前半に運動指導，後半に栄養指導の順で行う群と，前半に栄養指導，後半に運動指導の順で行う群を設ける。

から，プログラムの効果を評価する。症例群と対照群の性・年齢等をできるだけ一致（マッチング）させて行う。

●食育イノベーション：浜名給食研究会の活動●

"安全・安心な食事を提供するだけではない。給食利用者に「これ食べたい。また食べたい」と思わせたい。"

浜名給食研究会は，食の楽しみが倍増するようなメニューづくりを目指して，静岡県湖西市内の給食施設で組織されている会です。構成メンバーは，企業・病院・教育施設・福祉施設などさまざまです。学校や幼稚園など昼食のみを提供する施設から，病院など3食すべてを提供する施設まであり，給食に対する考え方も多様でそれぞれ異なるところがあります。

会の活動のひとつとして食育推進にも力を入れています。市が主催する地場産物を使ったオリジナルレシピを募集するコンテストの審査に参加するとともに，応募されたレシピを予算，調理時間，盛り付け方法などについて給食用にアレンジして提供しています。またこれらレシピを，高齢者から働き盛りの人，さらに子どもまで幅広い年齢層に対してPRもしています。コンテストに応募されたレシピの中には高校生が自由な発想で作成したものもあり，視点を変えてみることの大切さを改めて感じます。

会のメンバーは，それぞれの施設で食育活動を行っています。ある小学校では，行事食や日本各地の郷土料理，世界の料理を参考に，さまざまな食体験を提供する活動をしています。また，自分でお菓子の袋を開けたり，果物の皮をむいたりできるように，家庭と連携して取り組んでいる保育所などもあります。

給食施設は，食材の選定，栄養バランスや彩りの配慮，単価計算などメニューづくりを行い，他から干渉されることが少ない管理栄養士・栄養士の独壇場で，本来の技量を発揮できる職場といえます。しかし，どの給食施設も1名配置が多く，外部との接触も限られた環境にあります。そのため，給食施設の管理栄養士・栄養士は，行政と個々の組織との連携だけでなく，生産者や食材店舗の経営者など食に関する他業種とも交流し，メニューづくりや食育にいかしたいと思っています。行政（行政栄養士）には，このような食に関する他業種との交流ができるような取り組みを期待します。

給食は，多くの人との連携が必要不可欠です。現状に満足することなく，新たな連携から情報や刺激を得て，常に新たなメニューづくり，給食を通した食育推進に挑戦しています。

（中嶋豊人：浜名給食研究会会長）

演習問題

❶ PDCAサイクルの各段階について，その概要を簡単に述べてみよう。

❷ 公衆栄養活動を行う場合に必要なアセスメント項目について，プリシード・プロシードモデルに当てはめて考えてみよう。

❸ 社会調査法について，その概要を整理してみよう。

❹ 目標設定において優先順位をつける場合に，考慮すべき事項について考えてみよう。

❺ 公衆栄養プログラムの計画書を作成する必要性と，計画書に記載する項目について整理してみよう。

❻ 次にあげる事項は，経過・影響・成果のいずれを評価するのにふさわしいか考えてみよう。

    ⓐ住民の味噌汁塩分濃度の平均値や低濃度の者の割合
    ⓑ高血圧者の割合
    ⓒＡ市が行う公衆栄養活動へ協力するボランティアの数
    ⓓ地域における低塩等のヘルシーメニューの提供や栄養成分表示を行う店の数
    ⓔ血圧と塩分，血圧と体重との関連に関する知識をもつ人の数
    ⓕ関連する各種事業の実施時期・回数・参加者数
    ⓖ栄養成分表示の食塩相当量を確認して食品を購入する人の数

参考文献
・ドラッカー PF／上田惇生編訳：マネジメント【エッセンシャル版】基本と原則，ダイヤモンド社，2001
・グリーン LW，クロイター MW／神馬征峰，岩永俊博，松野朝之，鳩野洋子訳：ヘルスプロモーションPRECEDE-PROCEEDモデルによる活動の展開，医学書院，1997
・グリーン LW，クロイター MW／神馬征峰訳：実践ヘルスプロモーションPRECEDE-PROCEEDモデルによる企画と評価，医学書院，2005
・水嶋春朔：地域診断の進め方 根拠に基づく健康政策の基盤，医学書院，2002
・近藤克則編：検証「健康格差社会」介護予防に向けた社会疫学的大規模調査，医学書院，2007
・厚生労働省：地域における行政栄養士による健康づくり及び栄養・食生活の改善の基本指針について，2013
・徳留裕子，東あかね編：新版公衆栄養学実習ワークブック，みらい，2020
・厚生労働省：「日本人の食事摂取基準（2020年版）」策定検討会報告書，2019
・日本疫学会 監修：はじめて学ぶやさしい疫学（改訂第３版），南江堂，2020
・岩永雅也，大塚雄作，高橋一男編：社会調査の基礎，放送大学教育振興会、1996
・近藤克則編：ソーシャルキャピタルと健康・福祉－実証研究の手法から政策・実践への応用まで－，ミネルヴァ書房，2020
・保健師ジャーナル第76巻6号，医学書院，2020
・津下一代ほか：健康日本21（第二次）地方計画推進のために―地方自治体による効果的な健康施策展開のための既存データ（特定健診データ等）活用の手引き，2013，http://www.ahv.pref.aichi.jp/hp/menu 000000800/hpg 000000786.htm
・スパノフ RA／上畑鉄之丞監訳：根拠に基づく健康政策のすすめ方，医学書院，2003
・松本千明：保健スタッフのためのソーシャル・マーケティングの基礎，医歯薬出版，2004
・厚生労働省 厚生科学審議会地域保健健康増進栄養部会，次期国民健康づくり運動プラン策定専門委員会：健康日本21（第２次）の推進に関する参考資料，2012
・宮坂忠夫編：地域保健と住民参加，第一出版，1983
・生田恵子，池田信子，岡田尚久，小島光洋，平野かよ子：健康日本21地方計画策定支援ガイドブック，健康・体力づくり事業財団．2003
・厚生省：地域における健康日本21実践の手引き，健康・体力づくり事業財団，2000
・文部科学省，厚生労働省，経済産業省：人を対象とする生命科学・医学系研究に関する倫理指針（一部改正），2022

第6章 公衆栄養プログラムの展開

- ・地域・職域における公衆栄養活動を実際に展開するうえでの考え方や背景について知識を養う。
- ・これまでに実施されてきた具体的な公衆栄養活動の事例をとおして，地域特性，食環境づくり，集団特性を視野に入れたプログラムの展開について学ぶ。
- ・公衆栄養活動の実際について，これまでに得られた知識や技術を統合し，より客観的で総合的な視野から対応できる力量の形成を目指す。

1. 地域特性に対応したプログラムの展開

（1）健康づくり

1）地域社会の健康づくり：ヘルスプロモーションの理念に基づく活動

　第3次国民健康づくり運動である「健康日本21」は，2011（平成23）年10月に最終評価が報告された。この評価を基に，2013（平成25）年度から2022（令和4）年度までの「21世紀における第2次国民健康づくり運動（健康日本21（第二次））」が策定され，この中で個人による健康づくりだけでなく，地域社会の健康づくりが強く打ち出された（p.70参照）。

　このような健康づくり活動は，ヘルスプロモーション（p.10参照）の理念に基づき，「住民」が担い手となることから，住民一人ひとりの能力の向上と住民組織活動の強化が必要である。住民自らが目的をもち，実行，評価できる自立した組織となるべく，行政は活動に関連する社会資源の活用，支援的環境整備，公共政策づくり等を担う。つまり，住民主体の健康づくりがより効果的に働く社会環境の改善につながり，地域社会の健康づくりの目標となっていく。

2）企業，団体，自治体による取り組み

　地域だけでなく，企業も健康づくりに動き始めている。スマート・ライフ・プロジェクトは，「健康寿命をのばしましょう」をスローガンに，すべての国民が人生の最後まで元気に健康で楽しく毎日が送れることを目標とした厚生労働省が進めている国民運動である（p.74参照）。「適度な運動」「適切な食生活」「禁煙・受動喫煙防止」「健診・検診の受診」をテーマに，健康づくりに賛同し取り組む企業・団体・自治体と協力・連携しながら推進している。適度な運動では，「毎日プラス10分の運動」として，通勤時のはや歩き，掃除や庭いじりなど，適切な食生活では，野菜

摂取量の目標350 gに対し約70 g不足*していることから，「毎日プラス一皿の野菜」を掲げ，日常生活で容易に取り組める生活習慣の改善を提案している。地域住民だけが対象ではなく，企業による社員の健康づくりに対する取り組みも含まれ，ホームページ上で活動団体の登録ができる。

　また，日本再興戦略に基づく「国民の健康寿命の延伸」の取り組みのひとつとして，経済産業省による**健康経営銘柄**制度が2014（平成26）年度から始まった。これは，企業が経営的視点から従業員等の健康管理に取り組み，**健康経営**を実践することで，従業員の活力向上や生産性の向上を目指し，結果として業績向上や株価向上につなげ，活力ある社会の実現を目指すものである。

　近年の健康づくり活動の特徴として，ソーシャルキャピタルを活用した取り組みがあり，事例1に大学との連携による街づくり事業を紹介する。わが国では，古くから町内会や自治会等の地縁活動が存在した。しかし，主に人の入れ替わりの激しい都市部においては，若年層の加入率低下や会員の高齢化などにより活動の縮小化がみられている。そのため，若者を巻き込む地域社会づくりが注目されている。

（2）食　　　育

　食育基本法が制定されてから十数年が経過し，2021（令和3）年からは**第4次食育推進基本計画**がスタートしている（p.77参照）。

　平成27年度乳幼児栄養調査（厚生労働省）で，社会経済的要因として「経済的な暮らし向き，生活の中の時間的なゆとり，総合的な暮らし」について聞いており，中でも経済的な暮らし向きが「ゆとりなし」（「あまりない」「全くない」）と回答した保護者の割合は37.5％であった。「ゆとりあり」（「ある」「ややある」）で，魚，大豆・大豆製品，野菜，果物の摂取頻度が高く，「ゆとりなし」で，菓子（菓子パン含む），インスタントラーメンやカップ麺の摂取頻度が高い傾向がみられた。このような経済格差を背景とした健康格差や単独世帯またはひとり親世帯による子どもの孤食が社会問題となっていることから，日本各地で**子ども食堂**への取り組みが始まっており（p.30参照），第3次食育推進基本計画の重点課題2「多様な暮らしに対応した食育の推進」の中で取り上げられ，第4次基本計画においても「貧困等の状況にある子供に対する食育の推進」の項目でふれられている。

　また，2017（平成29）年3月に，幼稚園，小学校，中学校，特別支援学校の**学習指導要領**が改訂され（高校は2018（平成30）年3月改訂），幼稚園では2018（平成30）年4月から，小学校は2020（令和2）年4月，中学校は2021（令和3）年4月から全面実施となる。とりわけ，小学校学習指導要領では，食育の推進について「体育科，家庭科及び特別活動の時間はもとより，各教科，道徳科，外国語活動及び総合的な学習の時間などにおいてもそれぞれの特質に応じて適切に行うよう努めること」とされており，科目を横断した学校教育全体での食育の取り組みが期待されるところである。

＊国民健康・栄養調査の結果，成人の野菜摂取量は約280 gであった。

◪健康経営銘柄
　健康経営銘柄の選定にあたって，国内すべての上場企業を対象に，従業員の健康に関する取り組みについての調査を行っている（2016（平成28）年度の回答法人数726社（法人））。調査項目のひとつに「食生活改善に向けた具体的な支援（研修・情報提供を除く）を行っているか」がある。

◪健康経営
　NPO法人健康経営研究会の登録商標である。

◪子ども食堂
　NPO法人（特定非営利活動法人）や民間ボランティア団体または地方自治体によって，運営されている。食堂を利用する子どもの食事代は無料または安価な設定とし，子どもたちも自ら調理を手伝ったり，掃除をしたり等，正しい生活習慣や生きる力の形成の場ともなっている。また，大学生の学習ボランティアによって学習支援なども行われ，共食によるコミュニケーションや豊かな食体験の場の提供だけではない側面をもつ活動も多い。

◪学習指導要領
　学校教育法施行規則に基づき，文部科学省が定めた教育課程の基準。ほぼ10年ごとに改訂される。なお，幼稚園は「幼稚園教育要領」である。

事例1　地域特性に対応した健康づくり：人材育成を基盤とした街づくり事業

　北九州市は，1960年代の激しい公害を産学官民連携による取り組みで克服した経験を基に，国連（ユネスコ）で推進されている「持続可能な開発のための教育（Education for Sustainable Development：ESD*）」に取り組んでいる。2012（平成24）年に市内10大学が連携・協力して「まなびとESDステーション」を設立し，従来の座学を中心とした教育プログラムに加え，フィールドワークを含む実践活動によって，街の将来を担う人的資源となる大学生を中心とした人材育成事業を行っている（文部科学省大学間連携共同教育推進事業）。

●活動内容　　環境，健康，福祉，人権，国際理解，ジェンダーについてなど多岐にわたる。

①活動のコンセプトと参加者：「この街では誰もが生徒，誰もが先生」をコンセプトに，大学教員，企業経営者，行政，NPO法人やボランティア団体代表，市場の店主など，地域のあらゆる場面に存在する「先生」と「生徒」が参画している。

②管理栄養士養成校の学生による食に関する活動：食生活ミニアドバイスや市民対象の健康教室を開催。

●参加を促す広報活動　　平成22，23および26年の国民健康・栄養調査の結果から，**健康格差が浮き彫**りになり（第2・3章参照），社会経済的弱者には健康問題を抱えた者が多く存在している。健康に関する教育を受けたり情報を得たりすることができない，健康的な食物へのアクセスが整っていないなど，地理的条件も健康格差に関与するといわれている。このように，さまざまなライフステージや社会背景をもった人の参加を促すために，ESDステーションでは，チラシ，ポスター，市政だより，フリーペーパーなど従来からの紙媒体による広報活動や，インターネットを活用してホームページでの情報提供・更新，さらにSNS（social networking service）と連動させた参加募集や活動報告を行っている。

●活動の成果

①学生側の利点：異なる世代の人々との交流や，企業・行政など社会人とのかかわりにより，コミュニケーション能力などの対人スキルが身に付く。また，「朝食をほとんど毎日食べない者 13.3％」「1週間のうち料理をまったくしない者 20.3％」といった食の乱れが著しい大学生が，食に関する事業に自らかかわることにより，自身の食生活を見直し，改善するきっかけを獲得できる。

②地域側の利点：マンパワーの提供を受けるだけでなく，若年層が街に何を求めているのか直接声を聞き，街づくりにいかすことができる。

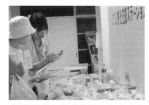

管理栄養士養成校学生による食生活ミニアドバイス

*持続可能な開発のための教育（Education for Sustainable Development：ESD）：環境，貧困，人権，平和，開発といった世界に存在するさまざまな問題を，自らの問題として捉え，身近なところから取り組む（think globally, act locally）ことにより，これらの問題の解決につながる新しい価値観を生んだり，行動に踏み出したりすることによって，持続可能な社会を創造していくことを目指す学習や活動のこと。2001年に策定されたミレニアム開発目標（Millennium Development Goals：MDGs）の後継として，2015年9月（ニューヨーク国連サミット）に採択された持続可能な開発のための2030アジェンダ（SDGs）（p.80参照）では，MDGsで残された課題（例：保健，教育）や新たになった課題（例：環境，格差拡大）に対応すべく，新たに17目標・169ターゲットからなる持続可能な開発目標（Sustainable Development Goals：SDGs）を策定。2016〜2030年の国際目標としているが，その中の目標4「質の高い教育の提供」において，ESDの概念が取り入れられている。

　　　　　これをふまえて，学校教育現場で栄養教諭が中核となって食育を実践するために，2017年3月に「栄養教諭を中核としたこれからの学校の食育〜チーム学校で取り組む食育推進のPDCA〜」が示された。学校において，校長など管理職者や学級担任など全教職員が栄養教諭を中心とした食育推進体制について認識を深め，学校全体から食育推進の協力を得るには，栄養教諭自身が求められる役割を自覚し，専門性をいかして教職員，関係機関・専門家，家庭・地域との密な連携を図り，子ど

もたちの健康の保持増進に向けて健全な食生活の実現に取り組み，取り組んだ活動の**見える化**を行うことが重要である。この中では，食育推進の成果や栄養教諭の配置効果などを明確にするために，活動指標（アウトプット）および成果指標（アウトカム）による取り組みの評価が示されている（図6-1）。保護者との意見交換，地域住民の理解など，さまざまな機会を通じて取り組みの成果が周知されることにより，今後さらに学校，家庭，地域の相互理解が深まり，連携体制の改善・強化が求められている。

　食育の推進には，その担い手となる人材が必要で，**食生活改善推進員**（p.131参照），管理栄養士・栄養士養成校学生等がボランティアとして活動している。事例2および表6-1に，地域全体への拡大と食育実践の人材育成の事例を紹介する。

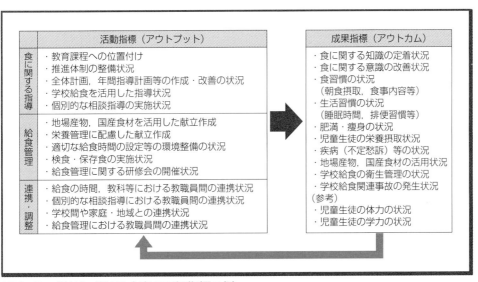

図6-1　学校における食育の評価指標の例

出典）文部科学省：栄養教諭を中核としたこれからの学校の食育，p.26，2017

事例2　食育実践の地域全体への拡大と人材育成：東播磨県民局における食育推進事業

　食育基本法制定前の効果的な食育プログラムの開発を目的に，大学との連携・協力により行われた。
● **初年度**　　モデル園（幼稚園）2か所を設け，**準実験デザイン**＊による介入教育と評価を行った。
● **2年目：人材育成と園での食育の定着**　　その後，下記の①と②を並行して行い，東播磨圏域（3市2町）への食育実践の拡大に成功した（表6-1）。
①地域活動栄養士対象：研修会を実施して，受講者を食育サポーターとして任命・登録し，食育実践を希望する園へ派遣する制度を構築して実施園を増加していった。
②保育士対象：保育士研修会や調理師研修会で食育サポーター研修やワークショップを実施し，食育プログラムをマニュアル化してガイドブックを作成し，各園に配付した。保健所を拠点に食育授業に必要な媒体等のレンタル制度を設け，保育士自らが食育実践できる能力を身に付ける体制を構築した。
● **3・4年目：保幼小の教育連携**　　3年目には幼小の教育連携を目的に，モデル校1校での食育の実践・評価を行った。その翌年には，小学校区での食育推進ネットワークを構築し，オープンスクール等を利用した学校区単位での食育の理解促進活動を進めた。

●新たな課題　　近年，「幼児期から児童期の教育で，自制心や耐性，規範意識が十分に育っていない。小学校1年生等の教室では，学習に集中できない，教員の話が聞けずに授業が成立しない」など，いわゆる**小1プロブレム**が問題視されている。また，保育所には給食があるが幼稚園にはない，公立と私立等，異なる環境で教育や保育を受けた幼児が同じ小学校に集まるため，食育においても保幼小を横断し，円滑な接続教育がなされるよう，各行政区域での取り組みや組織体制への理解が重要である。

＊準実験デザイン：無作為割付を含まない2群間での介入効果の比較をする評価デザイン。例えば，A小学校には食育授業を実施（介入群），B小学校には実施しない（対照群）。

表6-1　東播磨食育推進事業の展開

年　度	初年度	2年目	3年目	4年目
事業名	園・家庭・地域をむすぶ食育推進事業	園から家庭，地域をつなぐ旬をいかした食育推進事業	園から家庭，地域へつなぐ食育推進事業	旬をいかした食育の推進〜東播磨食育トライやるひろば〜
事業経費	地域保健医療行政推進事業	地域戦略事業1年目	地域戦略事業2年目	地域戦略事業1年目（新規拡充）
実施内容　事業検討会	年2回開催	年2回開催	年3回開催	年3回開催
実施内容　保育所・幼稚園における食育の定着	○食育プログラムの開発（モデル幼稚園2か所）：大学との協力	○食育推進ガイドブック作成●食育サポーター研修開催①地域活動栄養士対象の研修会を実施し，食育サポーターとして園へ派遣②保育士研修会および調理師研修会にて，食育ワークショップを開催◆保育所・幼稚園での食育実践（10か所）	●食育サポーター派遣◆保育所・幼稚園での食育実践と評価等（60か所）	●食育サポーター派遣◆保育所・幼稚園での食育実践と評価等（112か所）：研修会やワークショップを受講した保育士・幼稚園教諭自らが食育を実施することで，実施園が増加
実施内容　地域へつなぐ食育の推進			食育推進モデル地域での取り組みと評価（1小学校区）■食育ネットワーク構築：食育プロジェクト会議の開催〈構成員〉地域医療関係者，地域教育推進員，主任児童委員，小学校関係者，幼稚園関係者，保育所関係者，保護者，農業関係者，栄養士会・食生活改善推進員代表者，行政健康増進担当，大学教員○小学校食育プログラム実践（1校）：幼稚園での食育プログラムをブラッシュアップし，モデル小学校1年生で実践（幼小連携）	地域における食育実践に向けた基盤整備（3市2町）■食育推進ネットワーク構築：各市町食育推進ネットワーク協議会の開催（3市2町：各1小学校区）○食育トライやるひろば開催（3市2町）：食育プログラム・調理実習・農作業・食品選び体験ひろば，ひろば通信（食品製造・販売事業者の参画）○食育実践発表会開催（成果普及）：小学校区単位で食育推進ネットワークを形成
実施内容　食育キャンペーン	食の健康・食育を考える研修会の開催（年2回）	食育リーフレットによる県民への普及等	食育フォーラム開催	県民運動として開催
実施内容　実態把握	加古川市，加古郡の幼稚園・保育所（園）児の食生活調査等（1,668人）	明石市・高砂市の幼稚園・保育所（園）児の食生活調査等（2,802人）		

出典）東播磨県民局：東播磨食育ガイドブック，2007に加筆

●食育で「ひと・しくみ・まち」づくり ～手間かけて みんながつながる すみだの食育～●

■食育で「ひとづくり」："食育を推進する担い手"の育成　墨田区食育推進計画を基に，主体的に食育を推進する中核となる人材として「すみだ食育推進リーダー」を育成するとともに，食育の受け手となりがちな地域の若者の創造力，実践力をいかし，多様な主体や活動をつなぐコーディネーターとして成長していくように人材育成や支援を行っている。

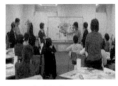 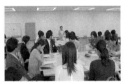 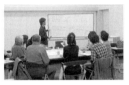 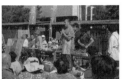

すみだ食育推進リーダーによる食事バランスガイドの普及　　すみだ食育フェスティバル実行委員会の様子　　世代をこえて，食育を考える場をつくる若者の取り組み　　生産者と消費者をつなぐ「すみだ青空市」に取り組む若者の様子

■食育で「しくみづくり」："すみだ食育goodネット"の推進　すみだ食育推進リーダーの活動を進めるため，「すみだ食育推進リーダー会」を発足し，それを核に，区民・地域団体・NPO・事業者・企業・大学等による「すみだ食育goodネット」を翌年度に設立し，区民運動を目指した基礎的な推進体制を整えた。これにより，世代や分野・地域をこえた幅広い関係者と区内外の多様な地域資源をつなぐ協働の環境づくりを進め，「民」と「区」が協働で事業を展開する体制づくりを強化した。

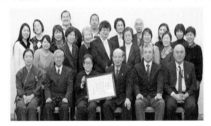 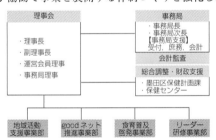

すみだ食育goodネットが発足して3年目，食育活動の実績が評価され，墨田区より感謝状が贈られた。　　すみだ食育goodネット組織図

■食育で「まちづくり」："すみだらしい食文化"を育むまちづくり　　すみだ食育goodネットの推進を基盤に，地域の多様な主体がつながり，一次産業のない墨田区で新たな食育の取組が次々と誕生していった。「海の恵み　お魚ツアー」は，子どもたちが水族館で魚の生態を学び，50種以上の魚と真昆布に触れながら魚の手開きを体験し，それを調理師に天ぷらにしてもらい，「いただきます」をして食べるという自然の恵みに感謝する企画。「すみだ農園」は，児童館を拠点に子どもたちがプランターに絵を描き，企業から提供を受けた加工用トマトを植えて各家庭で育て，収穫したトマトを用いて収穫祭を行い，みんなで一緒に食べるという"共食"の環境を育む企画。こうした企画を通して，地域の多様な資源がつながるまちを育んでいくことを目指している。

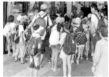 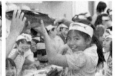 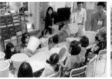 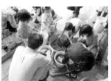

「海の恵み　お魚ツアー」　　水族館，児童館，漁港漁場漁村総合研究所，弁当屋，すみだ食育goodネットのコラボレーション企画による取り組み　　「すみだ農園」　　区民，児童館，事業者，企業，大学，すみだ食育goodネットのコラボレーション企画による取り組み

（秋田昌子：墨田区保健計画課，管理栄養士）

●農林水産活動と食育●

　第3次食育推進基本計画の目標として，農林漁業体験を経験した国民を増やすことがあげられています。食に関する関心や理解の増進を図るためには，農林水産業についての知識や理解を深めることが重要であり，子どもも含めて幅広い世代に対する農林漁業体験の機会の提供を拡大していくことが必要だとしています。

　農林漁業体験というと，農家や漁師のところに行き，その仕事を体験することをイメージするかもしれません。しかし，ここでは家庭菜園や学校菜園，市民農園などでの日常的な作物栽培も含めて，食育として農林漁業体験を行う利点を紹介します。

　まず農林漁業体験をすることにより，食に関する知識や意識，さらには食行動に良い影響を与えると考えられます。食に関する興味や関心が高まり，食に関する知識を得るようになります。自分で栽培・収穫した食物を好きになることもあります。また実際に体験したり，農林漁業に従事している人と関わったりして，その大変さを実感することで，食べ物を大切にする気持ちが養われます。場合によっては手軽に安価な食物を手に入れられるようになります。このようなプロセスを経て，野菜・果物など栽培した食物の摂取量が増え，健康的な食生活につながります。

　例えば幼児を対象とした研究では，家庭や園で野菜を栽培することにより，栽培した野菜を好きになったり，残さずに食べたりする幼児が増えることなどが報告されています。小・中学生では，農業体験や学校での作物栽培を経験することにより，食に対する関心や感謝の気持ちが高まること，食べ残しが少なくなること，食に関する知識が向上することなどが報告されています。大学生や成人，高齢者を対象とした研究では，野菜摂取量が増えるなどの健康的な食生活と関連があることが報告されています。

　農林漁業体験をすることの利点はそれだけではありません。農林漁業体験は多面的に人々の健康に良い影響を与えます。健康的な食生活になることに加えて，身体活動量が増えます。それらが，体重や血圧，血糖値などの適正化に寄与することが示唆されています。また身体の健康だけでなく，心の健康や地域の人とのつながりにも良い影響を与えると考えられます。

　実際に，市民農園利用者は非利用者と比べて身体活動量が多いことが報告されています。また，欧米の研究では，市民農園や学校菜園に参加している人はそうでない人と比べてBMIが低いことが報告されています。日本人成人・高齢者を対象とした研究ではこのような関連は確認されませんでした。しかし，欧米の研究と比べてBMIの低い集団が対象であったため，BMIの高い集団では関連があるかもしれません。心の健康については，小・中学生での農業体験により怒りや不安の感情が低下したことや，成人・高齢者で市民農園利用者は非利用者と比べて心の健康状態が良い状態であることが報告されています。成人・高齢者を対象とした研究では，市民農園利用者は非利用者と比べて地域の人とのつながりが強いことや，自分が健康だと感じている人が多いことなども報告されています。人とのつながりの強さや自分が健康だと感じていることは，死亡リスクの低下と関連していることが知られています。

　さらに農林漁業体験などの作物栽培により，自然とふれあう機会を持つことで，環境保護意識の向上につながる可能性があります。世界的な都市化が進んでいることに加えて，コンピューターゲームやインターネットなど室内娯楽の充実，生活スケジュールの過密化などの要因もあり，自然とのふれあいは確実に減少しています。このような自然とのふれあいの減少は「経験の消失」とよばれます。経験の消失は，自然に対する興味や関心を減退させ，さらには環境保全意識をも低下させます。農林漁業体験を通して子どもの頃から自然とふれあい，経験の消失を防ぐことで，将来的な環境保全にも貢献する可能性があります。

　農林漁業体験を食育として行うことの一番の目的は食意識や知識の向上と食行動の改善かもしれません。しかし，農林漁業体験を行うことで，多面的な健康状態の改善や環境保護意識の向上など，食育の枠にとどまらない効果も期待できます。これらをふまえて，農林漁業体験を積極的に推進していきたいと思います。

（町田大輔：高崎健康福祉大学）

（3）在宅療養，介護支援

　介護保険制度は，加齢に伴う疾病等により要介護状態となっても，尊厳を維持し，自立した日常生活を営むことができるよう高齢者の介護を社会全体で支える制度として，2000（平成12）年４月からスタートした。2005（平成17）年の介護保険法改正では，地域支援事業や新予防給付が創設され，**予防重視型システムへの転換**を図った。

　その後，2011（平成23）年の改正では，重度な要介護状態となっても，住み慣れた地域で自分らしい暮らしを人生の最後まで続けることができるよう，医療・介護・予防・住まい・生活支援サービスが一体的に提供される地域包括ケアの実現が推進されてきた。**地域包括ケアシステムの構築**は，市町村の責務であるが，その中心は，地域包括支援センターが担っている（図６－２）。また，新たな「介護予防・日常生活支援総合事業」が創設された。この改正をふまえ，「介護予防マニュアル」が改訂された。

　さらに，2014（平成26年）の改正では，地域包括ケアシステム（図６－２）の構築に向けた地域支援事業の充実を図るため，在宅医療・介護連携や認知症施策を推進するとともに，新しい「**介護予防・日常生活支援総合事業**（総合事業：以下，新しい総合事業）」を導入した。

　2017（平成29）年の改正では，自立支援・重度化防止に向けた保険者機能の強化等の取り組みの推進，医療・介護の連携の推進，地域共生社会の実現に向けた取り

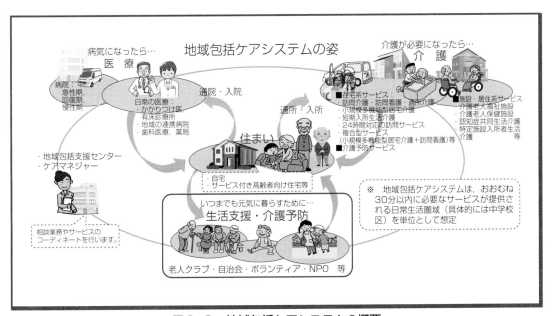

図6-2　地域包括ケアシステムの概要

出典）厚生労働省：地域包括ケア研究会報告書，2013

組みの推進が図られた。現行の介護サービス利用の流れを図6－3に示す。

　2020（令和2）年の改正では，2040年に介護サービスの需要がさらに増加，多様化することを見据え，**地域共生社会の実現**に向けて，介護予防・健康づくりの推進（健康寿命の延伸），保険者機能の強化（地域保険としての地域の繋がり機能・マネジメント機能の強化），地域包括ケアシステムの推進（多様なニーズに対応した介護の提供・整備），認知症「共生」・「予防」の推進，持続可能な制度の構築・介護現場の革新を図っている（図6－4）。

1）地域支援事業

　市町村が地域の実情にあった事業を展開し，効果的かつ効率的にサービスを提供できるよう，介護予防サービスのうち訪問看護や通所リハビリテーション，福祉用具貸与等を除く，介護予防訪問介護と介護予防通所介護は，地域支援事業に設けられた新しい総合事業に移行した。新しい総合事業は，訪問型・通所型サービス（運動・口腔・栄養改善事業含む），その他の生活支援サービス（配食サービスなど）および一般介護予防支援事業（住民参加の通いの場，地域リハビリテーション活動支援事業等）に分類される（図6－3）。

　　a．訪問型サービス　　訪問介護事業所等の保健師・歯科衛生士・管理栄養士等が対象者の居宅を訪問して，生活機能に関する問題を把握・評価し，必要な相談・指導を行っている。

　　b．配食サービス　　急速な高齢化の進展により，地域の在宅高齢者等が医療・介護関連施設以外でも健康・栄養状態を適切に保つことができ，かつ口から食べる楽しみも十分得られるような食環境整備は必須である。特に，医療・介護関連施設と住まいをできる限り切れ目なくつなぐための配食事業に関する栄養管理および低栄養予防・フレイル予防に資する配食事業に関する栄養管理は重要である。

　「ニッポン一億総活躍プラン」（2016（平成28）年6月閣議決定）では，「配食を利用する高齢者等が適切な栄養管理を行えるよう，事業者向けのガイドラインを作成し，2017年度からそれに即した配食の普及を図る」とされた。こうした状況を踏まえ，厚生労働省では，事業者向けに「地域高齢者等の健康支援を推進する配食事業の栄養管理に関するガイドライン」を定めている。

　　c．一般介護予防支援事業　　地域リハビリテーション活動支援事業として，地域における介護予防の取り組みを強化するために，通所，訪問，地域ケア会議，サービス担当者会議，住民運営の通いの場等へのリハビリテーション専門職（管理栄養士・栄養士を含む）等の積極的な関与を促進している。

2）予 防 給 付

　要支援者を対象に介護保険の中で行われる。支援の目的は地域支援事業と同様で，高齢者が地域で自立した生活を維持できるよう介護予防サービスを提供する。

3）栄養にかかわる介護報酬改定

　栄養改善の取り組みを推進するため，3年に一度行われる介護報酬改定では，そ

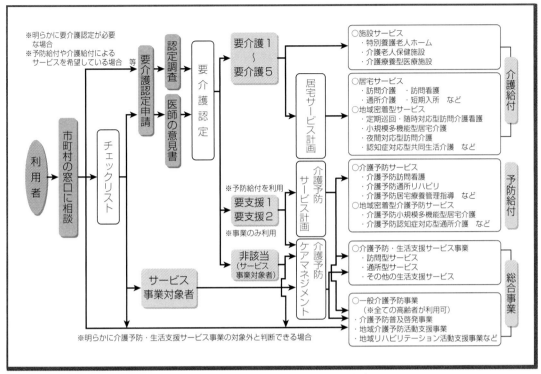

図6-3　介護サービスの利用の手続

出典）厚生労働省：公的介護保険制度の現状と今後の役割，2018

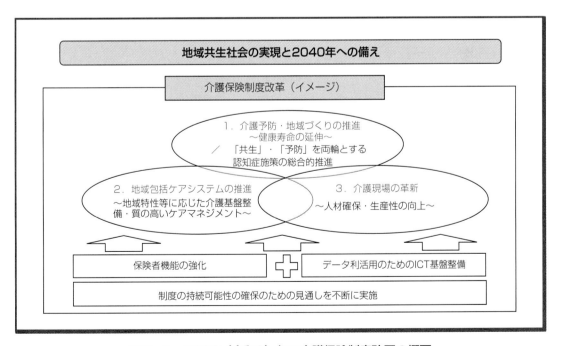

図6-4　2020（令和2）年の介護保険制度改正の概要

出典）厚生労働省：次期介護保険制度改正について，2019

の都度，管理栄養士等にかかわる改定がさまざまになされている。

4）高齢者の保健事業と介護予防の一体的実施に関する取り組み事例

　2018（平成30）年，経済財政運営と改革の基本方針において「高齢者の通いの場を中心とした介護予防・フレイル対策や生活習慣病等の疾病予防・重症化予防，就労・社会参加支援を都道府県等と連携しつつ市町村が一体的に実施する仕組みを検討するとともに，インセンティブを活用することにより，健康寿命の地域間格差を解消することを目指す」とされた。これをふまえ，「高齢者の保健事業と介護予防の一体的な実施に関する有識者会議」が2018年9月に立ち上げられている。高齢者の保健事業と介護予防の一体的な実施に向けた先駆的な取り組みを事例3に紹介する。

事例3　高齢者の保健事業と介護予防の一体的実施に関する取り組み事例

●取り組みのポイント
・国保データベース（KDB）システムや特定健診・長寿健診結果，介護予防アンケート結果などを組み合わせて分析し，地域の健康課題を明確化
・地域の健康課題に対応して，健康づくり推進課の地域栄養ケア推進担当（管理栄養士）を中心として，訪問栄養相談（低栄養予防，糖尿病性腎症重症化予防，口腔機能低下予防など）を実施。介護給付費や医療費の削減に効果

●対　象　　市内在住の介護認定を受けていない65歳以上の市民

●専門職の配置　　地域に保健師，管理栄養士，歯科衛生士等の医療専門職を配置

●フレイル対策　　管理栄養士の個別訪問により，低栄養予防，糖尿病性腎症重症化予防，口腔機能低下予防を図る。当市では，平成30年度に管理栄養士のみで構成する「地域栄養ケア推進担当」が設置され，計6名の管理栄養士が訪問栄養相談を行っている。管理栄養士による訪問栄養相談として，以下の4つの事業を中心に取り組んでいる：

①低栄養予防：低栄養リスク者に対する訪問栄養相談を実施することにより，低栄養状態を改善し，介護予防，医療費低減を図る。

②低栄養早期予防：低栄養に陥る危険性のある状態の人へ介入し，介護予防・QOL向上を目指す。

③糖尿病性腎症重症化予防：糖尿病性腎症重症化による人工透析導入の予防を図る。

④口腔機能低下予防：オーラルフレイルの予防を図る（歯科衛生士とペアで訪問）。

　上記の4つの事業は，開始当初からすべてを市内全域で行ったわけではなく，モデル地区活動から始めて，徐々に拡大した。

●情報の把握　　高齢者一人ひとりの医療・介護等の情報を一括把握

●地域課題分析　　国保データベース（KDB）システムを中心に，保健・介護のデータを組み合わせて，多角的に地域の高齢者の健康課題を整理・分析した。

・健康づくり推進課では，市の特定健診や長寿健診の結果だけでなく，保険年金課が所管している国保データベース（KDB）システムや，高齢福祉課が所管している介護予防アンケート回答結果データなどを活用して市内の健康課題の分析を行っている。

・さまざまなデータを組み合わせて分析することにより，市内各地域の健康課題をきめ細かく明確化することが可能となっている。

・上記の分析により,「店舗が少ない地域と死亡,要介護化との関連」や「地域による低栄養の特徴」といった,地域ごとの課題が見えてくるようになる。

●成　果

・低栄養予防の取り組みにより,対象者の低栄養状態の改善に結びつけることができた。その結果,介護給付金や医療費の削減効果があった。

・平成30年度の1年間における介護保険給付費の削減効果は,合計約6,760万円と推計される。

・平成29年度の1年間における医療費の削減効果は,合計約500万円と推計されている。

・糖尿病性腎症の重症化予防においても病態の維持,改善,医療費削減効果がみられている。

（4）地域包括ケアシステムの構築

　団塊の世代が75歳以上となる2025（令和7）年以降,医療や介護の需要がさらに増化することが見込まれている。そのため厚生労働省は,2025年を目途に,可能な限り住み慣れた地域で,自分らしい暮らしを最後まで続けることができるよう,地域の包括的な支援・サービス提供体制（**地域包括ケアシステム**）を構築し,高齢者の尊厳の保持と自立生活の支援を図ろうとしている（p.145　図6-2参照）。

1）栄養ケア・ステーション

　健康日本21（第二次）では,国民の健康増進に関する基本的な方針として「健康を支え,守るための社会環境の整備」と「生活習慣および社会環境の整備（図6-5）」が掲げられており,栄養ケア・ステーションは,地域包括ケアシステムにおいて,

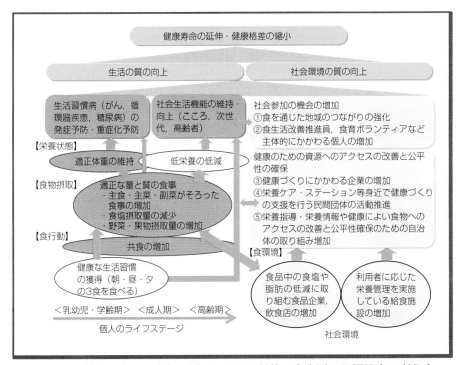

図6-5　健康日本21（第二次）における栄養・食生活の目標設定の考え方
出典）健康日本21（第二次）の推進に関する参考資料,2012

栄養・食生活分野の核となるものである。

　栄養ケア・ステーションは，栄養ケアを提供する地域密着型の拠点として日本栄養士会や都道府県栄養士会に設置されている。2018（平成30）年度から，栄養士会以外の事業者に対する「栄養ケア・ステーション認定制度」が始まり，栄養ケア・ステーションは，住民が手軽に立ち寄れて相談できる拠点，栄養・食生活にかかわる研修会や講演会等への講師派遣，地域の関連団体・企業等との協同の拠点として機能し，全国各地のさまざまな場所，かつ，多様な方法で管理栄養士・栄養士やボランティア等によって健康的な食事の指導が展開されている。

2）栄養ケア・ステーションを中心にしたネットワーク

　栄養ケア・ステーションは，公的，民間を問わず，医療・保健・福祉機関との連携，さらに栄養ケア・ステーション同士の連携等によって，地域の栄養ケアのためのネットワークをつくっている。

　栄養ケア・ステーションを中心にしたネットワークについて，岡山県栄養士会が運営する岡山栄養ケア・ステーションの例を紹介する（事例4・5）。なお，岡山栄養ケア・ステーションは，従来は住民の栄養・食生活の相談窓口を毎週1回開設し

事例4　生活習慣病患者への栄養指導

●目　的　　糖尿病等の生活習慣病の重症化を防ぐために，地域の診療所と連携して，栄養ケアを必要としている患者への支援を行う。

●内　容　　病院，かかりつけ医，岡山栄養ケア・ステーションが連携を図り，食事に関する「地域連携パス」を用いて，退院した患者の栄養指導を，栄養ケア・ステーションから管理栄養士が診療所に出向いて行う。また，かかりつけ医と岡山栄養ケア・ステーションが連携して，栄養ケア・ステーションから管理栄養士が診療所に出向いて栄養指導を行う場合もある。

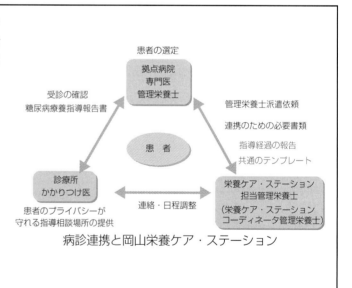

病診連携と岡山栄養ケア・ステーション

事例5　在宅における栄養・食生活支援

　在宅療養者・在宅要介護者に対し，地域の医師会，歯科医師会，かかりつけ医，介護支援専門員，訪問看護師等と岡山栄養ケア・ステーションが連携して，栄養ケア・ステーション管理栄養士による在宅での栄養・食生活支援を行う。

ていたが，現在では毎日行っている。相談窓口を開設以来，Ａ５判のチラシを作成して，外食栄養成分表示店や健康まつり，健診会場，栄養・食生活講習会等で配布し，気軽に相談できる場所としての栄養ケア・ステーションの浸透を図っている。現在では，名刺大の案内もつくっている（図6-6）。

●管理栄養士による居宅療養管理指導●

　高齢社会のわが国に今必要なことは，自宅で生活しながら療養できる環境をつくることです。私たち管理栄養士は療養環境をつくる一員として，患者様の自宅に訪問して，栄養指導・食事支援をすることができます。これを居宅療養管理指導といいます。月１〜２回まで支援し，自己負担料金は１回530円となります。

　対象になる方は，糖尿病，高血圧，脂質異常症などの生活習慣病の方，低栄養，褥瘡，摂食・嚥下困難の方等です。

　自宅に訪問して，生活習慣，食習慣，栄養状態を確認します。今後どのように食事を摂取したらよいか提案し，ご希望によっては調理も一緒に行います。

　脳出血を発症したHさんは，当時60歳でした。PEG（胃瘻）を造設し，回復期リハビリ病棟退院後，自宅で旦那様と二人暮らしをしていました。経管栄養で過ごされながら，言語聴覚士や作業療法士の訪問により，自宅でリハビリテーション（リハビリ）をしていました。

　少しずつリハビリが進むと，口から食べたい気持ちが大きくなり，言語聴覚士から管理栄養士のアプローチも必要ではないかと依頼され，介入となりました。当初，朝夕は経管栄養，昼は一口大のおにぎりを食べる程度でした。旦那様からは，調理をしてバリエーションを増やしたいという希望があり，月２回，食べやすい料理を一緒に調理しました。

　徐々に，昼夕は食事と補助食品の利用に安定していきました。食べられない時は，補助食品だけでも飲用することで，Hさんの意欲も出てきたと思います。その後，朝にゼリーやヨーグルト，あんパンなども食べられるようになりました。Hさんの誕生日には，ケーキを旦那様とつくりました。「初めてお父さんにケーキをつくってもらったよ」と嬉しそうに話され，３人で誕生日の歌を歌い，楽しい時間を過ごすことができました。

　朝昼夕とも食事が食べられるようになって介入は終了となりました。その間，Hさんの会話も増えて，話すことも上手になってきたように感じました。

　ケアマネジャー・デイサービス職員・リハビリ職員など，多施設，多職種のスタッフの介入・連携によって，Hさんは在宅で暮らし，リハビリを進めていくことができました。私たち管理栄養士も，在宅のリハビリ，介護支援にかかわるスタッフの一員として，これからの高齢社会を担っていく必要があります。住み慣れた地域でいつまでも安心して暮らしていただくために，食事は大切な介護支援のひとつだと感じます。

　私は在宅で，患者様やご家族に会い，食事をつくることの難しさに直面してきました。多くの患者様にできることを提案し，楽しく生活できるように，これからも訪問していきたいと思います。いつまでも幸せに暮らせるように支援できる管理栄養士が増えてほしいと思います。

（樋田葉子：志村大宮病院栄養科，管理栄養士）

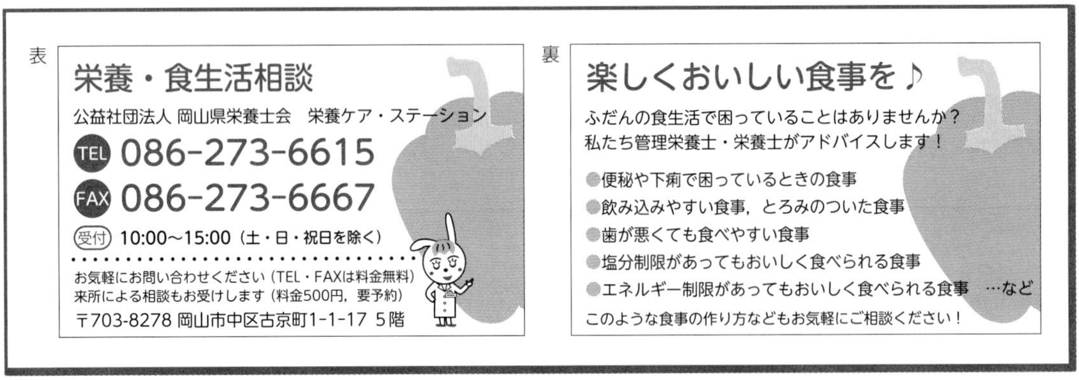

表

栄養・食生活相談

公益社団法人 岡山県栄養士会　栄養ケア・ステーション

TEL 086-273-6615

FAX 086-273-6667

受付 10:00〜15:00（土・日・祝日を除く）

お気軽にお問い合わせください（TEL・FAXは料金無料）
来所による相談もお受けします（料金500円，要予約）

〒703-8278 岡山市中区古京町1-1-17 5階

裏

楽しくおいしい食事を♪

ふだんの食生活で困っていることはありませんか？
私たち管理栄養士・栄養士がアドバイスします！

● 便秘や下痢で困っているときの食事
● 飲み込みやすい食事，とろみのついた食事
● 歯が悪くても食べやすい食事
● 塩分制限があってもおいしく食べられる食事
● エネルギー制限があってもおいしく食べられる食事　…など

このような食事の作り方などもお気軽にご相談ください！

図6-6　岡山栄養ケア・ステーション相談窓口の名刺大の案内

（5）健康・食生活の危機管理と食支援

1）自然災害における新潟県の栄養・食生活支援活動と検証

① 県 の 活 動

　新潟県は近年，地震，水害，雪害など幾多の自然災害に見舞われている（表6-2）。特に，2004（平成16）年7月に発生した「7.13水害」，同年10月23日に発生した「新潟県中越大震災」（最大震度7，死者68人，負傷者4,805人）では，多数の住民

表6-2　新潟県等で発生した主な自然災害と関連する施策（栄養・食生活支援活動関係）

年	自然災害	関連する施策
2004（平成16）	・7.13水害（7/13） ・新潟県中越大震災（10/23　17：56）	
2005（平成17）	・平成18年豪雪（12月〜2006年1月）	□新潟県中越大震災食生活実態調査（2〜3月） □給食施設災害対策状況調査（7〜8月）
2006（平成18）		●「新潟県災害時栄養・食生活支援活動ガイドライン」策定（3月）
2007（平成19）	・新潟県中越沖地震（7/16　10：13）	□「新潟県中越大震災食生活実態調査」報告書作成（3月） ○「柏崎地域災害時食生活支援システム検討会」（11月〜2008年3月，全4回）報告書作成（2008年3月）
2008（平成20）		●「新潟県災害時栄養・食生活支援活動ガイドライン 　―実践編―」策定（3月）
2011（平成23）	・平成23年豪雪（1〜3月） ・東日本大震災（3/11　14：46） ・長野県北部地震（3/12　3：59） ・新潟・福島豪雨（7/28〜29）	○「魚沼地域災害時食のセーフティネット検討会」（7〜9月，全2回）報告書作成（2012年3月）
2013（平成25）	・長岡市豪雨災害（7/29〜31）	○「長岡地域災害時食のセーフティネット検討会」（7月）
2014（平成26）		○「長岡地域災害時食のセーフティネット検討会」（6月）
2015（平成27）		○「長岡地域災害時食のセーフティネット検討会」（7月）
2016（平成28） 〜 2019（令和元）	（熊本地震，4/14　21：26）	○「三条地域災害時食のセーフティネット検討会」（〜2017年） ○「長岡地域災害時食のセーフティネット検討会」（〜2018年） ・2016年熊本地震への派遣支援活動（5月2〜8日）

注）□調査・報告　　○検討・報告　　●ガイドライン策定

が避難所等制限された環境の中で被災生活を送ることを余儀なくされた。そこで，新潟県では二次的な健康被害の発生を防ぐため，被災地域保健所を中心に栄養・食生活支援活動が展開された。2005（平成17）年2〜3月に，「新潟県中越大震災食生活実態調査」を実施し，震災前後の仮設住宅と被災住宅の食生活の変化について把握，同年8月には「給食施設災害対策状況調査」を実施し，両調査結果を2007（平成19）年3月に報告書として取りまとめた。これに先立ち，2006（平成18）年3月には，両調査の内容をふまえ「新潟県地域防災計画」の保健活動における栄養指導対策を効果的に進めるための目安として，「**新潟県災害時栄養・食生活支援活動ガイドライン**」（以下「ガイドライン」という）を策定した。

　その後2007（平成19）年7月には，「新潟県中越沖地震」（最大震度6強，死者15人，負傷者2,345人）が発生し，ガイドラインに基づく栄養・食生活支援活動が行われたが，その活動を検証し，ガイドラインの活用をより進めるための手引きとして，「**新潟県災害時栄養・食生活支援活動ガイドライン−実践編−**」（以下「ガイドライン−実践編−」という）を策定した。

② 保健所の活動

　「新潟県中越沖地震」の被災地域を所管する新潟県柏崎保健所においては，「**柏崎地域災害時食生活支援システム検討会**」（2007年11月〜2008年3月，全4回）を開催し，対象者のニーズを含む平常時の備えから食品の利用・活用までの人と物の流れを整理し，自助・共助・公助の観点から地域防災計画における食料供給部門の充実につなげることを目的として，検討結果を取りまとめた。2008（平成20）年には検討結果をふまえ，新潟県防災局が「災害時要援護者用備蓄モデル事業」を立ち上げ，県内のモデル市町村を対象に災害時要援護者の把握，必要とする食品等の種類や数量の算出と購入，配布体制の構築に対する補助を行い，その後の備蓄の整備につなげた。2009（平成21）年6月に，一連の事業内容をまとめた「災害時要援護者用備蓄検討のポイント」を作成し，他市町村での活用を推進している。

2）東日本大震災および豪雨災害における栄養・食生活支援活動の事例

① 東日本大震災における広域避難者の受け入れの検証と課題：新潟県魚沼地域の事例

　2011（平成23）年3月11日に発生した「東日本大震災」では，新潟県においても最大9,600人の他県からの被災者を受け入れ，魚沼保健所管内の市町村に避難所が設置され，関係組織団体や事業者が栄養・食生活支援活動を行った。

　さらに保健所においては，「**魚沼地域災害時食のセーフティネット検討会**」（2011年7〜9月，全2回）を開催し，活動の検証と今後の課題について検討した。報告書（2012（平成24）年3月）より，一部抜粋・要約を示す（事例6）。

事例6　魚沼地域災害時食のセーフティネット検討会

●構成メンバー（2012（平成24）年3月現在）

○学識経験者：新潟大学客員教授・ホリカフーズ株式会社取締役　別府　茂氏（アドバイザー），北里大学保健衛生専門学院管理栄養科専任講師　平田　治美氏（座長）

○関係組織・団体（順不同）：小千谷市魚沼市医師会，小千谷市社会福祉協議会，魚沼市社会福祉協議会，ホリカフーズ株式会社，小千谷鮮魚商組合，小千谷青年会議所，桜町町内会，株式会社大沢加工，おおもも，サトウ産業株式会社，新潟県栄養士会魚沼支部，食生活改善推進委員協議会魚沼支部

○行政機関：小千谷市・魚沼市の防災・商工・教育担当課

●報告・検討結果

＜第1回：2011（平成23）年7月26日（水）魚沼市堀之内公民館＞

○活動の実際：表6－3のとおり。

○アドバイザーからの提言「災害時における栄養・食生活支援－よりよい災害食とは－」（要旨）

　近年連続して起こる日本の地震は，世界の災害に比較しても規模や回数が甚しく，主な地震の発生規模は，従来の想定を超える大きなものである。これまでの非常食は，賞味期限が長いほど価値があったり，避難所で無償でもらえる食品であったりと，「大災害専用食品」という考え方が主流であった。しかし，大規模災害による膨大な避難者が想定され，災害時要援護者が普段から特別な食品が必要なことなどから，平常時に利用され，なおかつ災害時にも役立つ「災害食」の研究が必要であると言われている。

　今回の大震災後に初めて国から栄養の参照量が示されたことからわかるとおり，普段と同程度の食事を届けなければ，栄養面での二次災害が心配される。今後に備えて，県外の避難者を受け入れた実績を検証して，普段から災害時に役立つネットワークをつくることで「減災計画」につながることが望まれる。1日1,010円は，ライフラインの欠如や調理ができない被災地での設定であり，他県へ避難した場合は，新たな価格や内容の設定が必要なのではないか。

＜第2回：2011（平成23）年9月22日（木）魚沼市中央公民館＞

○テーマ：検証「避難所における食事提供内容について－価格・食数把握・メニュー内容－」

○平田座長のまとめ：被災者の人数規模により，バイキングで賄える場合と弁当でなければ対応できない場合とがある。避難所の規模や状況によってもどちらがふさわしいかが決まる。バイキングは本人が好きなものを好きなだけ取れるので残食が少なくなるが，人数が増えると同じものを同じだけ提供できる弁当形式がいいのではないか。その他にも事業者からの配送体制や食器具・容器の問題も関連して，バイキング方式・弁当形式それぞれの利点をいかしながら，避難所の食事提供を考えていく必要がある。

●まとめ・提言：食費・食数の把握・メニュー内容について

　災害食提供の際，被災地外で被災者を受け入れるにあたっては，食料提供に関する枠組みが定められていないところがあると考えられる。

　これまでの枠組みは，「災害救助法による救助の程度，方法及び期間並びに実費弁償の基準」（平成12年3月31日厚生省告示第144号）に基づいた内容であり，被災地域における避難所での災害時食の提供について，災害発生の日から7日以内とし，その費用を主食・副食および燃料等の経費として，1人1日当たり1,010円以内と規定している。しかし，この基準は目安である。「災害救助事務取扱要領」（平成22年5月厚生労働省社会・援護局総務課　災害救助・救援対策室）には，この取り扱いはあくまでも原則的な考え方であって，被災状況に応じて都道府県知事が大臣と協働して救助基準を定めることができるとあり，実際に東日本大震災の際には食料費の増額，供給日数の延長など特別基準が設定されている。

　今回の両市の対応については，国の基準を参考としながら枠組みの柱となる項目を中心に検討を行い，提言内容とした。その後，2013年（平成25）年8月に内閣府より，避難所における食事提供の望ましいあり方「避難所における良好な生活環境の確保に向けた取組指針」が提示された。

出典）新潟県魚沼地域振興局健康福祉部（魚沼保健所）：魚沼地域災害時食のセーフティネット検討会報告書，pp.1-53，2012

② 豪雨災害時における避難所の巡回指導の実際：新潟県長岡地域での事例

　新潟県長岡地域は，2004（平成16）年7月の「7.13水害」や2011（平成23）年7月の「新潟・福島豪雨」の被災地域であり，「新潟県中越大震災」発生の際も，住宅の損壊により仮設住宅で生活した世帯もあった。2013（平成25）年7月末に発生した豪雨災害においても，甚大な被害を受けた（床上浸水468棟，床下浸水1,285棟，全壊13棟，大規模半壊3棟，半壊40棟，一部損壊42棟）。新潟県長岡保健所では，水害発生直後の7月30日より管内給食施設の被害状況を把握し，長岡市危機管理防災本部からの情報を収集しながら，乙吉地区等6か所の避難所の巡回指導を行った（事例7）。

事例7　長岡地域災害時の食と備え

●活動の実際　　表6-4のとおり。

●災害による食環境の変化と食の備えの検証

　2013（平成25）年7月末に発生した豪雨災害を経験し，これまでの「新潟県中越大震災」および「新潟県中越沖地震」に代表される「地震」と「水害」における食環境の変化と食の備えについて検証した。

　地震や水害に代表される自然災害時の食と備えは，災害によりその備え方や時系列が異なるが，基本的には備えるべき内容（量，質）は共通と考える。避難する場合にも食料を持参することや，避難所に入ることができずに自宅で被災生活を送る場合であっても，あらかじめ各個人や各世帯で備えている内容（自助）が，他県での災害や次回の災害に活用できることにつながる（共助）。

●災害時の食の備えの充実に向けて

　災害時の食の備えの充実を図るため，防災教育と連携した取り組みを進めている。「長岡地域災害時食のセーフティネット検討会」（2013年7月4日，長岡保健所主催。災害時要援護者用食品の備蓄の推進，防災教育と連携した災害時の食の備えの充実を目的に開催。管内4市町の防災担当・保健衛生担当部局，教育委員会，5保健医療団体，4食品関連事業者，2防災関係組織が参画，以下「検討会」と記す）の構成団体である，中越防災安全推進機構や新潟県栄養士会，新潟県食生活改善推進委員協議会らとともに，会員研修や未就学児とその保護者を対象に，防災教育と連動したサバイバル料理の試食体験や調理実習などを行っている。また，水害被災地域での講座にも参画し，調理意欲の低下に対応する簡単メニューの試食とレシピ提供も行っている。

●「にいがた災害食グランプリ」の企画，レシピ集の発刊

　災害時の食のあり方についての検討会で，日常的に利用している食品を災害時にも活用する視点から2014（平成26）年7月「にいがた災害食グランプリ」（2後援団体，3協力組織，6協賛企業）を企画・実施した。募集を「スタンダード部門」と，食に課題がある「アレルギー対応食部門」（特定原材料7品目を含まない食事，さらに特定原材料に準ずるものとして表示を推奨されている20品目を含まない食事を加点条件とした）とし，いずれの部門もライフラインが停止していることを条件とした。また，長岡野菜の活用や児童・生徒の参加を働きかけるとともに，全国に応募を呼びかけた。

　審査員および一般来場者による審査を行って各部門上位5作品を選出し，これらを含む両部門20作品からなる「にいがた災害食レシピ」を2015（平成27）年3月に発刊した。同レシピは，県内の管理栄養士・調理師養成施設や防災関連施設，市町村や図書館をはじめ，栄養士会や食生活改善推進委員協議会のほか，全国の自治体や大学等からの要望に応じて配布し活用を進めている。災害食の定着化に向け，さらに産学官が連携した食の面からの防災教育が求められている。

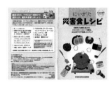

表6-3 「東日本大震災」魚沼地域栄養・食生活支援活動：各関係組織の対応（魚沼市）

日 時	避難所等の状況	健康課題	各組織の対応		魚沼保健所
			魚沼市（危機管理室，生涯学習室，まちづくり室，健康増進室）		
3/11 14：46	地震発生（最大震度7）：魚沼市で震度4				・給食施設の被災状況把握
3/12 3：59	地震発生（長野県地震）：震度4				・給食施設の被災状況把握
3/14					・ホリカフーズより「オクノス食物繊維」購入（6g×300）
3/16	計画停電実施予定				・計画停電に伴う給食施設の対応状況把握
3/17	15：00 魚沼市地域振興センター開設		・災害対策会議（14：00）：地域振興センター ・総括：危機管理室 ・食事提供：まちづくり室 ・避難所運営：生涯学習室 ・健康・栄養相談，衛生管理：健康増進室 ・朝食・夕食：業者委託 ・昼食：ボランティアによる炊き出し ・ボランティア受け入れ：社会福祉協議会	食事時間 朝食：8：00〜9：30 昼食：12：00〜13：30 夕食：18：00〜19：30 夕食：おにぎり・汁	・避難所開設に関する打ち合わせ ・ホリカフーズに要援護者用食品の入手について連絡 ・掲示用ポスター配布（栄養，食品衛生） ・炊き出し現場の立入 ・食物繊維を提供
3/18	8：30 10世帯41人 16：00 16世帯56人		・避難所用チラシの作成・掲示：手洗いをしましょう，脱水に気をつけよう，栄養を取りましょう，便秘のとき運動しましょう など ※栄養相談 1件（糖尿病）	朝食：おにぎり・汁・漬物 昼食：おにぎり・汁 夕食：おにぎり・汁	・要援護者用食品について相談・調整 ・食事の提供状況把握 ・食中毒予防のチラシ配布 ・ホリカフーズに要援護者用食品の入手について連絡
3/19 〜25	19世帯66人 〜20世帯70人	腸閉塞の疑いの者あり	・社会福祉協議会へ献立提供 ・食に関する聞き取り調査（7人）実施，栄養相談の希望無し（3/20），結果をまちづくり室長に口頭で報告 ・保健所と連携し，食事・栄養相談先に関するチラシを食堂前に掲示 ・体調不良者（腸閉塞の疑い）にお粥を提供 ※栄養相談 9件（糖尿病，腸閉塞の疑い，幼児の食事・間食，口内炎，高血圧各1件，便秘4件） 便秘者に食物繊維提供	朝食：おにぎり・汁 昼食：おにぎり・汁・煮物 夕食：おにぎり・汁 20日からは 朝食：おにぎり・汁 昼食：ごはん・汁・主菜・副菜 夕食：ごはん・汁・主菜・副菜	・食事の提供状況把握 ・ホリカフーズに要援護者用食品の入手について連絡 ・要援護者用食品の入手について情報提供 ・食事提供業者への立入検査
3/26 〜4/1	18世帯68人 〜19世帯52人	便秘症状の者あり	・ボランティアによる運動支援が始まる ・食器洗いは給湯室で各自が行う（4/1〜） ※栄養相談 10件（糖尿病1件，便秘6件，その他3件） 便秘者に食物繊維提供	地元の飲食店，企業，団体，個人からの料理，食材の提供が増える 30日からは 朝食：ごはん・汁・主菜・副菜 昼食：ごはん・汁・主菜・副菜 夕食：ごはん・汁・主菜・副菜 主食としてパン，麺も使用	・食物繊維を提供 ・食事の提供状況把握 ・要援護者用食品について相談・調整
4/2 〜8	19世帯59人 〜14世帯43人	運動不足	※栄養相談 3件（糖尿病1件，便秘2件） 便秘者に食物繊維提供	6日より，小・中学生の登校に合わせて食事時間の変更 朝食：7：30〜9：00 昼食：12：00〜13：00 夕食：18：00〜19：00 レストランへの招待や避難所食堂でちゃんこ鍋，餅つきなどが行われる	・食事の提供状況把握 ・食器洗浄や片付けを避難者が行えるよう市担当者に助言

各組織の対応						課題と思われること
ホリカフーズ株式会社	社会福祉協議会	食生活改善推進委員協議会魚沼支部	株式会社大沢加工	おおもも	サトウ産業株式会社	
「食物繊維」購入						
要援護者用食品入手調整			食事提供 朝食：おにぎり・パン・焼き魚・卵焼き・生野菜・ごはん・弁当・汁・牛乳・ジュース 昼食：おにぎり・汁・ごはん 夕食：弁当・汁			・食事の提供時間 ・食費 ・提供数の把握方法 ・避難者の健康状態がわからない ・被災後の食事状況がわからない
要援護者用食品入手調整	食事提供 昼食：おかず，汁 食推や給食ボランティア，受け入れ（延べ218人）					・食数の把握 ・避難者の健康状態がわからない ・被災後の食事状況がわからない
要援護者用食品入手調整				食事提供 昼食：ごはんのみ 夕食：主食・副食（バイキング） （3/22～26）	食事・食材提供：各種そう菜，デザート，パイン，野菜（食材） （3/22～）	・便秘の人が多い（水分を控えているおそれ） ・用意した食事が余る，必要食数の把握ができない ・主食のみの食事が続いた ・調理室に生ごみがあり，においが気になる。衛生管理に気をつける ・食器洗いの人手の確保が困難 ・運動不足
要援護者用食品入手調整 避難所状況把握		食事提供 昼食：主菜・副菜・汁 （3/26）		食事提供 朝食：ごはん・副食（バイキング），パン，ジュース，果物 （3/27～4/2）		・避難者ニーズへの対応 ・排水溝に生ごみが残っている。衛生管理に気をつける ・メニューが重ならないように工夫 ・老若男女が共通して食べる副食の工夫
		食事提供 昼食：主菜・副菜・汁 （4/5）		食事提供 昼食：ごはんのみ 夕食：主食・副食（バイキング） （4/3～4/9）		・調理意識が薄くなってきている ・先のことがわからない不安から，食欲が落ちている ・救援物資の過剰（菓子類）適量が難しい（出ていないと，なぜ出さないと言われる）。避難者に見えるところに保管されている

日　時	避難所等の状況	健康課題	各組織の対応	
			魚沼市（危機管理室，生涯学習室，まちづくり室，健康増進室）	魚沼保健所
4/9 ～15	13世帯39人 ～13世帯41人	インスリン療法の者あり	地元の飲食店，企業，団体，個人からの料理，食材の提供あり	・食事の提供状況把握 ・食品の選び方について指導助言 ・運動に関する指導（ウォーキングのすすめ） ・総合型地域スポーツクラブと連携して運動教室の実施支援
4/16 ～22	13世帯41人	子どもが嗜好品（菓子）を自由に，もち歩きながら食べている	18日夕食：レストランにて食事（招待）	・食事の提供状況把握 ・菓子類の提供について，市管理栄養士に助言
4/23 ～29	13世帯41人 ～11世帯30人		26日夕食：バイキング料理（招待） 27日おやつづくり：笹団子，ちまき	・食事の提供状況把握 ・食品の選び方，運動に関する助言
4/30	13：00 魚沼市地域振興センター閉鎖		※栄養相談　1件（二次避難所での食材購入について）	・食事の提供状況把握 ・掲示物の撤去 ・食堂の片付け，ごみ捨て場の片付け
5/1	二次避難所 10世帯25人		公営住宅等が二次避難所に指定され，一次避難所と同様に食事の提供を行う（5/2～）	・南相馬市・魚沼市の打ち合わせ出席 ・公営住宅へ移行後の状況把握
5/14～			JAの宅配サービスを利用し，食材の提供を始める。1日3食分を2日または3日分宅配。	・「魚沼地域災害時食のセーフティネット検討会」開催に向けて調整

注）新潟県栄養士会魚沼支部では，避難所の栄養・食生活支援活動を円滑に行うため，ニーズに応じた人材確保を行った。
・主な業務内容：①生活習慣病・アレルギー等の相談，②食生活支援活動，③炊き出しの支援，④物資の仕分け・集約，⑤衣類・生活用品等被災者ニーズの協力。

各組織の対応						課題と思われること
ホリカフーズ株式会社	社会福祉協議会	食生活改善推進委員協議会魚沼支部	株式会社大沢加工	おおもも	サトウ産業株式会社	
				食事提供 朝食：ごはん・副食（バイキング） （4/10～16）		・菓子がいつでも食べられるようになっているとの保健所からの指摘 →出ている菓子の量を確認。菓子は時間を決めて10：00と3：00に出すようにする
		食事提供 昼食：主菜・副菜・汁 （4/17）		食事提供 朝食：バイキング 昼食：ごはん 夕食：バイキング （4/17～30）		・食のアンケートに「おやつが自由に食べられるため，食事を取らない」との意見あり →子ども向けに注意事項を書く
		食事提供 昼食：主菜・副菜・汁 （4/26）				・長期避難なので，とにかく飽きさせない工夫が重要 ・菓子（団子，アイスクリーム）の買い食い。昼食直後，歩きながら食べる
						・通常の宅配と同様の内容のため（主菜が多い），宅配品だけでは栄養バランスに偏りが出る →野菜不足分は避難者で対応してもらうことになる（現在は野菜や調味料なども宅配されている）

・課題と思われたこと：①栄養士会として，行政と連絡を密にして協力連携した活動が必要，②避難者の精神的な不安や悩みに耳を傾け，話相手になることが重要と思われた。

表6-4　長岡市豪雨水害における栄養・食生活支援活動

フェーズ	0	1	2			3
	概ね災害発生後24時間以内	概ね災害発生後72時間以内	概ね災害発生後4日から1か月以内			1か月以降
月日	7/30 (火)～31 (水)	7/31 (水)～8/2 (金)	8/3 (土)～8/11 (日)	8/12 (月)～8/18 (日)	8/19 (月)～8/31 (土)	9/1 (日)～
長岡保健所	・給食施設の被災状況把握	・長岡市災害対策本部に出向き情報収集 ・市内避難所を対象に巡回栄養相談の実施 (6か所)：栄養相談窓口の紹介, 夏ばて予防, 食品衛生のポスター配布 ・支所保健師に災害時要援護者用食品に関する相談・支援確認	・長岡市乙吉地区全世帯 (92世帯) に栄養相談窓口：熱中症予防, 食品衛生のチラシを配布 (8/5) ・長岡市健康課に簡単ひと鍋レシピの情報提供 ・ホリカフーズより食物繊維 (6 g) 300個購入：長岡市健康課へ210個提供。健康課が実施する乙吉地区の健康調査時に, 世帯へ配布依頼 ・長岡市危機管理防災本部へ弁当内容に関する改善を依頼：常温流通可能な野菜料理の提供 (8/9) ① ・提供時刻を過ぎた弁当は必ず撤去し, 食べないように, 市担当職員・地域役員に徹底	・長岡市危機管理防災本部へ弁当内容に関する改善依頼：常温流通可能な野菜料理の提供 (8/15) ② ・JA越後ながおかに野菜 (洗って食べられる野菜) の提供について打診 (8/15) ・新潟県栄養士会へ炊き出し依頼 (8/16) ・市より弁当提供されている10世帯 (25人) を中心に, 不足している野菜をたっぷり使った冷やしのっぺい汁を栄養士会と連携して炊き出し (8/18)	・弁当提供されている10世帯に対し, 調理器具の被災状況, 食品の入手手段, 購入先, 保存食品への水害の影響について調査 (8/19～20) ③ ・調査結果をもとに長岡市健康課へ食品入手確保に関する対策を提案 ○移動販売車許可業者による生鮮食品の移動販売 ○買い物ボランティアの活用 ・健康調査時 (8/7) に配布された食物繊維の活用状況・効果について, 長岡市健康課と連携して調査	・8/19～20の事後調査 (8/30～) ④ ・長岡市健康課へ情報提供 ・食生活改善推進委員長岡地区連絡会会員に対し, 災害食の体験実習や地域災害特性に関する研修実施 (9/4, 73人参加) ・子育ての駅ぐんぐんにおいて, 親子を対象に防災ダック*の訓練とサバイバル料理の試食提供 (9/9, 親子35組約70人参加) ・被災地域での心と体のリフレッシュを目的に, サバイバル料理の試食提供とレシピ紹介, リラクゼーションを実施 (9/13)
	乙吉地区町内会長, 町内会役員, 公民館担当市職員, 地元住職, 中越防災安全推進機構等と連携して情報収集：要援護者の動向, ボランティアの活動状況など					
食事の提供状況	乙吉：おにぎり・パン, お茶	乙吉：おにぎり・パン＋水, 弁当 (300食) 寺泊：弁当＋汁物 (51人)	乙吉：朝；おにぎり, 昼・夜；弁当＋水またはお茶 (8/4～：140食, 8/6～：80食, 8/10～：55食) 寺泊：8/5に避難所閉鎖	乙吉：朝；おにぎり, 昼・夜；弁当＋水またはお茶 (8/13～：30食, 8/17～：25食) 8/21午前中で市職員撤退	乙吉：8/19食事提供終了	
ボランティアの活動状況		8/1～：長岡市災害ボランティアセンターによる活動	～8/11：長岡市災害ボランティアセンターによる活動		8/24：乙吉町クリーン作戦へのボランティア参加	
主な課題	・情報不足	・自家用車の流出, 1階の浸水 ・収穫食品の浸水, 畑の浸水 ・調理器具の被災 ・道路交通が困難 (アクセス悪化)	・便秘症状を訴える者あり ・弁当の野菜不足 ・片付け状況に差が生じる ・市職員の疲労 ・調理意欲の低下	・弁当利用者より野菜不足に関する意見が多く出される ・調理意欲の低下	・飲酒量増加 (日中より) ・ボランティアへの依存度が高い →自立への取り組み (クリーン作戦の実施) ・転出世帯あり	・地域を元気にする取り組み

注）①②は同じ活動。④は③の関連調査。　　　　*防災ダック：地震の時に, 頭を抱えて守る「あひる」の姿勢。

3）自然災害発生時の備え・対応と近年の動向

　健康危機管理への対応には，災害，食中毒，感染症，飲料水汚染等があるが，ここでは震災，水害等の自然災害に焦点を当てて述べた。いずれも，発生の未然防止，発生に対する準備，発生時の対応，被害回復の対応等について，市町村や関係機関・企業や大学等と調整を行い，**ネットワーク**を構築することが必要である（図6-7）。

　特に，災害の発生に備え，都道府県の**地域防災計画**に栄養・食生活支援の具体的内容を位置づけるよう，関係部局との調整を行い，保健医療職種として被災地への派遣のしくみや支援体制の整備にかかわる必要がある。また，地域防災計画に基づく的確な対応を確保するため，市町村の防災計画における栄養・食生活の支援内容と連動するよう調整を行い，関係機関・関係者等との支援体制の整備をする。三条地域の公衆栄養学臨地実習での取り組み例を表6-5に示す。

　なお，近年国内で発生した災害への，国や組織による対応を表6-6に示す。

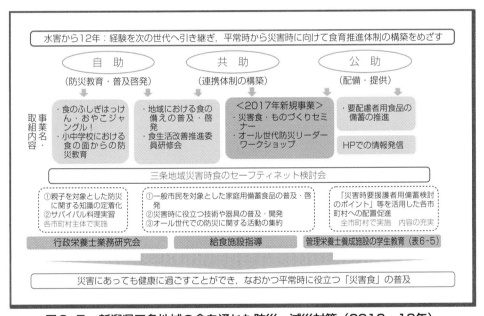

図6-7　新潟県三条地域の食を通じた防災・減災対策（2016～18年）

表6-5　2016（平成28）年度公衆栄養学臨地実習（後期）日程表

月日	午前（午前8時30分～正午）	午後（午後1時～5時15分）
10月24日（月）	○オリエンテーション（～9：00） ○健康福祉の概要・企画調整課の業務概要（9：00～10：30） ○生活衛生課の業務概要（10：40～11：40）	○地域保健課の業務概要（～14：30） ○にいがた減塩ルネサンス運動および健康づくり支援店事業（14：40～15：10） ○地域健康・栄養の現状と課題（15：20～15：55） ○実習全体の課題確認（16：00～）
25日（火）	○講義「新潟県の災害時における栄養・食生活支援活動について」「平成28年熊本地震における栄養・食生活活動について」	○講義と演習 ・災害食の普及・定着化に向けた取り組み
26日（水）	○見学実習「自然災害の実際」 ・三条市水防学習館における体験学習 ・三条市の災害時の食の備え	○講義と演習 ・県民栄養の現状 ・国民健康・栄養調査の概要

27日 （木）	○演習「災害食メニューと家庭用備蓄食品に関する検討」（要配慮者用について）	○実習 ・食環境の状況把握について（配達弁当）
28日 （金）	○災害食メニュー作成 ○実習「災害食体験—パッククッキングを含む災害食メニューの調理—」	○試食 ○演習結果発表・意見交換（14：30〜15：55） ○まとめ（16：00〜16：30）

注）実習時間は原則として午前8時30分から午後5時15分まで（昼休み・正午から午後1時）とする。ただし，実習内容により日程の変更が生じる場合がある。

表6-6　東日本大震災以降の主な自然災害と栄養・食生活支援活動に関連する通知・支援体制

年次（年）	主な自然災害等	○関連法・通知・マニュアル等／☆組み組み支援体制等
2011 （平成23）	・豪雪（1〜3月） ・東日本大震災（3/11　14：46） ・長野県北部地震（3/12　3：59） ・新潟・福島豪雨（7/28〜29）	○「避難所における食事提供の計画・評価のために当面の目標とする栄養の参照量について」（4/21厚生労働省健康局総務課生活習慣病対策室　事務連絡） ○「避難所における食事提供に係る適切な栄養管理の実施について」（6/14　厚生労働省健康局総務課生活習慣病対策室　事務連絡）
2012 （平成24）	・台風4号，梅雨前線豪雨（6月） ・九州北部豪雨（7/11〜14） ・8/13からの前線による大雨	☆日本栄養士会災害支援チーム（JDA-DAT）設立（1月）
2013 （平成25）	・長岡市豪雨水害（7/29〜31） ・台風18号（9月） ・台風26号（10月）	○災害対策基本法等の一部を改正する法律（法律第54号，6/21） ○避難行動要支援者の避難行動支援に関する取組指針（8月　内閣府《防災担当》） ○避難所における良好な生活環境の確保に向けた取組指針（8月　内閣府《防災担当》）→ 2016年4月改訂 ☆日本災害食学会設立（9/1）
2014 （平成26）	・豪雪（2013年12月〜2月） ・台風8号（7月） ・豪雨（8月） ・御嶽山噴火（9/27） ・台風18号，19号（10月） ・豪雪（12月）	○避難行動要支援者対策及び避難所における良好な生活環境対策に関する取組事例集（3月　内閣府《防災担当》）
2015 （平成27）	・宮城県沖，奄美大島近海，埼玉県北部，小笠原諸島西方沖地震（5月） ・熊本県での水害（6月） ・台風11号，12号（7月） ・台風16号（8月） ・関東・東北豪雨（9月）	☆日本災害食認証制度設立（1/6）
2016 （平成28）	・熊本地震（4/14・16） ・6月19日からの大雨（6/19） ・台風10号（8月） ・台風16号（9月）	○避難所における食事提供に係る適切な栄養管理の実施について（6月　厚生労働省栄養指導室） ○避難所運営ガイドライン（4月　内閣府《防災担当》） ○避難所の生活環境の整備等について（留意事項）（4月　内閣府政策統括官（防災担当）付参事官（被災者行政担当））
2017 （平成29）	・九州北部豪雨（7/5〜6）	○大規模災害時の保健医療活動に係る体制の整備について（7/5　厚生労働省大臣官房厚生科学課長，医政局長，健康局長，医薬・生活衛生局長，社会・援護局障害保健福祉部長） ○災害時健康危機管理支援チーム活動要領について（3/20　厚生労働省健康局健康課長） ☆おもいやり災害食認証制度設立（6/26） ☆災害食のJAS化に関する検討会の開催（9月，12月）
2018 （平成30年）	・西日本豪雨（7月） ・大阪府北部地震（6/18） ・北海道胆振東部地震（9/6）	○避難所における食事提供に係る適切な栄養管理の実施について（8月　厚生労働省栄養指導室） ○「災害医療コーディネーター活動要領」及び「災害時小児周産期リエゾン活動要領」について（2月　厚生労働省医政局地域医療計画課長） ○男女共同参画の視点からの避難所運営等の災害対応について（7月　内閣府男女共同参画局総務課長） ☆要配慮者向け・災害時に備えた食品ストックガイド（3月　農林水産省）
2019 （令和元年）	・九州北部豪雨（8/27） ・東日本台風（10/12）	○災害時における授乳の支援並びに母子に必要となる物資の備蓄及び活用について（10月　内閣府等）
2020〜2021 （令和2〜3年）	・新型コロナウイルス感染症（2020年1月〜）	○新型コロナウイルス感染症の感染拡大に伴う生活の変化を踏まえた栄養・食生活支援の推進について（依頼）（2021年9月　厚生労働省健康局健康課栄養指導室） ☆「新しい生活様式」の実践（2020年5月）

４）過去の自然災害での栄養・食生活支援活動から現在までの取り組みに 関する検証

　新潟県魚沼地域振興局健康福祉部では，2004年の新潟県中越大震災の発生から15年を迎えるのを機に，これまでの活動を振り返り，今後の災害時栄養・食生活支援活動に生かすことを目的に検討会を開催した（事例8）。

事例8　令和元年度魚沼地域災害時食のセーフティネット検討会

●開催日時：2019（令和元）年7月3日（水曜日）午後2時から4時30分まで
●会　場：魚沼市小出ボランティアセンター
●アドバイザー：日本災害食学会理事・副会長　新潟大学大学院 客員教授
　　　　　　　　　　NPO法人日本防災士会 副理事長　別府 茂 氏
●構成メンバー（順不同）
　小千谷市魚沼市医師会，小千谷北魚沼歯科医師会，魚沼市立小出病院，新潟県栄養士会，新潟県食生活改善推進委員協議会魚沼支部，小千谷市魚沼市介護支援専門員連絡協議会，魚沼市社会福祉協議会，小出食品衛生協会，サトウ産業株式会社，弁当・惣菜おおもも，ホリカフーズ株式会社，NPO法人エンジョイスポーツクラブ魚沼，中越防災安全推進機構，NPO法人ふるさと未来創造堂，魚沼市，魚沼市教育委員会
●内　容
〇取り組み報告と意見交換「ここまで進んだ新潟県魚沼地域における災害時の食の備えと支援活動」
　新潟県中越大震災発生から15年間の取り組みについて行政機関や関係組織から報告があり，お互いの取組を共有した。取り組み報告の実際と今後必要と思われる取り組みについては表6－7のとおり。
〇アドバイザーからの提言「災害多発時代の食の備え」（要旨）
　防災対策にはサイクルがある。第1フェーズ「予防」，第2フェーズ「応急対策」，第3フェーズ「復旧・復興」。15年たった今，来るべき災害に向けて第1フェーズ「予防対策」の実施・充実が求められている。魚沼地域においては，自助・共助・公助がかなり重なり合っており，それぞれ誰が何をやっているのかがわかった上での連携が進んでいる。自助は家庭だけでなく組織や企業の備えまで進んできている。共助は横のつながり，公助は備蓄だけでなく，災害食に関する教育が進んできており，進化している。自助は家庭・病院や施設，事業所・企業のために備蓄する。避難所では公助が備えるが，災害発生救援物資は避難所をめがけて送られてくる。それ以外は届かないのがほとんど。したがって自助で備えたものしか使えない，食べられない可能性がある。住民は，家庭にも企業にも配ってくれるのではないかと思いがち。自分の身は自分で守っていただきたい。本年3月に農林水産省が「災害時に備えた食品ストックガイドあって良かった！家庭備蓄の実践アイディア」を策定した。このガイドで示しているのは，魚沼地域でその3年前に作成された「あちこたねえ！うおぬま式災害時の食の備え」と同じ考え方であり，普段食べているものを災害時にも食べて備える「ローリングストック」を薦めている。要配慮者用食品の備蓄についても，全国的にはまだまだ。災害多発時代の対策として生活の強靭化，ライフスタイルの変革も行っていくことが必要。魚沼の取り組みは中越大震災をきっかけに15年継続してきた。今までの経験をさらに磨いて次の災害に備えた対策の強靭化につなげていただきたい。「災害は 備えた分だけ 憂いなし」
「備えておけばあちこたねえ！」うおぬま式災害時の食の備えの紹介ページ
https://www.pref.niigata.lg.jp/sec/uonuma_kenkou/1356895710107.html
〇事業提案「魚沼地域の食の減災対策推進事業」
　魚沼地域におけるこれまでの15年間の活動を紹介し，今後の推進体制について提案した。

表6-7 「災害時の食の備え」および支援活動に関する関係組織の取り組み一覧表

	小千谷市魚沼市医師会	小千谷北魚沼歯科医師会	魚沼市立小出病院	新潟県栄養士会	新潟県食生活改善推進委員協議会魚沼支部	小千谷市魚沼市介護支援専門員連絡協議会	魚沼市社会福祉協議会	小出食品衛生協会
災害時の食の備えや支援活動として取り組んできたこと・取り組んでよかったこと	・避難所での健康相談において食生活の助言等を行った	・避難所における口腔ケア・歯磨き指導	・入院患者分（135人分）の3日分の非常食の用意	・避難所等での食事支援活動（新潟福島豪雨，中越地震，中越沖地震） ・新潟県親子防災セミナーでの災害食指導（パッククッキング） ・地域コミュニティ協議会自主防災訓練での講話（災害時の食の備えについて） ・日本栄養士会災害支援チーム（JDA-DAT）リーダー育成研修会へ会員を派遣 ・会員向けの災害食研修会の開催	・炊き出し支援 ・被災地域での料理講習・昼食会の開催協力 ・小学校における食の面からの防災教育 ・災害食のメニュー開発 ・パッククッキング等を活用した災害食の普及	・災害時の備蓄	・避難所の食事支援 ・災害物資の仕分け ・災害ボランティアセンター運営 ・生活支援・貸付	・炊き出し等の支援 ・営業再開に向けた支援
災害時の食の備えや支援活動について今後必要と思われること	・アレルギー患者へのアレルギー対策非常食提供体制の整備	・関係者と連携した支援	・災害時を想定した非常食提供に関する訓練	・新潟県栄養士会内に災害支援に対応するための組織・体制を整備する ・災害対応に関する会員向け研修会の開催 ・関係団体や関係者との連携	・災害食を伝えた人やコミュニティからさらに地域へ普及してほしい	・食事に制限のある人や介助がなければ食べることができない人などへの支援	・災害食の普及や啓発 ・災害時に役立つ食の備え	・関係機関と連携した取り組み ・分会を通じた被災状況の確認と食事支援 ・営業再開に向けた支援

サトウ産業株式会社	弁当・惣菜おおもも	ホリカフーズ株式会社	エンジョイスポーツクラブ魚沼	中越防災安全推進機構	ふるさと未来創造堂	魚沼市	魚沼地域振興局健康福祉部
・災害等で出荷できない惣菜・生野菜（洗浄済み）を避難所および警備の方々へ提供させていただいた	自社のできることを普段から従業員と話し合い，考え，とっさの動きなどを共有している。突然の炊き出し等の要請に対し，自社だけでは賄い切れないことが多々ある。そのようなときは地域の飲食店に連絡をとり手助けしていただいたことがある（おにぎりの大量炊き出し等）	・災害食の提案および販売 ・病院や高齢者施設での災害食の勉強会 ・災害食専用のカタログの作成 ・防災イベントでの出展（製品展示・紹介）	・被災者に対して運動による支援（エコノミー症候群対策，ストレス対策の観点から運動での介入）	・地域防災講座インストラクター（災害食）の養成ならびにフォローアップ ・地域防災講座インストラクター（災害食）の派遣による自主防災会などでの災害食講座の実施	・学校教育（小・中学校）での災害時の食の備えや災害食づくりを切り口とした防災教育 ・社会教育（公民館・児童館・自然の家等）での親子を対象とした災害食づくりの講座やイベント開催 ・市民や企業向けの災害食づくりに関する講習会 ・被災地における炊き出し支援コーディネート等	・食生活改善推進員と共に災害時に活用できるパッククッキングの普及と家庭での食の備えの普及を行っている ・年に一度防災給食を実施。市内の献立を統一し，同日に提供している ・平成29年度は防災食（市販）を中学校3年生を対象に給食提供	新潟県地域防災計画に基づく栄養指導対策 ・炊き出しの栄養管理指導 ・巡回栄養相談の実施 ・要配慮者の栄養指導 ・特定給食施設等への指導 「新潟県中越大震災食生活実態調査」の実施 災害時食のセーフティネット検討会の開催（活動の検証）
・関係者とのコミュニケーション（当社の立場としてできること）	食数の把握が第一に必要。飲食店等，ある程度の数をこなせる施設をリストアップし災害地域避難場所による担当ネットワークを構築しておいた方がよい 避難が長期の際には麺類の提供もよいのでは？（ごはんやパンだけでは飽きてしまうので食事を楽しむ観点から）	・災害弱者に配慮した食の提案 ・災害弱者に配慮した災害食の開発 ・災害弱者に適した食事が行き届く仕組み ・災害時を想定した食事内容の選び方 ・医療・介護施設との情報共有，地域間連携	・各関係機関との連携力 ・状況を把握して何が求められているか察知して行動に移すこと	・業界団体などテーマごとでの災害食の普及・啓発（例えばホテルや旅館などが災害時に果たせる役割は少ないと思われるので） ・避難所運営などの啓発に合わせて，災害食の備蓄の必要性についての啓発普及（避難所に来れば物がもらえると思っている人が多いと思われるので）	・食の備えと日常生活の親和性を整理 ・災害食づくりや試食体験をさまざまな機会・場所で体験できる楽しい活動として広げていくことEX ・子ども会行事や学校の文化祭のPTAブース等で試食訓練やパッククッキングが体験できる ・キャンプやバーベキュー等の親和性の高い活動へ浸透させていく	・行政の各部署や市内各団体および関係機関との情報共有と役割確認 ・災害時の給食のあり方を確認	・自治体内でのローリングストックの実施・体制づくりが課題 ・次の世代への継承 ・日頃から顔の見える関係づくり

出典）令和元年度魚沼地域災害時食のセーフティネット検討会　資料，2019

2. 食環境づくりのためのプログラムの展開

(1) 食物・食情報へのアクセスと食環境整備

1) 食環境整備の必要性

「21世紀における国民健康づくり運動（健康日本21）」が，2000（平成12）～2012（平成24）年に展開された。栄養・食生活分野においては，健康・栄養状態の是正を図るとともに，国民すべてが良好な食生活を実践できる力を十分に育み，発揮できるような平等な機会と資源を確保することを目的として，①栄養状態をよりよくするための「適正な栄養素（食物）の摂取」，②適正な栄養素（食物）摂取のための「行動変容」，③個人の行動変容を支援するための「環境づくり」が必要であることから，このように大きく３段階に分けて目標設定し，推進された。

しかしながら，**環境づくり**の推進にあたり，栄養・食生活と健康に関する適切な情報は，必ずしも国民および関係者に十分伝わっていない状況にあった。一人ひとりの行動変容に結びつけるためには，適切な情報の提供や食物選択の幅を広げることなど，個々人の健康づくりを支援する環境づくりが重要である。そこで2004（平成16）年に，厚生労働省において「健康づくりのための食環境整備に関する検討会」が開催され，健康づくりを支援するための栄養・食生活に関する環境づくり（食環境整備）の推進方策がとりまとめられた。

◘環境づくりの評価
健康日本21の最終評価では，「ヘルシーメニューの提供の増加と利用の促進」については，「目標値に達していないが改善傾向にある」であった。
「学習の場の増加と参加の促進」と「学習や活動の自主グループの増加」については，「変わらない」という評価であった。

栄養・食生活分野の環境要因としては大きく，「周囲の支援」「食物へのアクセス」「情報へのアクセス」「自然環境・社会環境」として整理されている。食環境は，食物へのアクセスと情報へのアクセス，ならびに両者の統合を意味する（図６-８）。

1 食物へのアクセス

食物へのアクセスとは，人間が食物を選択し，準備して，食べるという営みの対象物である食物が，どこで生産され，どのように加工され，流通され，食卓に至るかという，食物生産・提供のシステム全体を意味する。すなわち，農業・漁業から，食品製造業，食品卸売業，食品小売業，外食産業等，そして消費者の食料消費までをつなげ，その全体をひとつのシステムとしてとらえる考え方である。

したがって，食物へのアクセス面の整備とは，より健康的な食物入手の可能性，食物選択の可能性（インフォームド・チョイス）が高まる方向で，生産から消費までの各段階での社会経済活動，およびそれらの相互関係の整備を行い，人々がより健康的な食物を入手しやすい環境を整えることを意味する。

2 食情報へのアクセス

食情報へのアクセスとは，地域における栄養や食生活関連の情報，ならびに健康に関する情報の流れ，そのシステム全体を意味する。食情報の受発信の場は，家庭（家族），保育所・学校や職場などの帰属集団，保健・医療・福祉・社会教育機関，

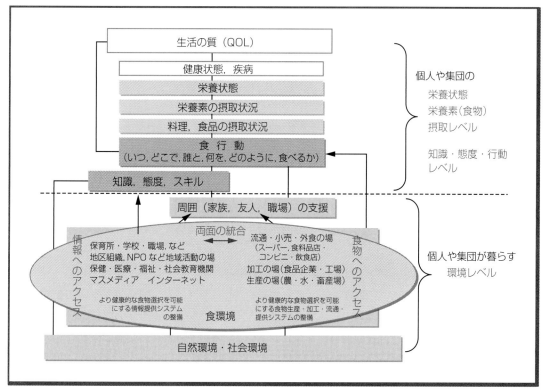

図6-8　健康づくりと食環境との関係
出典）厚生労働省：健康づくりのための食環境整備に関する検討会報告書，2004

地区組織や民間非営利組織（NPO）等の地域活動の場，マスメディア，インターネットなど多様であり，国内のみならず国外からの情報も少なくない。

　したがって，食環境整備における食情報へのアクセス面の整備とは，あるひとつの限定された場所，例えば学校において，子どもたちにどのような食情報をどのように発信するかを個別に検討することではなく，地域社会全体，国全体として，すべての人々が健康や栄養・食生活に関する正しい情報を的確に得られる状況をつくり出すことである。つまり，さまざまな場から発信される食情報の矛盾や内容の不一致等の調整を行い，人々が混乱しないような食情報発信のしくみを構築し，食情報入手の場にアクセスできない人がアクセス可能になるように，地域内の社会資源の相互連携により実現すること等を意味する。

③ 食物へのアクセスと情報へのアクセスの統合

　給食を例にとると，提供される食物や食事そのものが情報になる，あるいは食物や食事に情報が付随して人々の手元に届けられる点に，栄養・食生活分野における健康づくりの特徴がある。人間は生きている限り食事をし続けることから，自ら進んで健康や食生活に関する情報を求めない人はあっても，食物を入手して食べない人はいない。

　したがって，食物へのアクセス面の整備と情報へのアクセス面の整備は，別々に

検討されるべきものではない。両面を統合した整備を進めることが，より多くの人々にとって，適切な情報とともに健康的な食物を入手する可能性を高め，また，得られた情報の適切かつ効果的な活用につながり，ひいては人々の健康づくり，QOL の向上に寄与するものと考えられる。

2）わが国における食環境整備の現状と課題

① 地域における食環境整備

健康に配慮した食物提供とそれに伴う情報提供という面では，外食における**ヘルシーメニューの提供**，飲食店等と連携した外食料理の栄養成分表示の推進等の事業が各地で展開されている。

しかし，関係者がその必要性を十分に理解していない，あるいは住民にそうした必要性の認識が弱いなどの理由から，順調な協力店舗数や利用者数の増加の目標達成には至っていない。

② 関係団体，民間企業における食環境整備

健康づくりの観点から，飲食店，給食サービス企業，関係団体等による健康に配慮した食事の提供，食品製造業者による健康に配慮した食品の開発等が行われてきている。食品産業関係団体等においても，提供する料理の栄養成分等の情報についての必要性への認識が高まっており，大手企業を中心に，ホームページやリーフレット等での栄養情報の提供が行われてきている。

しかしながら，中高年層や食事管理が必要な病態にある人など，健康に関心の高い集団での認知や情報の活用は増えているが，健康に関心が薄い層への浸透は未だ十分とはいえない。また，団体や企業，その従事者によって，健康への関心に大きな差がみられる。

3）健康日本21（第二次）における食環境整備

2013（平成25）年から推進されている「健康日本21（第二次）」において，基本的な方向の4つ目として，「健康を支え，守るための社会環境の整備」（p.12参照）があげられている（健康日本21（第二次）については，p.70参照）。食環境整備に関する項目の目標設定について，表6-8に示す。

（2）栄養成分の表示の活用

1）食品表示制度

食品の表示は，消費者が商品選択をする際の指標として大きな役割を果たしている。

① 食品表示に関する規定の統合

食品一般に対し，その内容に関する情報提供については，従来は食品衛生法，農林物資の規格化及び品質表示の適正化に関する法律（JAS法*），健康増進法の3法によって定められていた。2009（平成21）年に**消費者庁**が設立され，食品表示に関する各法令に基づく表示基準の策定事務を同庁が一元的に所管することとされたが，表示が義務づけられる具体的事項を個別にみると，重複がみられるものや用語

▢ **ヘルシーメニューの提供**
　給食・レストラン・食品売り場等における，食生活改善のためのバランスのとれたメニューの提供。

＊JAS法：正式名は2017（平成29）年より，「日本農林規格等に関する法律」に改正された。

表6-8　健康日本21(第二次)における食環境整備に関する項目の目標設定の理由および現状と目標

目標項目	食品中の食塩や脂肪の低減に取り組む食品企業および飲食店の登録数の増加		
目標設定の理由	・市販食品や外食の栄養成分の改善は，多くの人に影響を与え，特に食生活に対して無関心な層や時間等の条件により実行しにくい層に大きな影響をもたらすことが期待できる。 ・食品中の栄養成分の改善と栄養成分表示があわせて実施されることで，国民の食品の選択行動の幅が広がり，企業や飲食店の自主的な栄養成分改善にもつながる。		
現　状	食品企業登録数　14社 飲食店登録数　17,284店舗（2010年度）	目　標	食品企業登録数　100社 飲食店登録数　30,000店舗（2022年度）
データソース	・食品企業：食品中の食塩や脂肪の低減に取り組み，Smart Life Project*に登録のあった企業数 ・飲食店：自治体からの報告（エネルギーや塩分控えめ，野菜たっぷり・食物繊維たっぷりといったヘルシーメニューの提供に取り組む店舗数）		
目標項目	利用者に応じた食事の計画，調理および栄養の評価，改善を実施している特定給食施設の割合の増加		
目標設定の理由	・職場の給食や栄養管理の改善（提供する食事の量と質，栄養成分表示などの利用者の食事選択のための情報提供や栄養教育）が，利用者の血中脂質改善，体重コントロールや関連する知識・態度・行動・食事内容の改善に有効であることが報告されている。海外でも同様の報告がみられ，食塩摂取量減少への効果についても報告されている。 ・給食施設で提供される給食内容が栄養的・衛生的に配慮されたものであれば，喫食者の健康の維持・増進に寄与することが期待できる。健康増進法において，特定給食施設（継続的に1回100食以上または1日250食以上の食事を供給する施設）における栄養管理が規定されており，今後取り組みが充実すれば，栄養管理の質が向上することが期待される。		
現　状	（参考値）管理栄養士・栄養士を配置している施設の割合 70.5％（2010年度）	目　標	80％（2022年度）
データソース	厚生労働省「衛生行政報告例」		

注）＊Smart Life Project については，p.74，138参照。

出典）厚生労働省：健康日本21（第二次）の推進に関する参考資料，2012を改変

の使われ方も異なるものがあるなど，従前の食品表示制度は，複雑でわかりにくいものとなっていた。

　そこで，食品を摂取する際の安全性および一般消費者の自主的かつ合理的な食品選択の機会を確保するため，これらの3法の食品表示に関する規定を統合し，食品の表示に関する包括的かつ一元的な制度として，2013（平成25）年6月に，新たに**食品表示法**が成立し，2015（平成27）年4月1日より施行されている。

② 食品表示法の目的と概要

　食品表示は，食品を摂取する際の安全性の確保，自主的かつ合理的な食品の選択の機会の確保に関し，重要な役割を果たしている。これらに鑑み，食品表示法が制定された（表6-9）。

2）食品の栄養成分表示

　栄養成分表示（栄養成分または熱量に関する表示）は，それがなければ消費者の目に触れることのない「食品に含まれる栄養成分・熱量」に関する情報を明らかにするものである。その食品に含まれる栄養成分の構成などについての情報を消費者に

表6-9　食品表示法の概要

目　的 （第1条）	○消費者基本法の基本理念をふまえて，表示義務づけの目的を統一・拡大する。 ①販売の用に供する食品に関する表示について，基準の策定その他の必要な事項を定めることにより，その適正を確保し，もって一般消費者の利益の増進を図る。 ②食品衛生法，健康増進法，日本農林規格等に関する法律（JAS 法）による措置と相まって，国民の健康の保護・増進，食品の生産・流通の円滑化，消費者の需要に即した食品の生産の振興に寄与する。 ○新制度　　　　　　　　　　　　　　　　←　○旧制度 ・食品を摂取する際の安全性　　　　　　　・食品衛生法：衛生上の危害発生防止 ・一般消費者の自主的かつ合理的な　　　　・JAS 法：品質に関する適正な表示 　食品選択の機会の確保　　　　　　　　　・健康増進法：国民の健康の増進
基本理念 （第3条）	○食品表示の適正確保のための施策は，消費者基本法に基づく消費者政策の一環として，消費者の権利（安全確保，選択の機会確保，必要な情報の提供）の尊重と消費者の自立の支援を基本とする。 ○食品の生産の現況等をふまえ，小規模の食品関連事業者の事業活動に及ぼす影響等に配慮する。
食品表示基準 の策定 （第4条）	○内閣総理大臣は，食品を安全に摂取し，自主的かつ合理的に選択するため，食品表示基準を策定する。 ①名称，アレルゲン，保存の方法，消費期限，原材料，添加物，栄養成分の量および熱量，原産地，その他食品関連事業者等が表示すべき事項 ②前号に掲げる事項を表示する際に食品関連事業者等が遵守すべき事項 ○食品表示基準の策定・変更：厚生労働大臣・農林水産大臣・財務大臣に協議し，消費者委員会の意見を聴取する。
食品表示基準の 遵守（第5条）	○食品関連事業者等は，食品表示基準に従い，食品の表示をする義務がある。
権限の委任 （第15条）	○内閣総理大臣の権限の一部を消費者庁長官に委任する。 ○内閣総理大臣・消費者庁長官の権限の一部を都道府県知事・保健所設置市等に委任できる（政令）。

提供し，さらにその食品が人体の中でどのように役立つかについて，消費者が理解できるようにする，つまり「栄養の可視化」を進めるツールである。

　これにより，健康で栄養バランスのとれた食生活を営むことの重要性を消費者自らが意識し，商品選択に役立てることで，適切な食生活を実践する契機となる効果が期待される。

１ わが国の栄養成分表示制度

　わが国の栄養成分表示制度は，1995（平成7）年の栄養改善法（現在の健康増進法）の改正で定められた。販売に供する食品について栄養成分表示をする場合に従うべき基準（栄養表示基準）を定め，栄養成分表示をするかどうかは事業者の任意としながらも，表示する際のルールを明らかにした。

　その後，消費者の健康意識の高まりに伴い，健康の保持・増進を図る観点から，消費者の商品選択に資する栄養成分表示の重要性が増している。そこで，**栄養表示の義務化に向けて整理すべき課題**について検討され，2011（平成23）年に，内閣府

（消費者庁）において「栄養成分表示検討会報告書」がとりまとめられた。これを受けて，2013（平成25）年に公布，2015（平成27）年に施行された食品表示法により，栄養成分表示が義務化されている。

　また今後，国民の健康の保持・増進をさらに進めるためには，栄養成分表示を通じた食品の「栄養の可視化」は，重要な政策課題となると考えられる。食生活への関心が高い消費者へはもちろん，関心のなかった消費者や，自ら食生活に関心はもっているものの十分に情報をいかしきれていない消費者にまで，栄養に関する情報をわかりやすく確実に伝達し，消費者の商品選択や食生活の実践に役立てるしくみについて，具体的に検討していく必要があるとしている。

② 国際的な流れ

　国際的には，2004（平成16）年に世界保健機関（WHO）が「食事，運動と健康に関する世界戦略」を提示し，コーデックス委員会において「栄養表示に関するガイドライン」の拡充作業が進められる中で，これと歩調を合わせる形で，アメリカやカナダに引き続き，南米諸国や中国，インド，韓国，オーストラリア，ニュージーランド，欧州連合（EU）等の各国で栄養成分表示の義務化が進められている。

3）食品表示基準

　かつて健康増進法により定められていた栄養表示基準は，食品表示法の施行に伴い食品表示法第4条に基づく食品表示基準として規定された。

　a. 栄養成分表示の対象となる範囲と栄養成分　　栄養成分表示は，販売に供する加工食品および添加物を対象に義務化された。また，表示が義務づけられた項目は，エネルギー，たんぱく質，脂質，炭水化物，ナトリウム（「食塩相当量」で表示）であるが，飽和脂肪酸および食物繊維についても表示が推奨されている。

　b. 栄養成分表示の方法　　①熱量，②たんぱく質，③脂質，④炭水化物，⑤ナトリウム（「食塩相当量」で表示），⑥栄養成分表示された栄養成分の順で，100g

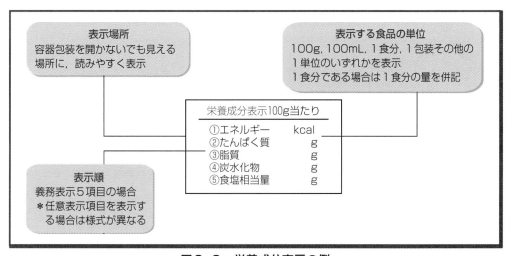

図6-9　栄養成分表示の例

もしくは100mL，または1食分，1包装その他の1単位当たりで含有量を表示する（図6-9）。

c. 栄養強調表示　栄養成分が「補給できる」あるいは「適切な摂取ができる」旨の強調表示をする場合には，基準値以上の絶対差および相対差が必要となる（表6-10，6-11）。

4）虚偽・誇大広告等の表示の禁止

食品として販売に供する物に関して，広告その他の表示をする際は，健康の保持・増進の効果等について虚偽・誇大な表示をすることは，健康増進法第65条の規定により禁止されている。

これは，食品として販売されている物について，健康の保持・増進等が必ずしも実証されていないにもかかわらず，その効果を期待させる虚偽・誇大な広告等が放置された場合，国民が適切な診療機会を逸する等，健康に重大な支障をきたす可能性があるためである。

5）外食の栄養成分表示

近年，単独世帯の増加，女性雇用者の増加等，社会情勢が変化する中で，調理や食事を家の外に依存する食の外部化が進展し，簡便化志向が高まっており，外食あるいは調理済み食品・惣菜・弁当といった**中食**を利用する傾向が増大している。国民の健康づくりを推進するにあたって，これらの外食や中食に関する適正な栄養情報の提供が重要であることから，外食料理の栄養成分表示が進められている。

① 栄養成分表示普及の取り組み

1990（平成2）年に，「外食料理の栄養成分表示ガイドライン」（厚生省：現 厚生労働省）が策定された。これを受け，現在多くの自治体や関係団体において，栄養成分表示を行う店舗の指定，認証，登録等の制度（**健康づくり支援店制度**）を設けて普及を図っている。

具体的には，①「健康づくり支援店」等の制度の名称を含むステッカー等を支援店に交付する，②支援店のリストをパンフレット等で配付したり，インターネットのホームページで紹介したりするなど，利用者への周知を図る方法が多く用いられている（図6-10）。

② 栄養成分表示の形式

食品に含まれるエネルギーや栄養素の量を，単に数値で示したもののほか，マークで示したもの，グラフ化したものなどがある。近年は，食事バランスガイドのサービング（SV）数を用いて表示したものなど，さまざまである。

また，支援店等の主な利用者の性別・年齢・身体活動レベル等をもとに算出した，1日または1食で摂ることが望ましいエネルギーや栄養素の量とあわせて表示するなど，利用者が食事を選ぶための参考となる情報とともに表示されることも多い（図6-11）。

表6-10　栄養強調表示の方法：補給できる旨の表示（多いことを強調）

強調表示の種類	高い旨	含む旨	強化された旨
	絶対表示		相対表示
強調表示に 必要な基準	・基準値以上であること		・基準値以上の絶対差 ・相対差（25％以上）* ・強化された量（割合）および比較対象品名を明記
強調表示の表現例	高○○ △△豊富 ××多く含む	○○含有 △△入り ××源	○○30％アップ △△2倍
該当する栄養成分	たんぱく質，食物繊維，ミネラル類（ナトリウムを除く），ビタミン類		

＊強化された旨の相対差（25％以上）は，たんぱく質および食物繊維のみに適用。

出典）厚生労働省告示：消費者庁ホームページ「栄養表示制度とは」を食品表示基準に基づき改変

表6-11　栄養強調表示の方法：適切な摂取ができる旨の表示（少ないことを強調）

強調表示の種類	含まない旨	低い旨	低減された旨
	絶対表示		相対表示
強調表示に 必要な基準	・基準値未満であること		・基準値以上の絶対差 ・相対差（25％以上） ・低減された量（割合）および比較対象品名を明記
強調表示の表現例	無○○ △△ゼロ ノン×× ☆☆フリー	低○○ △△控えめ ××ライト	○○30％カット △△10gオフ ××ハーフ
該当する栄養成分	熱量，脂質，飽和脂肪酸，コレステロール，糖類，ナトリウム		

出典）厚生労働省告示：消費者庁ホームページ「栄養表示制度とは」を食品表示基準に基づき改変

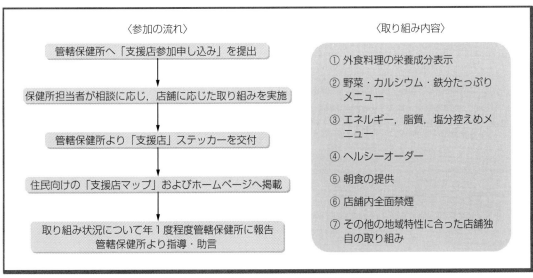

〈参加の流れ〉

管轄保健所へ「支援店参加申し込み」を提出

↓

保健所担当者が相談に応じ，店舗に応じた取り組みを実施

↓

管轄保健所より「支援店」ステッカーを交付

↓

住民向けの「支援店マップ」およびホームページへ掲載

↓

取り組み状況について年1度程度管轄保健所に報告
管轄保健所より指導・助言

〈取り組み内容〉

① 外食料理の栄養成分表示

② 野菜・カルシウム・鉄分たっぷりメニュー

③ エネルギー，脂質，塩分控えめメニュー

④ ヘルシーオーダー

⑤ 朝食の提供

⑥ 店舗内全面禁煙

⑦ その他の地域特性に合った店舗独自の取り組み

図6-10　健康づくり支援店制度（例）

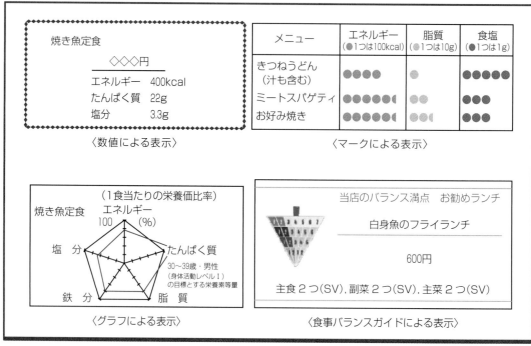

図6-11　外食の栄養成分表示の例

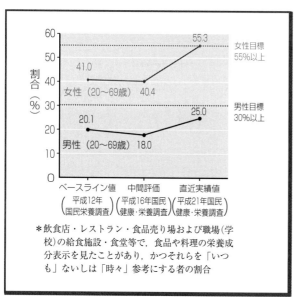

＊飲食店・レストラン・食品売り場および職場(学校)の給食施設・食堂等で,食品や料理の栄養成分表示を見たことがあり,かつそれらを「いつも」ないしは「時々」参考にする者の割合

図6-12　外食や食品を購入するときに栄養成分表示を参考にする人の割合
出典)健康日本21評価作業チーム:健康日本21最終評価,2011

③ 栄養成分表示を参考にする人の割合

　以上のような取り組みが進む中,健康日本21の栄養・食生活分野における目標項目「外食や食品を購入するときに栄養成分表示を参考にする人の増加」については,その割合が増加してきている(図6-12)。

（3）特別用途食品・保健機能食品の活用

　近年，いわゆる**健康食品**が多種多様に流通する中で，これらによる健康被害の発生報告もみられる。また，マスコミ等の報道の影響もあり，消費者が適切な食品の選択を行うにあたってはさまざまな情報が氾濫している。国では健康食品による被害を防止するとともに，消費者へ正しい情報を提供するために，食品に健康や栄養に関する表示を行える制度として**特別用途食品，保健機能食品**（特定保健用食品，機能性表示食品および栄養機能食品）の制度を設けている（図6-13，6-14，6-15）。

1）特別用途食品

　特別用途食品とは，乳児，幼児，妊産婦，病者などの発育，健康の保持・回復などに適するという特別の用途について表示（特別用途表示）するものである。特別用途食品として販売するには，その表示について内閣総理大臣の許可を受ける必要があるとして，健康増進法第43条に定められている。

　特別用途食品には，病者用食品，妊産婦・授乳婦用粉乳，乳児用調製粉乳，乳児用調製液状乳，えん下困難者用食品，とろみ調整用食品があり，表示の許可にあたっ

◘健康食品
　健康食品とよばれるものについては，法律上の定義はなく，広く健康の保持・増進に資する食品として販売・利用されるもの全般を指している。

◘保健機能食品制度
　いわゆる健康食品のうち，一定の条件を満たした食品を「保健機能食品」と称することを認める表示の制度。国の許可等の必要性，食品の目的・機能等の違いによって，3つに分類される。

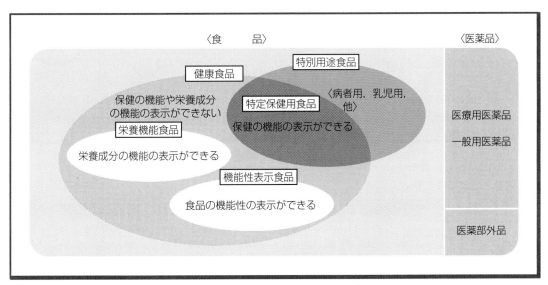

図6-13　健康食品等に係る制度

出典）消費者庁食品表示課資料，2011を食品表示基準に基づき改変

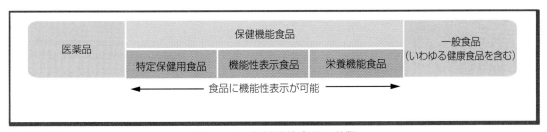

図6-14　保健機能食品の分類

ては，許可基準があるものについてはその適合性を審査し，許可基準のないものについては個別に評価を行っている。なお，「特別の用途に適する旨の表示」の許可には，特定保健用食品を含んでいる（図6-15）。

特定保健用食品以外の特別用途食品には，図6-15の許可マークが付されている。

２）特定保健用食品（トクホ）

特定保健用食品とは，食品のもつ特定の保健の用途を表示して販売される食品であり，特定保健用食品として販売するためには，製品ごとに食品の有効性や安全性について審査を受け，表示について内閣総理大臣の許可を受ける必要があると，内閣府令によって規定されている。

特定保健用食品の区分を表6-12に示す。特定保健用食品には，許可マークが付されている。また，個別の食品ごとに，その保健の用途にかかる科学的根拠が明らかであるかどうかなどを審査し，表示できる内容が許可されている（表6-13）。

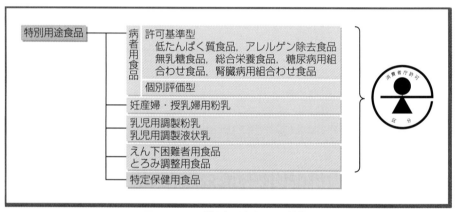

図6-15　特別用途食品の分類

表6-12　特定保健用食品の区分

許可マーク	区　分	内　容
（消費者庁許可／特定保健用食品マーク）	特定保健用食品	健康増進法第43条第1項の許可または同法第63条第1項の承認を受けて，食生活において特定の保健の目的で摂取をする者に対し，その摂取により当該保健の目的が期待できる旨の表示をする食品
	特定保健用食品（疾病リスク低減表示）	関与成分の疾病リスク低減効果が医学的・栄養学的に確立されている場合，疾病リスク低減表示を認める特定保健用食品
	特定保健用食品（規格基準型）	特定保健用食品としての許可実績が十分であるなど科学的根拠が蓄積されている関与成分について規格基準を定め，消費者委員会の個別審査なく，事務局において規格基準に適合するか否かの審査を行い許可する特定保健用食品
（消費者庁許可／条件付き特定保健用食品マーク）	条件付き特定保健用食品	特定保健用食品の審査で要求している有効性の科学的根拠のレベルには届かないものの，一定の有効性が確認される食品を，限定的な科学的根拠である旨の表示をすることを条件として，許可対象と認める。 許可表示：「○○を含んでおり，根拠は必ずしも確立されていませんが，△△に適している可能性がある食品です。」

3）栄養機能食品

　栄養機能食品とは，栄養成分の補給をするために利用される食品で，栄養成分の機能の表示をして販売される。栄養機能食品として販売するためには，１日当たりの摂取目安量に含まれる当該栄養成分量が定められた上・下限値の範囲内にある必

表6-13　特定保健用食品に表示できる保健の用途

保健の用途の表示内容	表示できる保健の用途（例）	食品の種類（例）	代表的な関与成分
お腹の調子を整える，便通改善　等	お腹の調子を整えます。お通じの気になる方に適しています。	粉末清涼飲料 テーブルシュガー 乳酸菌飲料	各種オリゴ糖，ラクチュロース，ビフィズス菌，各種乳酸菌，食物繊維（難消化性デキストリン，ポリデキストロース，グアーガム，サイリウム種皮等）等
血糖値関係	糖の吸収を穏やかにします。食後の血糖値が気になる方に適しています。	粉末清涼飲料 茶系飲料 乾燥スープ	難消化性デキストリン，小麦アルブミン，グアバ葉ポリフェノール，L-アラビノース　等
血圧関係	血圧が高めの方に適しています。	錠菓 清涼飲料水	ラクトトリペプチド，カゼインドデカペプチド，杜仲葉配糖体（ゲニポシド酸），サーデンペプチド　等
コレステロール関係	コレステロールの吸収を抑える働きがあります。コレステロールが高めの方に適しています。	粉末清涼飲料 調製豆乳	キトサン，大豆たんぱく質，低分子化アルギン酸ナトリウム
歯，歯茎関係	歯を丈夫で健康にします。	チューインガム	パラチノース，マルチトース，エリスリトール　等
脂肪関係	体脂肪が気になる方に適しています。食後の血中中性脂肪の上昇を抑えます。	食用調整油 コーヒー飲料	グロビン蛋白分解物，コーヒー豆マンノオリゴ糖　等
コレステロールとお腹の調子，コレステロールと脂肪関係　等	コレステロールが高めで気になる方，お腹の調子が気になる方の食生活の改善に役立ちます。	粉末ゼリー飲料 清涼飲料水	低分子化アルギン酸ナトリウム，サイリウム種皮の食物繊維　等
骨関係	カルシウム吸収に優れ，丈夫な骨をつくるのに適した食品です。	清涼飲料水 納豆	大豆イソフラボン，MBP（乳塩基性蛋白質）等
ミネラルの吸収関係	貧血気味の人に適しています。	清涼飲料水	クエン酸リンゴ酸カルシウム，カゼインホスホペプチド，ヘム鉄　等
疾病リスク低減	定型文*	魚肉ソーセージ	カルシウム，葉酸
ミネラルとお腹	お腹の調子を良好に保つとともに，カルシウムの吸収を促進します。	テーブルシュガー	フラクトオリゴ糖　等

＊現在，「カルシウムと骨粗鬆症」「葉酸と神経管閉鎖障害をもつ子どもが生まれるリスク」についての表示が認められており，表示の方法（定型文）が示されている。

表6-14 栄養機能食品として機能表示ができる栄養成分

ミネラル	カルシウム，亜鉛，銅，マグネシウム，鉄，カリウム
ビタミン	ナイアシン，パントテン酸，ビオチン，ビタミンA，ビタミンB_1，ビタミンB_2，ビタミンB_6，ビタミンB_{12}，ビタミンC，ビタミンD，ビタミンE，葉酸，ビタミンK
脂肪酸	n-3系脂肪酸

要があるほか，栄養機能表示だけでなく，注意喚起表示等も表示する必要があると，食品表示基準（p.171参照）に規定されている。

規格基準に適合すれば許可申請や届出等は不要である。現在，規格基準が定められている栄養成分はミネラル6種，ビタミン13種，脂肪酸1種である（表6-14）。

4）機能性表示食品

機能性表示食品とは，2015（平成27）年に新たに定められた制度で，安全性の確保を前提とし，科学的根拠に基づいた機能性を表示して販売される食品である。機能性表示食品として販売するには，事業者の責任において科学的根拠について評価を行い，消費者庁に届出を行うものとして食品表示基準に規定されている。栄養機能食品と同様に，注意喚起表示等も行う必要があると定められている。

（4）「健康な食事」の普及啓発

1）「健康な食事」の普及について

日本人の平均寿命が延伸し，世界でも高い水準を示していることには，日本人の食事が一助になっていると考えられる。また日本の食事の特徴は，気候と地形の多様性に恵まれ，旬の食べ物や地域産物といった多様な食べ物を組み合わせて，調理しておいしく食べることで，バランスのとれた食事をとってきたことにある。

こうした特徴をいかし，日本人の長寿を支える「健康な食事」について，国民や社会の理解を深め，取り組みやすい環境の整備が重要であることから，2014（平成26）年に厚生労働省において，「日本人の長寿を支える「健康な食事」のあり方に関する検討会報告書」がとりまとめられた。日本人の長寿を支える「健康な食事」のあり方に関する検討の方向性を図6-16に示す。

「健康な食事」とは，健康な心身の維持・増進に必要とされる栄養バランスを基本とする食生活が無理なく持続している状態を意味する。その実現には，主食・主菜・副菜を組み合わせて食べることが重要である。このため「健康な食事」のとらえ方をふまえ，健康な心身の維持・増進に必要とされる栄養バランスを確保する観点から，主食・主菜・副菜を組み合わせた食事の更なる推奨を図るよう2015（平成27年）にシンボルマークが作成され，マークを活用しポスター・リーフレット・ホームページ等各種媒体を通して，主食・主菜・副菜を組み合わせた食事の実践が促進されるよう，効果的な啓発普及を実施することとされた（図6-17）。

また，生活習慣病予防その他の健康増進を目的として提供する食事の目安につい

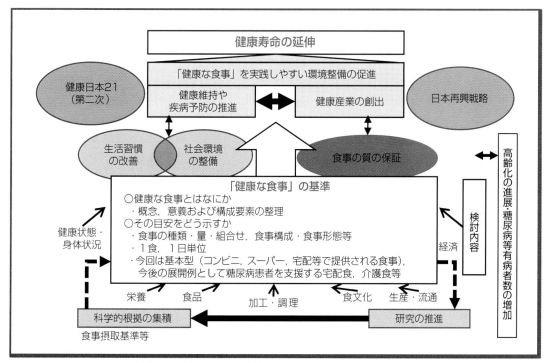

図6-16　日本人の長寿を支える「健康な食事」のあり方に関する検討の方向性

出典）厚生労働省：日本人の長寿を支える「健康な食事」のあり方に関する検討会報告書，2014

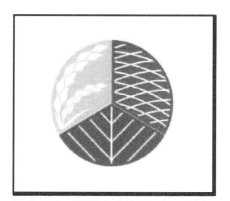

図6-17　「健康な食事」のシンボルマーク

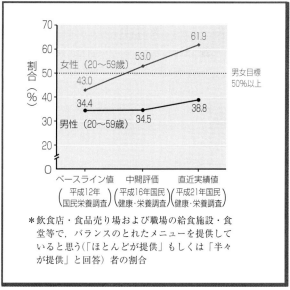

＊飲食店・食品売り場および職場の給食施設・食堂等で，バランスのとれたメニューを提供していると思う（「ほとんどが提供」もしくは「半々が提供」と回答）者の割合

図6-18　ヘルシーメニューの提供の増加と利用の促進

出典）健康日本21評価作業チーム：健康日本21最終評価，2011

ても定められた（表6-15）。この目安および「食事摂取基準（2015年版）」を基本として，2018（平成30）年より，特定非営利活動法人日本栄養改善学会等からなる「健康な食事・食環境」コンソーシアムが，健康な食環境整備を目指した「健康な食事・食環境」認証制度（スマートミール）をスタートしている。外食・中食・事業所給食で，「スマートミール」を，継続的に，健康的な空間（栄養情報の提供や受動喫煙防止等に取り組んでいる環境）で，提供している店舗や事業所を認証している。

表6-15　生活習慣病予防その他の健康増進を目的として提供する食事の目安

	一般女性や中高年男性で，生活習慣病の予防に取り組みたい人向け 650kcal 未満	一般男性や身体活動量の高い女性で，生活習慣病の予防に取り組みたい人向け 650〜850kcal
主食（料理Ⅰ）の目安	穀類由来の炭水化物は40〜70g	穀類由来の炭水化物は70〜95g
主菜（料理Ⅱ）の目安	魚介類，肉類，卵類，大豆・大豆製品由来のたんぱく質は10〜17g	魚介類，肉類，卵類，大豆・大豆製品由来のたんぱく質は17〜28g
副菜（料理Ⅲ）の目安	緑黄色野菜を含む2種類以上の野菜（いも類，きのこ類・海藻類も含む）は120〜200g	緑黄色野菜を含む2種類以上の野菜（いも類，きのこ類・海藻類も含む）は120〜200g
牛乳・乳製品，果物の目安	牛乳・乳製品および果物は，容器入りあるいは丸ごとで提供される場合の1回提供量を目安とする。 牛乳・乳製品：100〜200g または mL（エネルギー150kcal 未満*） 果物：100〜200g（エネルギー100kcal 未満*） *これらのエネルギー量は，650kcal 未満，または650〜850kcal に含めない	
料理全体の目安	〔エネルギー〕 ○料理Ⅰ，Ⅱ，Ⅲを組み合わせる場合のエネルギー量は650kcal 未満 ○単品の場合は，料理Ⅰ：300kcal 未満，料理Ⅱ：250kcal 未満，料理Ⅲ：150kcal 未満 〔食塩〕 ○料理Ⅰ，Ⅱ，Ⅲを組み合わせる場合の食塩含有量（食塩相当量）は3g 未満（当面3gを超える場合は，従来品と比べ10% 以上の低減） ○単品の場合は，食塩の使用を控えめにすること（当面1gを超える場合は，従来品と比べ10% 以上の低減） 注1）エネルギー，食塩相当量について，見えやすいところにわかりやすく情報提供すること 注2）不足しがちな食物繊維など栄養バランスを確保する観点から，精製度の低い穀類や野菜類，いも類，きのこ類，海藻類など多様な食材を利用することが望ましい	〔エネルギー〕 ○料理Ⅰ，Ⅱ，Ⅲを組み合わせる場合のエネルギー量は650〜850kcal 未満 ○単品の場合は，料理Ⅰ：400kcal 未満，料理Ⅱ：300kcal 未満，料理Ⅲ：150kcal 未満 〔食塩〕 ○料理Ⅰ，Ⅱ，Ⅲを組み合わせる場合の食塩含有量（食塩相当量）は3.5g 未満（当面3.5gを超える場合は，従来品と比べ10% 以上の低減） ○単品の場合は，食塩の使用を控えめにすること（当面1gを超える場合は，従来品と比べ10% 以上の低減） 注1）エネルギー，食塩相当量について，見えやすいところにわかりやすく情報提供すること 注2）当該商品を提供する際には，「しっかりと身体を動かし，しっかり食べる」ことについて情報提供すること

出典）厚生労働省：生活習慣病予防その他の健康増進を目的として提供する食事の普及に係る実施の手引，2015

2）ヘルシーメニューの提供

外食の栄養成分表示制度と同様に，国民の食の外部化に伴い，外食や中食におい
て，エネルギー・塩分・脂質控えめ，野菜や食物繊維・カルシウムたっぷりといっ
たヘルシーメニューの提供の取り組みが進められている。多くの場合は，自治体の
健康づくり支援店等の制度において，外食の栄養成分表示とあわせて進められてい
る（p.173，図6-10参照）。

健康日本21の栄養・食生活分野においては，「ヘルシーメニューの提供の増加と
利用の促進」を目標に取り組んだ結果，その割合は増加してきている（図6-18）。

さらに，健康日本21（第二次）においても，自治体が実施している健康づくり支
援店等の事業を通して把握している店舗数のうち，エネルギーや塩分控えめ，野菜
たっぷり・食物繊維たっぷりといったヘルシーメニューの提供に取り組む店舗数の
増加を目標としている（p.75，表3-17参照）。これらの店舗数を増やすための取り組
みは，多くの自治体の健康増進計画や食育推進計画の地方計画に位置づけられ，推
進されている。

3）給食施設における栄養管理

給食施設における栄養管理の改善の取り組みが推進されることにより，利用者の
体重コントロールや，関連する知識・態度・行動等の改善につながることが示唆さ
れる。このため，給食施設で提供される食事内容が栄養的・衛生的に配慮されたも
のであれば，給食利用者の健康の維持・増進に寄与することが期待できる。

1 特定給食施設への指導・支援

特定給食施設の栄養管理は，健康増進法施行規則にその基準が定められ，留意事
項についても通知が示されている（表6-16）。保健所の**栄養指導員**は，健康増進法
第18条に基づき，それらの基準の留意事項に基づく特定給食施設の運営が円滑に行
われるように，指導・支援を実施している。また，給食の利用者の健康管理が重要
であることから，対象者への健康・栄養教育や情報提供に関しても助言を実施して
いる。保健所を設置する都道府県等では，条例および細則または実施要綱を定め，
施設の開始・変更・廃止等の届出，栄養管理報告書の提出，立入検査の実施等につ
いて定め，これらに基づき特定給食施設への指導・支援を行っている。

指導・支援を円滑に展開するため，施設種別ごと等に施設向けの特定給食施設マ
ニュアルを作成している都道府県等も多い。また，巡回指導にあたる保健所の管理
栄養士（栄養指導員）の指導のレベルの標準化を図るため，栄養指導員向けのマ
ニュアルを作成している都道府県等もある。他にも，効率的に必要な情報を伝達し
たり，施設間の交流を進めるためにグループワークなどを取り入れたりした研修会
が多くの都道府県等で実施されている。さらには，こうした施設間の交流が施設間
のネットワークの構築につながり，給食運営に係る情報交換のみならず，災害時等
の協力体制の整備につながっている事例もある。

表6-16　特定給食施設が行う栄養管理に係る留意事項

1．身体活動，栄養状態等の把握，食事の提供，品質管理および評価について	① 利用者の性，年齢，身体の状況，食事の摂取状況および生活状況等を定期的に把握する。食事の摂取状況は，可能な限り，給食以外の状況も把握する。 ② ①で把握した情報に基づき給与栄養量の目標を設定し，食事の提供に関する計画を作成する。利用者間の必要栄養量の差が大きい場合には，複数献立の提供，量の調整等を行う等，工夫する。 ③ ②で作成した計画に基づき，食材料の調達，調理および提供を行う。 ④ ③で提供した食事の摂取状況を定期的に把握するとともに，身体状況の変化を把握するなどし，これらの総合的な評価を行い，その結果に基づき，食事計画の改善を図る。 ⑤ 提供エネルギー量の評価には，個々人の体重，体格の変化ならびに肥満・やせの者の割合の変化を参考にする。ただし，より適切にエネルギー量の過不足を評価できる指標がある場合はこの限りではない。
2．提供する食事（給食）の献立について	① 給食の献立は，利用者の身体状況，日常の食事の摂取量に占める給食の割合，嗜好等に配慮するとともに，料理の組み合わせや食品の組み合わせにも配慮して作成する。 ② 複数献立や選択食のように，利用者の自主性により料理の選択が行われる場合には，モデル的な料理の組み合わせを提示する。
3．栄養に関する情報の提供について	① 利用者に対し，献立表の掲示や熱量・たんぱく質・脂質・食塩等の主要栄養成分の表示を行うなど，健康や栄養に関する情報の提供を行う。 ② 給食は，利用者が正しい食習慣を身に付け，より健康的な生活を送るために必要な知識を習得するよい機会であり，各々の施設に応じ利用者等に，各種の媒体を活用するなどにより知識の普及に努める。

出典）特定給食施設における栄養管理に関する指導・支援等について（令和2年3月31日，健健発0331第2号）を要約

② 健康日本21（第二次）と特定給食施設

　健康日本21（第二次）の栄養・食生活分野において，「利用者に応じた食事の計画，調理および栄養の評価，改善を実施している特定給食施設の割合の増加」を目標としている（表6-8参照）。その推進にあたって留意すべき点について，2013（平成25）年3月に「特定給食施設における栄養管理に関する指導及び支援について」として，厚生労働省健康局がん対策・健康増進課長より示され，その後2020（令和2）年3月に改訂がなされた（表6-17）。

表6-17　特定給食施設に関する指導および支援に係る留意事項

1．現状分析に基づく効率的・効果的な指導・支援の実施について	① 効果的な指導計画の作成と計画的な指導・支援等 ② 管理栄養士又は栄養士の配置促進のための助言 ③ 病院・介護老人保健施設等について，入退院（入退所）前後の連携を促す支援 ④ 職能団体との調整による計画的な管理栄養士・栄養士の教育 ⑤ 事業所について，利用者に応じた食事の提供および利用者の身体状況の改善が図られるような指導・支援等 ⑥ 他法令に基づく指導等を行う部署との定期的な情報共有による効果的な指導・助言のための連携体制の確保（学校への指導については，教育委員会と連携） ⑦ 給食業務を委託している場合は，施設側に委託事業者の業務の状況を定期的に確認させ，必要な指示を行わせる ⑧ 栄養改善の効果を挙げている好事例を収集し，他の特定給食施設へ情報提供

	するなど，効果的な実践につながる仕組みづくり
	⑨　その他の施設に対する指導・支援等に関しては，地域全体の健康増進への効果の程度を勘案し，より効率的・効果的に実施
2．特定給食施設における栄養管理の評価と指導計画の改善について	①　各施設の栄養管理の状況について，施設の種類別，管理栄養士・栄養士の配置の有無別等に評価を行うなど，改善が必要な課題が明確となるような分析
	②　評価結果に基づく指導計画の改善および評価結果を関係機関や関係者と共有する体制の確保
	③　利用者の身体状況の変化や栄養管理の状況等について評価を行い，栄養管理上の課題を抽出し，その課題から指導・支援等を重点的に行う施設の抽出
	④　健康増進を目的とした施設において提供される食事のエネルギー量の過不足の評価については，肥満及びやせに該当する者の割合の変化を参考にする
	⑤　栄養管理の状況について報告を求める場合には，客観的に効果が評価できる主要な項目とする
	⑥　病院・介護老人保健施設等について，栄養管理を行うために必要な連携体制が構築され，適切に機能しているかを確認
	⑦　栄養管理上の課題が見られる場合には，施設長に対し，評価結果を踏まえた課題解決への取組を促し，必要に応じて，改善状況又は改善計画について報告を求める
3．危機管理対策について	①　食料備蓄の確保を促すとともに，期限前の有効活用について助言
	②　災害等発生時に特定給食施設が担う役割を整理し，施設内及び施設間の協力体制を整備

出典）特定給食施設における栄養管理に関する指導・支援等について（令和2年3月31日，健健発0331第2号）を要約

●健康は企業の宝，そして個人の宝●

　パナソニック（株）では，従業員とその家族の健康づくりに積極的に取り組んでいます。従業員が健康でいきいきと働き続けられることが，企業の宝であると考えているためです。その取り組みのひとつとして，従業員が日々利用する食堂を通じた健康づくりについても重要と考えています。

　パナソニック（株）アプライアンス社奈良では，給食業者（栄養士）の協力で，食堂運営委員会（会社，労働組合，健康管理室）にて「生活習慣病予防・仕事能率アップ」活動を展開しています。

　具体的には，食堂において毎日健康メニューの提供を実施，特に生活習慣病予防を目的としたメニューの提供をしています（なお，すべてのメニューにエネルギー量および塩分表示がされています）。その一例として，肝機能アップや血行促進メニューの提供，仕事の能率アップ策として疲れ目予防・能力アップ等のメニューの提案もしています。地産地消食材を取り入れて環境にやさしく，より安全でおいしいメニューになるよう工夫しています。また，健康強調月間には歯科衛生の取り組みとして，歯の健康に良いメニュー，噛む回数が多いメニューの提供を実施しています。

　毎年1回実施の定期健診に合わせての取り組みでは，健診1か月前より，「はなまる作戦」と題して，メタボ予防の指導，メタボ予防の食事メニューの提供，血糖値を抑えるための食事のとり方・食べ合わせの具体例，血糖値を下げるメニューの提供をしています。

　今後も，社員とその家族の健康増進のために，会社・労働組合・健康管理室が一体となり継続して取り組んでいきたいと考えています。

（林　浩史：パナソニック株式会社アプライアンス社）

●（東京都足立区）住んでいるだけで自ずと健康になれるまちづくり●
「あだち ベジタベライフ 〜そうだ，野菜を食べよう〜」

　足立区では，2010（平成22）年の健康寿命が東京都の平均より約2歳短く，2012（平成24）年国保被保険者一人当たりの糖尿病の医療費が東京23区で最も高いことが明らかになった。

　そこで，2013（平成25）年度から，今まで進めてきた総花的な健康対策から「糖尿病対策」に重点を置き，区民の健康寿命の延伸とQOL（生活の質）を高めることを目的として，保育園，学校，飲食店，八百屋，民間企業，JAを始めとした団体等と連携し，足立区糖尿病対策アクションプラン「あだちベジタベライフ 〜そうだ、野菜を食べよう〜」を開始した。

●基本方針Ⅰ：野菜を食べやすい環境づくり

　野菜を食べやすい環境を整えるため，「ベジタベライフ協力店」として，①野菜・野菜惣菜を販売している店舗，②野菜たっぷりメニュー（1食あたり野菜120g以上）やベジ・ファーストメニュー（ミニサラダ等）を提供している店舗等の登録を進めている。協力店は約815店舗まで拡大し（2020（令和2）年3月末現在），区民の健康づくりに貢献している。

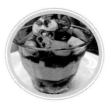

"ちょいサラ" グランプリでのグランプリ受賞メニュー

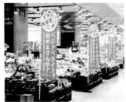

地元のスーパーでののぼり旗の設置

　6月の食育月間には，「ちょい増し野菜」をテーマに，協力店で野菜を使った期間限定特別メニューや50円引きメニューの提供，お店独自の野菜メニューを考案してもらう"ちょいサラ"グランプリを開催した。さらに地元スーパーやファミリーレストラン等では，のぼり旗やポップの設置に協力いただいた。

●基本方針Ⅱ：子どもの頃からの望ましい生活習慣の定着

　子どもの頃から野菜を食べることが当然という良い生活習慣を身につけられるよう，幼稚園・保育園，小・中学校で「ひと口目は野菜から」の声かけ運動を実施しているほか，月に一回，小中学校等で旬の野菜を使った「野菜の日」給食を実施している。さらに，中学校卒業時までに身につけたい，健康に生き抜くための実践力を「あだち 食のスタンダード」と定め，①望ましい食習慣を身につける，②栄養バランスの良い食事を選択できる，③

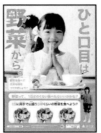

「ひと口目は野菜から」ポスター

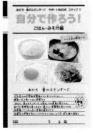

あだち食のスタンダードサポートブック（ごはん・みそ汁編）

簡単な料理を作ることができるよう教育委員会等と連携した取り組みも進めている。

●基本方針Ⅲ：糖尿病重症化予防

　糖尿病を重症化させない取り組みとして，40歳前の健康づくり健診で，糖尿病予備群への栄養指導および要医療者への受診勧奨のほか，自宅でできる「スマホdeドック」や薬局店頭でのヘモグロビンA1c測定等を実施している。

　これらの取組みにより，子どもや子育て世代である30歳代男性の野菜摂取量が増加した。また，2015（平成27）年の区民の健康寿命が延伸し，都平均との差を約1.5歳まで縮めることができた。

（千ヶ崎純子：足立区衛生部 こころとからだの健康づくり課）

3. 地域集団の特性別プログラムの展開

（1）ライフステージ別

1）母子保健対策（妊娠期・授乳期・乳児期・幼児期）と公衆栄養プログラム

① 母子保健法に基づく事業

わが国の母子保健対策は母子保健法に基づき，市町村の行政栄養士の重要な業務に位置づけられている。

母子保健法は1965（昭和40）年に制定された。その目的をふまえ，母子に対するさまざまな施策が展開され，保健施策を推進する基盤が整備された（表6-18）。

1994（平成6）年に改正された地域保健法に基づき，保健所と市町村保健センターの機能分担が明確になり，住民に身近な母子保健サービスは市町村（保健センター）業務として位置づけられた（図6-18）。市町村の管理栄養士は，乳幼児健診後の個別栄養指導や母親学級をはじめとした集団指導を実施している。

◆住民に身近な母子保健サービス
市町村では，母子健康手帳の交付，妊婦および乳幼児健康診査，母子保健相談指導事業をはじめとした保健指導，訪問指導などを行っている。食育の推進は，保健指導の一環として行われている。

表6-18　母子保健法の概要

目的 （第1条）		母性ならびに乳児および幼児の健康の保持・増進を図るため，母子保健に関する原理を明らかにするとともに，母性ならびに乳児および幼児に対する保健指導，健康診査，医療その他の措置を講じ，もって国民保健の向上に寄与することを目的とする。
定義 （第6条）	妊産婦	妊娠中または出産後1年以内の女子
	幼児	満1歳から小学校就学の始期に達するまでの者
	乳児	1歳に満たない者
	新生児	出生後28日を経過しない乳児
主な規定	保健指導 （第10条）	市町村は，妊産婦等に対して，妊娠，出産または育児に関し，必要な保健指導を行い，または保健指導を受けることを勧奨しなければならない。
	健康診査 （第12，13条）	・市町村は1歳6か月児および3歳児に対して健康診査を行わなければならない。 ・上記のほか，市町村は，必要に応じ，妊産婦または乳児もしくは幼児に対して，健康診査を行い，または健康診査を受けることを勧奨しなければならない。
	妊娠の届出 （第15条）	妊娠した者は，速やかに市町村長に妊娠の届出をしなければならない。
	母子健康手帳 （第16条）	市町村は，妊娠の届出をした者に対して，母子健康手帳を交付しなければならない。
	低出生体重児の届出 （第18条）	体重が2,500g未満の乳児が出生したときは，その保護者は，速やかに，その旨をその乳児の現在地の市町村に届け出なければならない。
	養育医療 （第20条）	市町村は，未熟児に対し，養育医療の給付を行い，またはこれに代えて養育医療に要する費用を支給することができる。

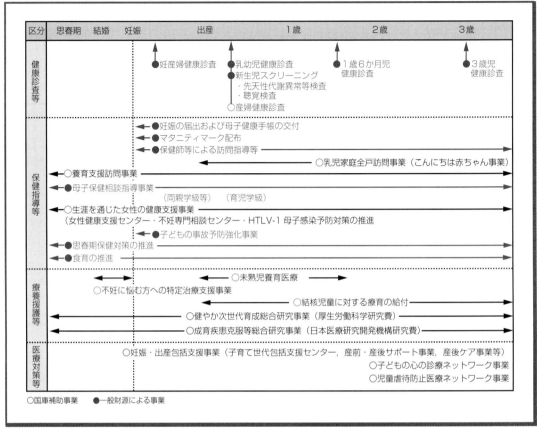

図6-19　主な母子保健事業

出典）厚生労働統計協会：国民性の動向2020/2021，p.110，2020

② 健やか親子21

　2001（平成13）年から開始された，母子の健康水準を向上させるための取り組みを，関係者・関係機関が一体となって推進する国民運動計画である。2015（平成27）年から2024（令和6）年までの期間で第2次計画が展開されている。

　近年の母子保健を取り巻く状況は，少子化の進行，晩婚化・晩産化と未婚率の上昇，核家族化，育児の孤立化，児童虐待，子どもの貧困，母子保健領域における健康格差等さまざまな問題を抱えている。こうした課題を解決するために策定されたのが「健やか親子21（第2次）」計画である。安心して子どもを産み，健やかに育つ社会を目指す取り組みであるとともに，国民が健康で元気に生活できる社会の実現を図るための「健康日本21」の一翼を担うものである。3つの基盤課題と2つの重点課題で構成されている（図6-20）。

　　a.　**食に関する指標**　　食育は，基盤課題B「学童期・思春期から成人期に向けた保健対策」に位置づけられ，「朝食を欠食する子どもの割合の減少」と「家族など誰かと一緒に食事をする割合の増加」が指標になっている。

　　b.　**低出生体重児に関する指標**　　1975（昭和50）年から2005（平成17）年頃ま

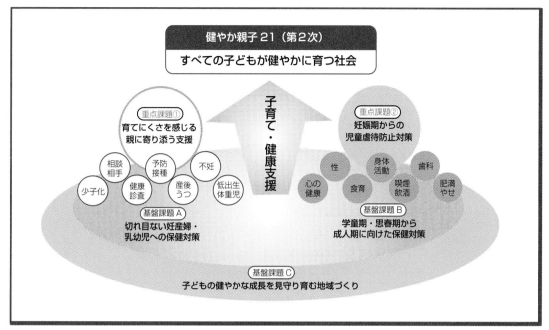

図6-20　健やか親子21計画
出典）厚生労働省科学研究費補助金（子ども家庭総合研究事業）研究班：健やか親子21（第二次）公式ホームページ

での間，**低出生体重児**の割合は世界の国々の中でも増加傾向にあったが，近年は横ばいである。低出生体重児は，成人後に糖尿病や高血圧等の生活習慣病を発症しやすいとされている。増加の要因は，多胎妊娠，妊娠前の母親のやせや低栄養，妊娠中の体重増加抑制，喫煙等が報告されている。国民健康・栄養調査の結果でも，15～19歳，20～29歳の女性の朝食欠食率の増加，食事の偏りや不規則な生活習慣が問題となっている。また，妊娠中の体重増加を気にするあまり，必要な栄養量を摂れていない妊婦も存在し，それが低出生体重児の出産の一因となっているとみられる。これらから若い女性に対しては，妊娠前からの適切な食習慣の確立を図ることが極めて重要な課題であり，妊娠期，授乳期までの連続性のある栄養教育が必要である。

　　c.　妊産婦のための食生活指針　　厚生労働省は「健やか親子21」の一環として「妊産婦のための食生活指針」を作成し，市町村保健センターにおける母親学級や乳児健診の場での栄養教育にて活用している。この指針は，妊娠期・授乳期に焦点をあて，妊産婦が注意すべき食生活上の課題を明らかにし，必要な栄養素や食事内容，配慮すべき点をあげている。また，「妊産婦のための食事バランスガイド」を示し，望ましい食事の組み合わせや目安量を提示し，生活に取り入れやすいように工夫している。なお，本指針は2021（令和3）年に改定された。妊娠・出産・授乳については妊娠前からの食生活も重要であることから，この指針で扱う対象は妊娠前の女性も含むこととし，「妊娠前から始める妊産婦のための食生活指針」となった。

◪低出生体重児
　出生体重が2,500g未満の新生児。そのうち，1,500g未満の場合を極低出生体重児，1,000g未満の場合を超低出生体重児という。

③ 市町村保健センターにおける事例（事例9〜14）

　以上のように，母子保健法のもとで行う乳幼児健康診査や保健指導と，「健やか親子21」で示された事業が，市町村保健センターを中心に行われている。妊婦を対象とした母親学級（両親学級）での栄養相談や，乳児・1歳6か月児・3歳児を対象とした健康診査および栄養相談は，対象者の状況に応じて個別指導や集団指導等によって実施されている。

　a. 乳幼児健康診査の意義　乳幼児健診は，疾病のスクリーニングの意義が大きかった。その後，子どもの健康を守るというとらえ方から，積極的に健康を高めるという健康増進に方向転換され，子どもが健全に育つための生育環境の整備が重要とされた。さらに，子育てに伴うストレスの軽減や子育てそのものへのサポートが主流となり，最近では，急増する子ども虐待の予防と早期発見の場として期待されている。つまり，これまで主流だった疾病のスクリーニングや障害の予防の意義は薄れて，子育て支援，虐待予防へ方向転換されてきている（図6-21）。指導にあたる管理栄養士も無関係でなく，食・栄養の視点から子育て支援に貢献する必要がある。

　b. 栄養相談における留意点　栄養相談の中で「授乳をしない」「離乳食を与えない」「食事を与えない」等の育児放棄（ネグレクト）が発見される場合もある。管理栄養士は，授乳や食事の進め方を一方的に指導するのではなく，育児環境や親の育児への意識や態度等，総合的に把握したうえで助言を行うことが重要であり，子育てを全面支援し，寄り添って支えるという視点が必要になる。また，子どもも親も，さらに家族をも支える全般的な支援が必要になる。

　c. 専門職連携　乳幼児健診には多くの専門性の異なるスタッフ（医師・保健師・管理栄養士・歯科衛生士等）が関与しており，専門職同士の連携によるアプローチが求められる。実際の健診では，職種間の調整は保健師が行う，健診後の**ケースカンファレンス**は，各職種の意見を調整してケースへの最良の対応を考える場になっている。ケースカンファレンスに参加し，食生活の視点から意見を述べることも管理栄養士の重要な仕事である。

　この他，1か月健診，6〜7か月健診，9〜10か月健診，アレルギー検診などがあり，実施方法や回数は市町村によって異なる。

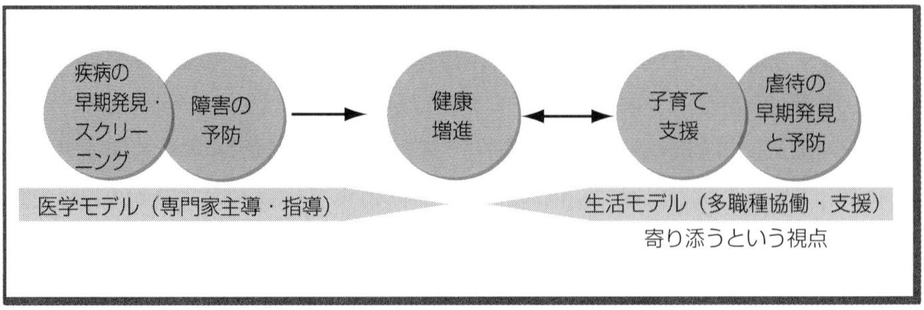

◪ケースカンファレンス
　健診結果から援助やサービス内容を話し合う事例検討会のこと。

図6-21　乳幼児健診の意義の変化

事例9　母親（両親）学級：赤ちゃんを迎えるお母さん，お父さんへ

- ●目　的　　妊娠生活を快適に過ごし，リラックスして出産に臨めるようにするとともに，育児に関して理解する。また，これから子育てをしていく者同士の出会いや交流の場とする。
- ●目　標　　妊娠・出産の知識や子育てをしていく仲間づくりのきっかけの場とする。地域の子育てお役立ち情報を得る。
- ●対　象　　妊婦およびその夫
- ●内　容　　妊娠中の過ごし方，出産に向けての話。妊娠中の食事と家族の食生活，歯と口腔の健康，育児について，先輩ママの体験。沐浴やおむつの替え方等の育児体験
- ●スタッフ　　保健師，助産師，管理栄養士，歯科衛生士，事務職員

事例10　両親学級（プレママパパ学級）

- ●目　的　　子育てを両親で協力して行う重要性を理解し，必要な知識や技術を学ぶ。
- ●目　標　　赤ちゃんのいる生活をイメージし，産後の子育てを両親で協力して行うきっかけの場とする。
- ●対　象　　妊婦およびその夫
- ●内　容　　沐浴の方法，抱っこと着替え，おむつ交換，出産に向けての話，パパの妊婦体験等
- ●スタッフ　　保健師，助産師

事例11　乳児（3～4か月児）健康診査

- ●目　的　　乳児の疾病予防と早期発見，健康の保持・増進，健診の意義との整合性を図り，虐待予防等，子育てを支援する。
- ●目　標　　授乳や離乳食の進め方，家族の食事についての指導・助言を行う。
- ●対　象　　乳児（3～4か月児）の保護者
- ●内　容　　身長・体重・頭囲・胸囲などの身体計測と内科的診察を行う。頸のすわり，追視，反応性笑い，人の顔・声などに反応する精神運動発達，生活に支障をきたすような疾患や，先天性股関節脱臼，斜頸，先天性疾患などを早期に発見し，治療に必要な疾患のチェックを行う。栄養面では，母乳やミルクの不足から体重がなかなか増えないなどの個別相談を実施し，集団指導では離乳食の準備や進め方について説明する。
- ●スタッフ　　医師，保健師，管理栄養士，歯科衛生士，事務職員

事例12　離乳食講習会（6か月児対象）

- ●目　的　　乳児の疾病予防と早期発見，健康の保持・増進を図り，子育てを支援する。
- ●目　標　　「授乳・離乳の支援ガイド」を活用し，離乳食の進め方についての指導・助言を行う。
- ●対　象　　乳児（5～6か月児）の保護者
- ●内　容　　離乳食を始めるにあたっての留意点や具体的な進め方について，調理の実演をしながら説明する。集団指導後，個別相談を希望する場合は，その児の状況を把握し，助言を行う。
- ●スタッフ　　管理栄養士，在宅栄養士，事務職員

事例13　1歳6か月児健康診査

●目　的　　幼児の病気の予防と早期発見，健康の保持・増進を図り，子育てを支援する。
●目　標　　離乳完了から幼児食への移行，幼児食やおやつの与え方についての指導・助言を行う。
●対　象　　1歳6か月児の保護者
●内　容　　身長・体重・頭囲などの身体計測や内科的診察を行う。転ばないで歩く，意味のある単語を話す，積木が積めるなどのチェックを行う。育児相談（子育て支援，虐待予防）や歯科検診の実施，虫歯予防の説明を行う。偏食や小食，むら食い等が出る時期であるため，その予防法や食事面での対処法などを助言する。
●スタッフ　　医師，保健師，管理栄養士，歯科衛生士，臨床心理士，事務職員

事例14　3歳児健康診査

●目　的　　幼児の病気の予防と早期発見，健康の保持・増進を図り，子育てを支援する。
●目　標　　子どもが集団生活を行うのに必要な社会性や生活習慣，言語，運動などの基本的発達が達成されているかを診る。虐待のチェックと子育て支援を図る。幼児食の進め方，偏食や小食等の予防や対処法を助言する。おやつの与え方や内容について指導する。
●対　象　　3歳児の保護者
●内　容　　身長・体重などの身体計測，内科的診察の他，歯科検診を行う。精神運動発達，生活習慣，言語発達，社会性の発達，視力・聴力についてのテストを行う。食生活，栄養面の指導は，基本的事項は集団指導で，個別に相談したい保護者に対しては個別相談で対応する。
●スタッフ　　医師，保健師，管理栄養士，歯科衛生士，臨床心理士，事務職員

④ 地域の他施設，ボランティアと連携して行う食育の事例（事例15）

　地域の子育て支援センターや児童館，食生活改善推進員と連携して行う食育活動も広がっている。親子クッキング教室や食を題材にした劇・紙芝居などを通して，食に関心をもってもらう取り組みが多い。食生活改善推進員等のボランティア数は，第3次食育推進基本計画において，2019（令和元）年度には36.2万人に達し，引き続き第4次食育推進基本計画において，2025（令和7）年度までに37万人以上とすることを目標としている。今後さらにボランティアによる食育の推進が期待される。

　市町村保健センターの行政栄養士の役割は，ボランティアグループに対する研修会，学習会を通して活動の助言や支援を行うことである。

事例15　児童館育児サークル食育講習会

●目　的　　離乳食中期から後期を中心に，離乳食の進め方，注意点，調理の工夫等について理解する。
●目　標　　調理実演や試食を交えて，具体的にわかりやすく伝える。小食・偏食等の主訴に対しては，個別相談により進め方だけでなく不安軽減を図る。
●対　象　　主に7〜12か月児の保護者
●内　容　　講話（離乳食の進め方），つくり方の工夫例，調理実演，試食，個別相談等
●スタッフ　　管理栄養士，保健師，児童館職員

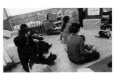

5 保育所と連携して行う食育の事例（事例16〜19）

　活動の中心はあくまでも保育所であり，行政栄養士は特定給食施設指導の一環として支援・指導する。具体的な支援内容は，計画策定・教材作成のポイント，評価方法などについてである。また，提供している保育所給食と食育が連動しているか，栄養管理報告書作成は適切かについても必要に応じて指導する。保育所における食育は，栄養士が配置されている場合，計画策定の段階から保育士と連携して進めることが望まれる。栄養士が配置されていない場合は，特定給食施設指導の講習会を通して指導する。

　a. 食　育　「保育所における食育に関する指針」に，5つの「期待する子ども像」が示されている（図6-22）。これらをふまえ，食と子どもの発達の観点から，心身の健康に関する「食と健康」，人とのかかわりに関する「食と人間関係」，

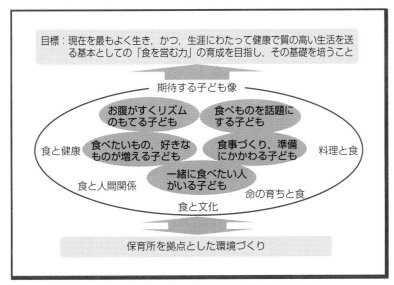

図6-22　保育所における食育に関する指針
出典）酒井治子ほか：保育所における食育のあり方に関する研究，日本小児保健学会講演集，2004

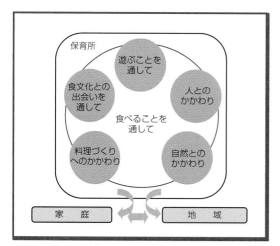

図6-23　食を通じた乳幼児の健全育成を保育所，そして家庭，地域とともに
出典）厚生労働省：楽しく食べる子どもに
～食からはじまる健やかガイド～，2004

食の文化に関する「食と文化」，命とのかかわりに関する「命の育ちと食」，料理とのかかわりに関する「料理と食」の5つの分野で幅広く取り組むとなっており，食と栄養に限らず，食を総合的にとらえている。幼児への食育は学習形式でなく，図6-23に示す5つの普段のテーマについて，その分野の専門家と連携を図りながら進めることが重要である。

b. 教材を活用した食育活動　効果的な食育を行うには，教材の使い方が重要である。子どもたちに伝えたいことがある時，言葉や身振り・手振りだけで伝えるには限界がある。子どもたちが知らないこと，これから初めて体験する時，伝える側と子どもたちとのやりとりを手助けする教材が必要となる。効果的に用いると，子どもたちの理解も一層高まる。

c. 食育活動で使う教材　食べ物をテーマにした絵本や紙芝居，パネルシアター等の児童文化教材を活用する。そのほか代表的なものに，音楽，お絵描き，ぬいぐるみ，食育エプロン，かるた・カードなどがある。これら市販や手づくりの教材だけでなく，給食や収穫物もまた，子どもたちに食への興味をもたせるすばらしい媒体となる。毎日の給食から食べ物の働きを学ぶ，食事のマナーを身に付ける，クッキング体験によって調理の楽しさを体感する等，給食や収穫物を食育の視点からとらえて活用する。

d. 教材活用の利点　こうした教材の活用により，子どもたちの理解度等の発達を把握することができるため，効果的に食育活動を行える。例えば，収穫体験の前に，子どもたちのその活動に対する知識や興味について知ることができ，実際の活動の参考になる。また，収穫体験への期待を高め，興味をもたせることも可能である。子どもたちの「何があるのだろう！　どんなことをするのだろう？」といったワクワクドキドキする気持ちを盛り上げることになり，実際に体験した時の理解度が違ってくる。

事例16　遊びを通した食育

- ●**目　的**　食に関心をもつ。
- ●**目　標**　かるた遊びや野菜を使ったお絵描きを通して，楽しさを実感する。
- ●**対　象**　4・5歳児
- ●**内　容**　食を題材にしたかるたで遊び，給食で残った野菜くずを使って思い思いの顔を描く。最初に，見本を示し，その後は自由に取り組ませる。
- ●**スタッフ**　栄養士，保育士

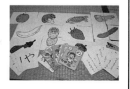

事例17　自然のものに触れ，味わってみる食育

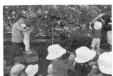

● 目　　的　　自然に触れ，収穫の喜びを体験する。
● 目　　標　　自然の中で遊び，収穫したものを友だちと一緒に味わうことの楽しさを知る。
● 対　　象　　1〜5歳児
● 内　　容　　農家に協力してもらい，みかんの収穫をする。緑色のみかんが黄色になる様子を知る。味わって「すっぱい」や「甘い」を体験する。
● スタッフ　　栄養士，保育士

事例18　野菜を育てる食育

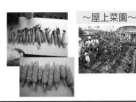

~屋上菜園~

● 目　　的　　作物が育つ様子を知り，ものを大切にする気持ちや食べる意欲を育む。
● 目　　標　　野菜を育てる。作物の育つ力を感じ，収穫の喜びを体験する。成長を見ながら育てた野菜を，給食に活用する。
● 対　　象　　4・5歳児
● 内　　容　　種まき，観察，水やり，収穫，調理
● スタッフ　　栄養士，保育士

事例19　親子でクッキング食育

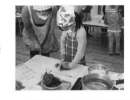

● 目　　的　　親子で料理することを楽しむ。五感を意識する。
● 目　　標　　食材に触れる。食材の感触を知る。においを嗅いでみる。食材を見る。味わう。親が子どもの様子や姿を知る。
● 対　　象　　4・5歳児
● 内　　容　　野菜を使ったおやつづくり。野菜を切る，混ぜる，加熱する，盛り付ける，味わう，片付ける，のすべてを体験する。
● スタッフ　　栄養士，保育士，保護者

2）成長期（学童期・思春期）の公衆栄養プログラム

□ 学 校 給 食

　学童期・思春期のプログラムの代表は，学校給食である。学校給食は，学校給食法で実施基準が定められており，2008（平成20）年に50年ぶりに大改正が行われた（学校給食法を含む，「学校保健法等の一部を改正する法律」）。

　a. 学校給食の目的　　児童・生徒の心身の健全な発達に資するものであり，かつ，児童・生徒の食に関する正しい理解と適切な判断力を養ううえで重要な役割を果たすとされている。

　b. 学校給食の位置づけと目標　　2008年の改正により，法の目的に従来の「学校給食の普及充実」に加え，「学校における食育の推進」を新たに規定し，食育の観点を重視したものになり第2条に**学校給食の目標**があげられている。

　c. 学校給食実施基準　　学校給食法に基づき，「学校給食実施基準」が2009

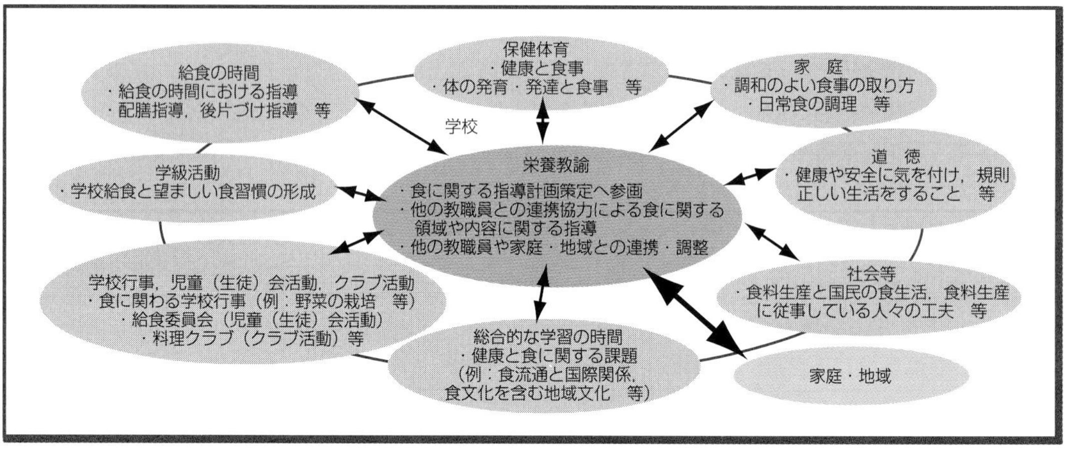

図6-24 食に関する指導の充実と栄養教諭に期待される役割

出典）文部科学省：平成16年度文部科学白書，2005

学校給食の目標
第２条の要約は次のとおり。
①適切な栄養摂取により健康の保持・増進を図る。
②食事に対する正しい理解と健全な食生活を営むことができる判断力を培う。
③学校生活を豊かにし，明るい社交性と協同の精神を養う。
④自然への理解，生命・自然を尊重する精神，環境保全に寄与する態度を養う。
⑤食にかかわる人々への理解を深め，勤労を重んずる態度を養う。
⑥わが国や各地域の優れた伝統的な食文化についての理解を深める。
⑦食料の生産・流通・消費について正しく理解する。

(平成21) 年４月から施行された（最終改正，令和３年２月)。この基準では，すべての児童・生徒が対象となること，毎週５回授業日の昼食時に実施されること，児童・生徒個々の健康・生活活動および地域の実情を配慮すること，食物の栄養内容の基準（**学校給食摂取基準**）に基づいて実施することとなっている。

2 栄養教諭制度

2004（平成16）年の学校教育法の改正により，**栄養教諭**は，「学校給食を活用した食に関する実践的な指導をするもの」として制度化された。2005（平成17）年度に34人からスタートし，令和元年度までに6,488人の栄養教諭が配置された（文部科学省，学校基本調査，2019)。栄養教諭の職務は，**食に関する指導**（①児童・生徒への個別指導，②食育に関する学校全体の計画づくり，③一般教員への指導，④地域や家庭等との連携による食育推進）と，**学校給食の管理**（栄養管理等）である。図６-24に，栄養教諭に期待される役割について示す。

栄養教諭が保健所や市町村（保健センター）の行政栄養士と連携することによって，食育の効果が学校内だけでなく，家庭や地域に広がる可能性もあり，公衆栄養活動の成果も期待できる。このように栄養教諭は，保護者や地域住民，保健所や市町村保健センターと連携して，公衆栄養の立場から，子どもの望ましい生活習慣を形成して豊かな心を育てるために働きかけることは極めて重要である。

3 食生活の現状と健康課題

学校給食法の大改正や栄養教諭制度創設の背景には，乳児期に次ぐ成長・発達が著しい時期であるのに，朝食欠食，孤食，生活リズムの乱れ，小児期の肥満，思春期のやせ指向など多くの問題を抱え，生活習慣病予備群となる危険性があり，栄養の偏りから貧血，ビタミンB_1欠乏症，無月経などの問題がみられることがある。

特に思春期は，朝食欠食，過度のダイエット，肥満につながる過食や運動不足，飲酒，喫煙，貧血，拒食症など健康上問題となる行動が起こり始める時期にあたる。

朝食を欠食するようになった時期についての調査では，「中学校から」と答えた生徒が最も多く，この時期の食育は現状をふまえたうえで行う必要がある。

④ 学校を拠点に地域の健康づくりを目指す取り組み事例（事例20）

市町村保健センターとの連携による地域での親子料理教室，**学校給食栄養管理者**が主体となった学校内での取り組みがある。

a.「弁当の日」の活動　「弁当の日」は，子どもが自分で弁当をつくって学校へもって行く活動で，食材の用意から片付けまですべてひとりで行う。2001（平成13）年，香川県の小学校で当時の校長が始めた活動である。何をつくるかの決定，買い出しや調理，弁当箱への盛り付け，片付けまで子どもがすべて行い，親や先生は出来栄えの批評・評価をしないという約束のもとに行っている。この取り組みから，子どもは感謝の心を知り，自己肯定感を育み，失敗の中から多くのことを学び，生きる力を身に付けていくようになった。大人は，子どもの成長を通じて子育てが楽しいと思えるようになった。また，家族の団らんや会話が増えるようにもなった。学童期・思春期には，さまざまな体験を通して食に関する知識と食を選択する力を習得し，健全で豊かな食生活を実践できる人間を育てる食育が求められる。

b. 活動の波及効果　このような好循環が全国に広まり，2020（令和2）年2月現在，全国で1,916校を超えている。また，小学校にとどまらず，大学生にも浸透してきている。

3）成人期の公衆栄養プログラム

① 食生活等の現状と健康課題

成人前期（18〜39歳），壮年期（40〜60歳）は，過食，食事内容の偏り，運動不足，ストレス，喫煙の常習化などにより健康上の問題が現れ，最も課題が多い。

男性では，30〜60歳代の肥満者の割合が30％を超えている。喫煙率は，習慣的に喫煙している者の割合は16.7％である。男女別では男性27.1％，女性7.6％であり，この10年間でみると習慣的な喫煙率は男性，女性ともに減少している。（国民健康・栄養調査，2019年）。2020（令和2）年4月1日に一部改正施行された健康増進法では，「多数の者が利用する施設等における喫煙の禁止等」を策定したことにより，受動喫煙の機会の減少にもつながるため，成果が期待される。今後より一層推進する必要がある。

栄養・食生活の現状（国民健康・栄養調査，2019年）では，朝食欠食率は男性14.4％，女性10.2％である。男女共に20〜40歳代が高い。さらに食塩摂取量は男性10.9g，女性9.3gである。日本人の食事摂取基準（2020年版）の目標量（男性7.5g未満，女性6.5g未満）と比較しても高いことから，個人による減塩と食品業者による減塩食品の開発が望まれる。

② 課題解決の方法

このような生活習慣の乱れは，個人的な問題が原因である一方，改善を困難にさせるさまざまな環境も原因となっている。例えば，仕事が忙しいため，朝食よりも

学校給食栄養管理者
学校給食法では，学校給食の栄養に関する専門的事項を司る者として，学校給食栄養管理者（栄養教諭，学校栄養職員）を規定している。栄養教諭は，学校栄養職員の栄養士の資格に加えて教諭資格が必要であり，教育職員免許法に規定されている。

事例20 小学校と地域の連携による食のプロジェクト：ぱくぱく健康キッズ＆タウン

●目　的　　子どもたちを中心にその親世代を巻き込みながら，学校周辺地域の食環境づくりを図り，住民すべての世代の QOL 向上のための健康な街づくりを目指す。本プロジェクトの推進組織（食育推進協議会）をつくり，保健所と小学校，周辺商店街，研究者が情報共有しながら，参加型で取り組む。保健所は，小学校と地域（主に商店街）をつなぐコーディネーター役を担う。

●目　標
①小学校を拠点とした食育を展開する。教員，学校給食栄養管理者らと連携し，総合的な学習の時間，家庭科，理科，保健等を組み合わせた学習を行う。
②家庭での食生活改善を図るために，保護者を対象とした栄養教育を実施する。
③学校周辺地域の商店街やスーパーを通した食環境づくりを図る。
④学校や商店街の食育活動について，一般住民に情報提供を行う。

●対　象　　地域の小学校2校の児童・教員・保護者，学校周辺の商店街と商店主，スーパーマーケット，地域の町会・自治会等

●内　容
①保健所（管理栄養士等）の関係者への説明：関係者の理解を得るため，本プロジェクトの主旨・目標・内容等について，説明を行った。
　・教育委員会指導主事，校長役員会，全校長会に説明し，モデル小学校を特定した。
　・モデル校の校長と教員への説明を行い，家庭科教諭・養護教諭・担任・学校給食栄養管理者等と協働して具体的な計画（約2年間の活動）を立て，保護者への説明会を開催した。
　・市町村の産業振興部および商業課に働きかけ，事業の特徴と本プロジェクトが商店街活性化につながる可能性について説明し，理解を得た。
　・周辺の商店街への説明は，モデル校が特定された段階で行い，理解を得た。
②保健所（管理栄養士等）の教育委員会・モデル校，商店主への働きかけ
　・教育委員会や小学校に働きかけ，食をテーマにした授業を実施できるように調整を行った。
　・商店街で児童の学習成果を発表できるように調整を行い，調べ学習等への協力を要請した。

③活動内容
　・児童は旬のポスター作成，弁当の企画開発（ぱくぱく弁当），商店へのインタビュー，調べ学習等を行い，商店街においてポスター掲示，弁当販売等を行った。PTA による健康学習会を開催した。
　・商店街では，リーフレットやポスター，惣菜のメニュー開発等を通した活動で，健康・栄養情報を発信し，食環境整備を図った。

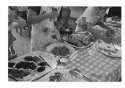 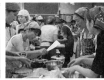 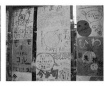 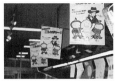

| ぱくぱく弁当：自分に合った食事量を理解して，料理を弁当箱に詰める | ぱくぱく弁当：主食・主菜・副菜の量の基本は，面積比で3：1：2 | PTAによる健康学習会：栄養表示されたメニューから自分の適量を知る | スーパーマーケットや飲食店に，児童が作成した「旬」のポスターを掲示する | ポスターやリーフレットに「食レンジャー」を活用して，食環境整備を図る |

④評価：小学5年生・その保護者，商店主・周辺住民に，健康・食生活についてのベースライン調査を実施し，3年間の活動評価として同様の事後調査を行い，プロジェクトの評価を行った。

●スタッフ　　保健所の管理栄養士（リーダー），保健所職員，小学校長・6年生担任教員・学校給食栄養管理者・家庭科教諭・養護教諭，商店街店主，婦人会等

睡眠を優先する，簡単な昼食で済ませる，帰宅時間が遅く10時過ぎに夕食をとるといった仕事との兼ね合いで食生活に乱れが出てしまうことも多い。

　したがって改善策も，食生活指導等の個人へのアプローチだけでなく，職場ぐるみで社員の健康づくりに取り組むようなシステムが必要になる。

　　a．社員食堂での取り組み　　ある地域では，職域保健と地域保健の担当者である保健師と管理栄養士が連携し，社員食堂を活用した生活習慣改善の動機づけを実施している。管理栄養士は，管轄地域の事業所給食施設（**特定給食施設**）に働きかけ，社員食堂でヘルシーメニューの提供や「社員食堂で学ぶ生活習慣病予防教室」の開催を提案し，「食事バランスガイド」を用いた1日の食事の目安量や組み合わせ方の指導，実技を伴った運動教室等，社員食堂を活用した社員の健康づくりを行う。重点的活動内容は，①メタボリックシンドロームに関する理解の促進，②運動と食事の両面からのアプローチ，③食事バランスガイド等の活用，④野菜の摂取量を増やす支援，⑤油の摂取量を控える支援，⑥朝食欠食率の改善である。このような集団全体への働きかけや環境整備をポピュレーションアプローチという。

　　b．ハイリスクアプローチとポピュレーションアプローチの併用　　野菜を主とした副菜を1品プラスして食べることを社員一人ひとりに働きかけながら，社員全員が取り組めば，それがきっかけになって食生活全体の見直し，生活習慣の改善につながると期待される。このようなポピュレーションアプローチと，個人の健康状態や生活習慣の実態をふまえてリスクがより高い者に対して行うハイリスクアプローチをうまく組み合わせながら取り組む必要がある。

　　③ **生活習慣病予防，合併症予防に取り組む事例（事例21〜23）**

　これまで社員食堂等の特定給食施設（事業所）は，従来，福利厚生の一環としての位置づけであった。今後は，健康管理部門との連携を図り，社員の健康診査の結果を活用した栄養指導体制としての機能も求められるため，特定給食施設に従事する管理栄養士は，新たな役割を担うこととなる。

◎**特定給食施設**
　健康増進法第20条に，「特定かつ多数の者に対して継続的に食事を供給する施設のうち栄養管理が必要なものとして厚生労働省令で定めるものをいう」と規定されている。
　厚生労働省令（健康増進法施行規則）では，継続的に1回100食以上，または1日250食以上の食事を供給する施設と定めている。

事例21　「食事バランスガイド」を活用した生活習慣病予防（ポピュレーションアプローチ）

- ●目　的　　健康づくりのための食環境整備を図る。
- ●目　標　　厚生労働省内の職員食堂を活用して，食物へのアクセスと情報へのアクセスを統合した取り組みとする。
- ●対　象　　職員食堂利用者（厚生労働省職員・来訪者）
- ●内　容
　①食堂内の全テーブルに卓上メモを設置し，食事バランスの情報を提供する。
　②望ましいセットメニュー「バランスおすすめセット」の提供，それに対応するプライスカードの掲示を行う。
　③全メニューへの「食事バランスガイド」のイラストによる情報提供，栄養素の表示を行う。
　④ポスター（パネル）を掲示する。
- ●スタッフ　　給食会社の管理栄養士，厚生労働省担当者，国立健康・栄養研究所担当者

事例22　糖尿病友の会：地区組織活動支援（ハイリスクアプローチ）

- ●目　的　糖尿病合併症（糖尿病性腎症，糖尿病網膜症）患者の減少，糖尿病有病者の減少
- ●目　標　栄養状態の改善，知識・態度の習得や行動変容，望ましい食習慣の形成。食環境づくりの推進。住民が一定の知識を習得して生活習慣を改善し，継続する力を身に付けて糖尿病の発症予防と合併症予防ができるように支援する。
- ●対　象　糖尿病有病者（成人）とその家族
- ●内　容　糖尿病予防教室修了生の事後のモチベーションを継続させるため，友の会を結成し，活動（講演会，ウォーキング大会とバーベキュー，宿泊研修会，糖尿病セミナー，食事管理を継続するための調理実習，学習会・グループワーク，健康体操，健康まつりブース出展，役員会・総会）を行う。
- ●スタッフ　管理栄養士・栄養士，保健師，事務職員，連携協力者として医療機関

事例23　特定健診・特定保健指導（財団法人保健センターによるハイリスクアプローチ）

- ●目　的　住民が自分の健康状態を把握し，生活習慣病の予防を図る。
- ●目　標　特定健診の結果から，メタボリックシンドロームの状態にある人や，予備群となっている人に対して，生活習慣改善のための指導を行う。
- ●対　象　40～74歳までの国民健康保険加入者
- ●内　容
- ①特定保健指導の対象者の選定・階層化：メタボリックシンドロームのリスク（腹囲，血糖・血圧・血中脂質）の数や喫煙習慣，年齢などを総合して，特定保健指導の対象者を選定する。軽い異常の人も含めて行う。
- ②体成分分析測定：体脂肪や筋力のバランスチェック。内臓脂肪レベル，筋肉バランス，骨格筋量，身体強度，身体バランス，むくみ，肥満，体成分を測定し，自分の身体の状態をチェックする。
- ③対象者に合った食事や運動メニューを，保健師・管理栄養士・健康運動指導士が提案し，支援を行う。
  - ・動機づけ支援プログラム：初回時は，個別面談，体成分分析測定を行い，スタッフからのアドバイスを基に生活習慣改善のための目標を立て，6か月間自宅で実践する。6か月後の最終評価は，来所または通信で経過を把握する。来所の場合は，個別またはグループで参加する。

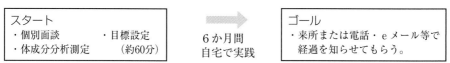

  - ・積極的支援プログラム：初回時は，個別面談，体成分分析測定を行い，目標を立てる。1か月後，3か月後に個別面談を実施し，6か月後に個別面談で最終評価する。

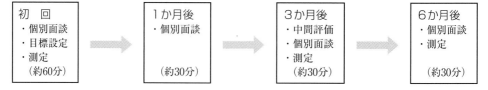

    ※2週間ごとに，通信（eメールやFAX，郵便）で途中経過を確認し，食生活・運動についてアドバイスを行う。
- ●スタッフ　管理栄養士，健康運動指導士・保健師，医師，国民健康保険部署事務職員

厚生労働省は，職域の労働者の健康の保持・増進措置を普及するため，労働安全衛生法に基づき，**トータルヘルスプロモーション（THP）** を推進している。行政栄養士は，職域の産業栄養指導者や保健師と連携し，取り組むことが重要である。

4）高齢期の公衆栄養プログラム

① 日常生活の現状と健康課題

高齢者の健康課題は，低栄養や骨粗鬆症，肺炎の増加，在宅介護の増加など，多岐にわたる。また，高齢者の単身世帯や夫婦のみの世帯が増加し，生活の自立の低下によって日常生活に不便を感じることも多い。高齢者のみでは解決困難な場合は，地域全体で高齢者を支援していくしくみが重要である。近所や友人等，周囲の人たちの支援によって，自立した生活が可能となる。

② 介護予防，介護支援，健康の保持・増進

在宅介護が必要になる原因は，64歳以下では脳血管疾患や神経疾患（パーキンソン病等）が多いが，65歳以上になると骨折，転倒，関節疾患，高齢者の虚弱（フレイル，サルコペニア，低栄養），認知症が増加し，70歳を過ぎると寝たきりが増えてくる。特に75歳以上の後期高齢者は，独居や高齢者のみ世帯では食事そのものへの関心が薄れ，食生活が単調になり，食事回数の減少や偏った内容になったりする等，栄養状態への影響のみならず，生活面，社会的孤立，運動不足等にもつながる。

厚生労働省は，2020（令和2）年4月より高齢者の保健指導と介護予防を一体的に実施し，**フレイル対策を強化**するため，後期高齢者を対象としたフレイル健診をスタートした。従来の特定健診（対象は40〜74歳）で使用されていた質問票に代わるものとして，フレイル状態になっているかをチェックする後期高齢者の質問票を導入した。これは現役世代のメタボリックシンドローム対策とは異なり，フレイルに着目した疾病予防・重症化予防の取り組みとして，栄養・運動・口腔・社会参加の観点から作成されたものである。

「高齢者の医療の確保に関する法律」に基づき，市町村を中心に保健事業としてのアプローチが広がっているが，潜在的なフレイル予備群への幅広いアプローチはまだ十分とはいえない。一方，介護予防として地域での運動教室やコミュニティカフェのような交流の場は着実に広がっている。こうした場の活用により，より幅広い対象者へのアプローチが可能となる。行政の中では，保健事業を担当するのは主に保健センター，介護予防を担当するのは介護予防所管課と分かれていることが多い。現在のところ，介護予防所管課には管理栄養士の配置が十分でなく，管理栄養士は所管課を超えた連携を図ることが重要となる。

具体的な事業展開としては，地域センターや公民館等の場に出向いて栄養と運動を組み合わせたフレイル予防講座，低栄養予防講座，健康相談，ひとり暮らし高齢者向けの料理教室（歯科衛生士と連携して口腔ケアについての講座含む）等，多様な内容，職種で行うことも重要である。管理栄養士は，企画段階から関わり，多職種協働で事業を行う力も必要となる。ただ，行政に所属の管理栄養士だけでは限界が

◎THP

厚生労働省が策定した「事業場における労働者の健康保持増進のための指針」を基に実施される，総合的な「心とからだの健康づくり運動」。すべての労働者を対象としている。

1988（昭和63）年の労働安全衛生法の改正により，企業の努力義務として導入された。

あるため，地域のマンパワー（ボランティアやNPO団体，在宅栄養士等）の力も動員
して実施することで保健事業と介護予防事業の一体的展開が可能となる。

③ 高齢者のボランティア活動

平成28年社会生活基本調査（総務省）によれば，ボランティア活動に積極的に参
加したいと答えた人の割合は，男女ともに60歳代から70歳代が最も多く，また「ま
ちづくりのためのボランティア活動」を行っている人の割合は男性で65〜69歳，女
性は50〜59歳が最も高い。

a．ボランティア活動参加の利点　　高齢者のボランティア活動への参加は，
セルフエフィカシー（自己効力感），生活満足度，QOLを向上させると報告されて
いる。さらに，地域に貢献する意識が高くなるとともに，人間関係が広がり，新た
な社会的サポート・ネットワークも広がるきっかけになる。ボランティアリーダー
の養成・研修事業，ボランティアグループによるNPO等の法人資格の取得など，
自立した活動・範囲が広がっている。

b．行政の役割　　地域自主グループ活動を促進する要因として，「グループ
としての意思決定」「活動の拠点の確保」「支援体制」があげられる。コミュニ
ティ・エンパワメントを高めるためには，住民を主体とした協働の活動が必要であ
り，それを可能とするために行政は，「情報提供」「技術提供」「機会の提供」「直接
的な支援」「環境の整備」を行う必要がある。今後は，個人への介護や支援サービ
スを提供するしくみの整備だけでなく，元気な高齢者の力を活用したボランティア
グループへの支援もますます必要になるだろう。

c．行政栄養士の役割　　食生活に関連する活動を行っているボランティア団
体（食生活改善推進員やNPO等）に対し，食生活や栄養に関する研修会や情報交換
会等を通して活動支援する。

④ 調理や会食を楽しみ，地域で支え合う取り組み事例（事例24〜26）

高齢期では，介護予防・支援のプログラムの他，自立して適切な食生活を送るた
めのプログラムが行われている。

事例24　男の料理教室：おとこの台所

●目　的　　生涯現役を目指した退職後の生きがいづくり，楽しく料理をつくることによって介護予防
を図る。
●目　標
　①活動日にひとり暮らし高齢者をゲストとして迎え，料理と会話を楽しんでもらう。
　②市町村保健センター栄養士は，献立作成や栄養面での助言を行う。
　③住民主体の活動を軸に，栄養士は必要に応じてサポートする。
●対　象　　定年以後の男性
●内　容　　月2回の料理サークル。出前シェフとして地区会館等で料理をつくり，自主活動グループ
に提供する。
●スタッフ　　「おとこの台所」会員，料理講師，市町村保健センター栄養士

事例25　食事・給食サービス

● 目　的　　食を通じた住民による自主的な地域の支え合い活動を推進する。
● 目　標
　①地域の高齢者に食事を提供するとともに，ふれ合いや支え合いといった住民互助の関係，地域での
　　居場所づくりを図る。
　②偏りがちな食事について，提供した食事を通して1日の食事の目安量とバランスのとり方，味付け
　　等調理法について普及啓発を図る。
　③会食を通してご近所づき合いや仲間づくりを図る。
● 対　象　　地域の高齢者（特にひとり暮らしの方）
● 内　容
　①地域の市民センターや住民集会所での会食の実施
　②外出できない方を対象とした配食サービスの実施
　③ボランティアグループへの研修会，情報交換会の実施
● スタッフ　　ボランティアグループ，高齢者クラブ，市町村保健センター管理栄養士

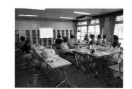

事例26　シニア料理教室：シニアわくわくいきいき食クラブ（1コース7回）

● 目　的　　食の自立と会食等を通して，食事を楽しむことを目指す。
● 目　標　　低栄養予防を図るための食生活，生活面での工夫を学ぶ。
● 対　象　　概ね65歳以上の高齢者
● 内　容　　毎日の食事と栄養面の工夫，食生活の見直し，惣菜等の上手な活
　　用法，主食・主菜・副菜の揃え方，調理実習，簡単な体操
● スタッフ　　管理栄養士

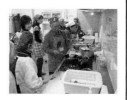

（2）生活習慣病ハイリスク集団

　生活習慣病ハイリスク集団への対策は，国の喫緊の課題である。生活習慣病の中でも，特にその発症の前段階である**メタボリックシンドローム**（内臓脂肪症候群）が強く疑われる者とその予備群を合わせた割合が増加し，問題となっている。厚生労働省は，生活習慣病の発症と重症化予防，医療費の適正化のため，2006（平成18）年に「高齢者の医療の確保に関する法律」を定めて，**特定健康診査**（特定健診）・**特定保健指導**を医療保険者へ義務づけた。これにより健康保険組合などの医療保険者は，2008（平成20）年より，特定健診・特定保健指導を実施している。

1）標準的な健診・保健指導プログラム

　効果的，効率的に健診・保健指導を実施するために，2007（平成19）年に「標準的な健診・保健指導プログラム」が厚生労働省より示された（2013（平成25）年改訂）。その基本的な考え方を，図6-25に示す。

　主な改訂内容は，健診・保健指導は，図6-26のようなPDCAサイクルで展開されること，健診の実施率向上およびデータ分析が，健康日本21（第二次）の着実な

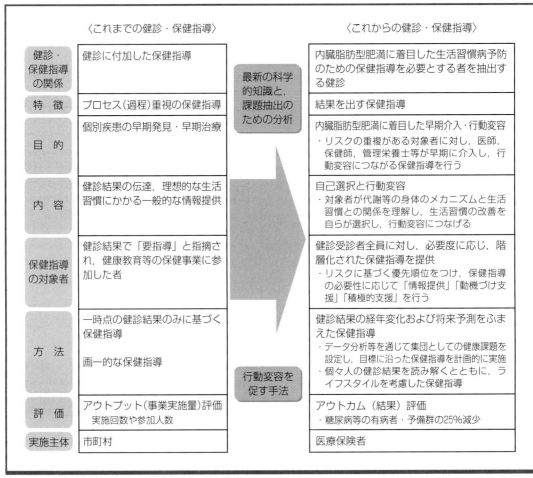

図6-25　内臓脂肪型肥満に着目した生活習慣病予防のための健診・保健指導の基本的な考え方について

出典）厚生労働省：標準的な健診・保健指導プログラム（平成30年度版），p.1-13, 2018

推進につながること（図6-27），情報提供および受診勧奨の充実が明確化されたことである。健診・保健指導，評価への流れの概要を，図6-28に示す。

2）特定健診の対象者と内容

　医療保険者は40〜74歳の全被保険者（被扶養者含む）に対し，メタボリックシンドロームに着目した特定健診を年1回実施する。特定健診の項目には，対象者全員が受ける「基本的な健診の項目」と，医師が必要と判断した場合に選択的に受ける「詳細な健診の項目」がある（表6-19）。「標準的な質問票」には，既往歴，食事・運動・喫煙・歯科口腔などに関する質問項目が含まれ，保健指導対象者の選定や保健指導に活用される。

　なお，労働安全衛生法による事業者健診（定期健診）は，特定健診と共通の検査項目を含み，特定健診より優先して実施される。その場合，医療保険者は事前の取り決めにより，事業者等から必要項目を受領すれば，特定健診に代えられる。

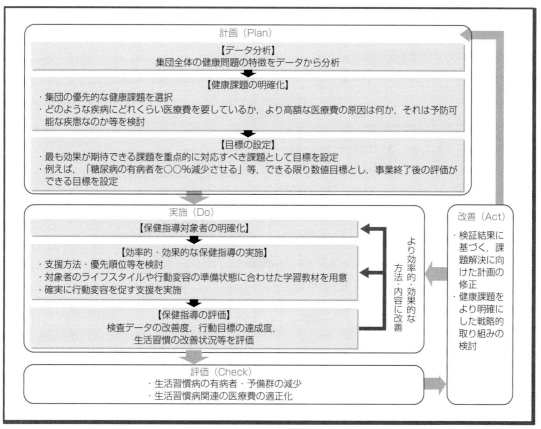

図6-26　保健事業（健診・保健指導）の PDCA サイクル
出典）厚生労働省：標準的な健診・保健指導プログラム（平成30年度版），p.1-9, 2018

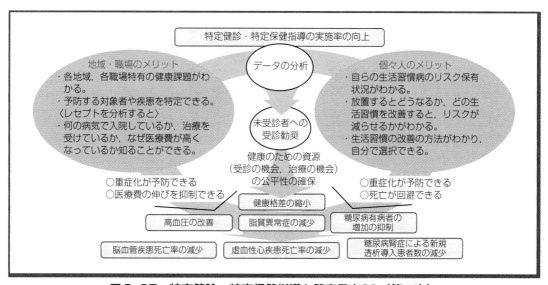

図6-27　特定健診・特定保健指導と健康日本21（第二次）
出典）厚生労働省：標準的な健診・保健指導プログラム（平成30年度版），p.1-3, 2018

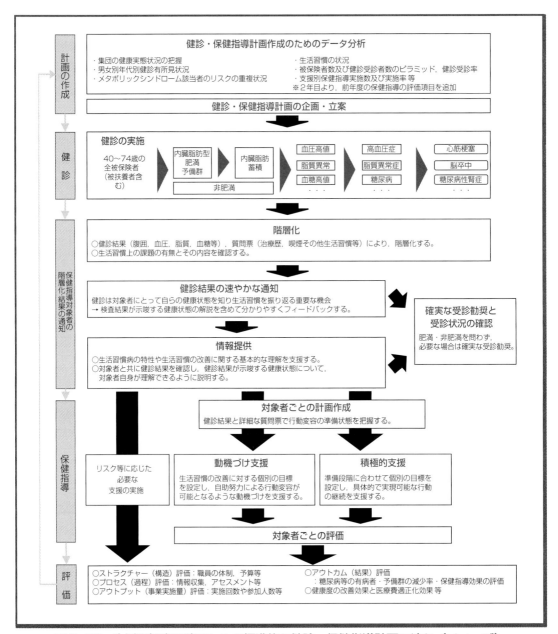

図6-28 生活習慣病予防のための標準的な健診・保健指導計画の流れ（イメージ）

出典）厚生労働省：標準的な健診・保健指導プログラム（平成30年度版）pp.1-18, 2018

3）特定保健指導の対象者と内容

① 対象者の選定と階層化

　内臓脂肪の蓄積により，血糖高値，脂質異常，血圧高値等の危険因子が増えるほど，虚血性心疾患や脳血管疾患等を発症しやすくなる。保健指導による予防効果が期待できる者を明確にするため，メタボリックシンドロームの概念を導入し，内臓脂肪蓄積の程度とリスクの数に着目して，レベル別に保健指導を行うための選定を

表6-19　特定健診の具体的な項目

対象者	○実施年度中に40～75歳に達する加入者（被保険者・被扶養者） ○実施年度を通じて加入している（年度途中に加入・脱退がない）者 ○除外規定（妊産婦・刑務所服役中・長期入院・海外在住等）に該当しない者 　※年度途中に75歳に達する加入者は，75歳に到達するまでの間が対象	
基本的な 健診の項目	○質問票（服薬歴，喫煙歴　等） ○身体計測（身長，体重，BMI，腹囲） ○理学的検査（身体診察） ○血圧測定 ○検尿（尿糖，尿蛋白）	○血液検査 ・脂質検査（中性脂肪，HDL コレステロール， 　LDL コレステロール）[注1] ・血糖検査（空腹時血糖または HbA1c）[注2] ・肝機能検査（AST，ALT，γ-GTP）
詳細な 健診の項目[注3]	○心電図検査 ○貧血検査（赤血球数，血色素量，ヘマトクリット値）	○眼底検査 ○血清クレアチニン

注1）中性脂肪400mg/dL 以上または食後採血の場合は non-HDL コレステロールでも可
注2）摂食時は HbA1c，やむを得ない場合は随時血糖（食後3.5時間以上10時間未満）でも可
注3）一定の基準のもと，医師が必要と認めた場合に実施

出典）厚生労働省：標準的な健診・保健指導プログラム（平成30年度版），2018より作成

表6-20　特定保健指導の対象者の選定（階層化）

結果判定の方法	1．検査値により，保健指導判定値を超えている場合，以下の分類により，必要となる保健指導の種類が自動的に判定される。 2．ただし，必ずしも，自動判定のとおりとなるのではなく，医師がすべての検査項目の結果から総合的に判断し，保健指導とすべきか，医療機関への受療とすべきかを判定する。 3．そのうえで，保健指導対象者となった者のリストから，医療保険者にて，リスト全員に実施するのか，優先順位をつけ（重点化）絞り込むかを判断し，最終決定した対象者に保健指導の案内（利用券の送付等）を行う。

保健指導 判定値	①血　糖	ⓐ空腹時血糖100mg/dL 以上，またはⓑ HbA1c（NGSP 値）の場合5.6％以上，またはⓒ薬剤治療を受けている場合（質問票より）
	②血中脂質	ⓐ中性脂肪150mg/dL 以上，またはⓑ HDL コレステロール40mg/dL 未満，またはⓒ薬剤治療を受けている場合（質問票より）
	③血　圧	ⓐ収縮期血圧130mmHg 以上，またはⓑ拡張期血圧85mmHg 以上，またはⓒ薬剤治療を受けている場合（質問票より）
	④質問票	喫煙歴あり（①から③のリスクが１つ以上の場合にのみカウント）

対象者の選定 （階層化）	腹　囲	追加リスク ①血糖　②脂質　③血圧		④喫煙歴	対　象	
					40～64歳	65～74歳
	≧85cm（男性） ≧90cm（女性）	2つ以上該当			積極的 支援	動機づけ 支援
		1つ該当		あり		
				なし		
	上記以外で BMI ≧25	3つ該当			積極的 支援	動機づけ 支援
		2つ該当		あり		
				なし		
		1つ該当				

注1）斜線欄は，階層化の判定が喫煙歴の有無に関係ないことを意味する。
注2）服薬中の者については，医療保険者による特定保健指導の対象としない。
注3）前期高齢者（65歳以上75歳未満）については，積極的支援の対象となった場合でも動機づけ支援とする。

出典）厚生労働省：標準的な健診・保健指導プログラム（平成30年度版），2018より作成

表6-21 特定保健指導の内容

	情報提供	動機づけ支援	積極的支援
支援目的	・自らの身体状況を認識し，健康な生活習慣の重要性の理解と関心を深め，生活習慣を見直すきっかけとする	・自らの健康状態を自覚し，生活習慣改善のための自主的な取り組みを継続的に行うことができるようになること	・自らの健康状態を自覚し，生活習慣改善のための自主的な取り組みを継続的に行うことができるようになること ・支援後も自己管理が継続できること
対象者	・健診受診者全員	・階層化で動機づけ支援対象者と選定された者 （主にメタボリックシンドローム予備群）	・階層化で積極的支援対象者と選定された者 （主にメタボリックシンドロームの者）
頻度，期間	・原則年1回：健診結果通知と同時に実施	・原則1回：初回時面接を実施	・3か月以上
支援形態	・情報提供用の資料を用い，個別に説明 ・ITによる個人用情報提供画面を利用 ・結果説明会等で情報提供用の資料を配布	・面接：1人20分以上の個別支援，または，1グループおおむね8人以下おおむね80分以上のグループ支援 ・3か月後評価：個別，グループ，電話，e-mail	・初回時面接，3か月後評価：「動機づけ支援」と同様 ・継続的支援： 　支援A：個別，グループ，電話，e-mail 　支援B：電話，e-mail
支援内容	**個別支援** ・健診結果や質問票から個人に合わせた情報の提供 　例：メタボリックシンドロームや生活習慣病，食事と運動のバランス，そのエネルギー量 ・健診結果に基づいた生活習慣改善のための意識づけ ・健診結果の見方の説明，経年変化の説明 ・毎年，健診受診結果を確認し，生活習慣と健診結果の変化の関係性や生活習慣改善を行う意義の理解 ・身近に活用できる社会資源の情報の提供 ・医療機関への受診や継続治療の必要な者へその重要性の認識	**個別支援**：「情報提供」と同様。加えて， ・生活習慣の振り返り，生活習慣改善の必要性への気づき，それらを自分のこととして重要であることを理解 ・生活習慣改善メリット，デメリットの理解 ・対象者自身による行動目標設定，行動計画策定の支援 ・食事，運動等の生活習慣改善必要事項の実践的な指導 ・体重，腹囲の測定方法の説明 **3か月後評価** ・実績評価時期の設定 ・行動目標達成状況，身体状況や生活習慣の変化の評価	**初回時面接**：「動機づけ支援」と同様 **3か月以上の継続的支援**：支援A・Bを組み合わせる ○支援A：積極的関与タイプ 　・行動計画の実施状況の確認 　・食事，運動等の生活習慣改善必要事項の実践的な指導 　・中間評価：取り組み実践内容の評価，再アセスメント， 　・必要に応じて行動目標計画の再設定 ○支援B：励ましタイプ 　・行動計画や確立した行動維持のための励ましと賞賛 ○支援ポイント：支援AB合計180（Aのみ160）ポイント以上 **3か月後評価**：「動機づけ支援」と同様

出典）厚生労働省：標準的な健診・保健指導プログラム（平成30年度版），2018より作成

階層化という。階層化の方法を表6-20に示す。

② 特定保健指導の内容

階層化後に，次のような保健指導を実施する（表6-21）。

①**情報提供**：リスクの有無にかかわらず受診者全員に対して，健診結果通知と同時に実施し，生活改善の意識づけを行う。

②**動機づけ支援**：初回面接時に行動計画を作成して1回のみ支援を行い，3か月経過後に実績評価を行う。

③**積極的支援**：②に加えて，3か月以上の継続的支援を行う。

なお，②と③が制度上の特定保健指導であり，階層化と①はその流れから特定健診の位置づけにある。保健指導は，専門的知識・技術を有する医師・保健師・管理

栄養士が中心となって担う。継続的支援の部分では，食生活改善指導担当者研修を修了した栄養士も担当することができる。指導のポイントとスキルを以下にまとめた。

　　a．プランニング　　　メタボリックシンドロームの改善には，エネルギー収支バランスの適正化に着目した指導が効果的である。まず，減量目標を設定し，減らそうとする体重（または腹囲）のエネルギー量に対して，長期的に実行可能な行動計画を立てる。行動計画は，食事による摂取エネルギー減少と身体活動による消費エネルギー増加の両面から立てることが望ましい。事業者健診後の保健指導を積極的に実施している事業場では，特定保健指導が事業者側へ委託されるケースも少なくない。その場合，プランニングではTHP（p.199参照）や事業所給食におけるヘルシーメニューなどの取り組みを積極的に活用する。

　　b．カウンセリング　　　保健指導では，食生活，運動，節酒，禁煙等に関する幅広い知識，カウンセリングやコーチングによる支援技術，信頼関係構築能力などが必要である。対象者の自己効力感（セルフエフィカシー）を高め，減量計画に沿って行動がコントロールされるよう，励ましや賞賛を行って支援する。

　　c．セルフモニタリング　　　保健指導では，行動変容を導き，いかに継続させるかがポイントになる。対象者は，モニタリングシート等を活用して実践状況を記録し，成功や失敗要因を分析評価することで自己管理（セルフケア）能力が養われ

分類	アセスメント	プランニング		セルフモニタリング						
	課題，問題点	行動計画	1週間に減らすエネルギー	(月) 4/1	(火) 4/2	(水) 4/3	(木) 4/4	(金) 4/5	(土) 4/6	(日) 4/7
A	コーヒーにスティックシュガー2本を入れる（1日3杯，週7日）	砂糖を1本減らす（毎日）	4kcal ×3g ×3杯 ×7日 =252kcal	○	○	○	○	○	○	○
A	夕食時にビール1本を飲む（中缶350mL，週7日）	休肝日を作る（土・日曜日）	140kcal ×2本 =280kcal						×	○
B	運動は苦手，特にしていない	休日にヨガを行う（1回20分，土・日曜日）	(2.5−1.0メッツ)×0.7時間×72kg =76kcal						○	○
B	自家用車で通勤（週5日）	速歩で歩く（往復60分，平日）	(4.3−1.0メッツ)×5時間×72kg =1,188kcal	○	○	○	○	○		
C	体重を測っていない	体重測定，記録（毎日）		72.0	72.0	72.0	72.0	72.0	72.0	72.0

50歳 男性，身長168cm，現在体重72kg，BMI 25.5，標準体重62kg，6か月後の目標体重66kg
・6か月間に減らす総エネルギー　7,000kcal ×6kg =42,000kcal
・1週間に減らすエネルギー　42,000kcal ÷6か月 ÷4週 =1,750kcal
・1週間ごとの行動計画　分類A：食事等による摂取エネルギーの減少　　532kcal
　　　　　　　　　　　　分類B：身体活動による消費エネルギーの増加　1,264kcal
　　　　　　　　　　　　　　　　　　　　　　　（合計 1,796kcal）

〈感　想〉
土曜日にうっかりビールを飲んでしまったが，それ以外はよく頑張ったと思う。しかし体重が減らない。

〈管理栄養士から〉
ビールを飲んでしまった時の対策も考えておきましょう。あせらず気長に取り組んでください。

注）厚生労働省保健指導教材「健康づくりのための身体活動基準2013，内臓脂肪減量のためのエネルギー調整シート」と併用する。

図6-29　内臓脂肪減量のためのアセスメント・プランニング・セルフモニタリングシートの活用例
出典）三澤朱実：第23回神奈川県栄養改善学会学会賞「当事業所のTHP活動―健康増進モデル育成者の試み」セルフモニタリングシート，1999を改変

表6-22 評価方法の具体例

対象	評価項目	評価指標	評価手段（根拠資料）	評価時期	評価責任者
個人	（P）知識の獲得 （P）自己効力感 （O）意欲向上 （O）運動・食事・喫煙・飲食等の行動変容	・行動変容ステージ（準備状態）の変化 ・生活習慣改善状況	・標準的な質問票 ・観察 ・自己管理シート	・6か月後 ・1年後	保健指導実施者（委託先を含む）
	（O）健診データの改善	・肥満度（腹囲・BMIなど），血液検査（血糖・脂質），メタボリックシンドロームのリスク個数，禁煙	・健診データ	・1年後 ・積極的支援では計画した経過観察時（3〜6か月後）	
集団	（O）運動・食事・喫煙・飲食等の行動変容	・生活習慣改善状況	・標準的な質問票 ・観察 ・自己管理シート	・1年後 ・3年後	保健指導実施者（委託先を含む）及び保険者
	（O）対象者の健康状態の改善	・肥満度（腹囲・BMIなど），血液検査（血糖・脂質），メタボリックシンドロームの有病者・予備群の割合，禁煙 ・（職域）休業日数・長期休業率	・健診データ ・疾病統計	・1年後 ・3年後 ・5年後	
	（O）対象者の生活習慣病関連医療費	・医療費	・レセプト	・3年後 ・5年後	
事業	（P）保健指導のスキル （P）保健指導に用いた支援材料 （P）保健指導の記録	・生活習慣改善状況 ・保健指導実施者の態度 ・保健指導の実施過程 ・指導手段の記録状況	・指導過程（記録）の振り返り ・カンファレンスピアレビュー	・指導終了後にカンファレンスを持つなどする	保健指導実施者（委託先を含む）
	（S）社会資源を有効に効率的に活用して，実施したか（委託の場合，委託先が提供する資源が適切であったか）	・社会資源（施設・人材・財源等）の活用状況 ・委託件数，委託率 ・他機関との連携体制	・社会資源の活用状況 ・委託状況	・1年後	保険者
	（P）対象者の選定は適切であったか （P）対象者に対する支援方法の選択は適切であったか （P）委託先は適切であったか	・受診者に対する保健指導対象者の割合，指導手段，目標達成率，満足度，保健指導実施者の態度	・質問票 ・観察 ・アンケート	・1年後	
	（O）各対象者に対する行動目標は適切に設定されたか，積極的に健診・保健指導を受けているか	・目標達成率 ・健診受診率 ・保健指導実施率	・質問票 ・観察 ・アンケート	・1年後	
最終評価	（O）全体の健康状態の改善	・死亡率，要介護率，生活習慣病の有病者・予備群，有所見率など	・死亡，疾病統計，健診データ	・毎年 ・5年後 ・10年後	保険者
	（O）医療費適正化効果	・生活習慣病関連医療費	・レセプト		

注）（S）ストラクチャー，（P）プロセス，（O）アウトプットまたはアウトカム

出典）厚生労働省：標準的な健診・保健指導プログラム（平成30年度版），2018

ていく。図6-29のようなシートを活用すると，アセスメント，プランニング，セルフモニタリングが可能である。

4）受 診 勧 奨

医療保険者は，受診勧奨判定値を超える者や継続治療が必要な者に対して，医療機関での受療行動に結びつく情報提供や支援を行う。現在服薬中の者は指導対象外であるが，生活習慣病ハイリスク集団の重症化予防のためには，必要に応じて保健指導等を検討する。また，事業場等で産業医が配置されている場合は，産業医判断による受診勧奨や就労制限等の事後措置が重要である。

5）健診・保健指導および事業の評価

健診・保健指導の最終評価は，事業の最終目標である生活習慣病の有病者や予備

群の減少，医療費の適正化の観点から行う。評価は個人・集団・事業の３つを対象
とし，事業の構造（ストラクチャー），過程（プロセス），実施量（アウトプット），結
果（アウトカム）について行う。評価結果をふまえ，事業の品質向上と効率化に向
けてマメネジメントしていく。そのためには，事業者健診・保健指導との一体化，
健康管理体制との連携や社会資源の活用，ソーシャルキャピタルの考え方を取り入
れる。評価方法の具体例を表６-22に示した。

６）健診・保健指導の実施状況

　2017（平成29）年度の特定健診の対象者数は約5,388万人，受診者数は約2,858万人
で，実施率は53.1％であった。2008（平成20）年度当初の受診者数約2,019万人（実
施率38.9％）から，10年が経過し実施率は着実に向上している。一方，2017年度の
特定保健指導の対象者数は約492万人，その中で指導終了者数は約96万人（実施率
19.5％）であり，実施率も2008年度の7.7％から向上している。しかし，目標値（特
定健診70％以上，保健指導45％以上）とは依然乖離があり，さらなる実施率の向上に
向けた取り組みが必要である。これらの実施率を上げるため，2018（平成30）年度
から運用方法が改訂された。保健指導では，初回面接の分割実施が可能となり，実
績評価時期が見直された（３か月経過後でも可）。また，２年連続の積極的支援該当
者に対する指導の弾力化，情報通信技術を活用した遠隔面談の推進など，運用の緩
和が図られた。

●保健指導と医療の連携●

　特定保健指導においては，保健指導や受診勧奨の基準を満たした場合に指導を行うとされてい
る。しかし，検査データが悪いからという理由で指導や受診勧奨を行っても，指導される側には受
容困難な場合が少なくないのが実情である。特に症状が現れない生活習慣病の場合，対象者は自覚
症状に乏しく，指導は押し付けや大げさのように受け取られることも少なくない。

　糖尿病を例にとれば，治療に最適な時期は自覚症状が出る時期よりかなり前である。いったん糖
尿病になってしまうと，多くの場合インスリンの分泌能は回復しない。糖尿病による網膜症は自覚
症状のないまま進行する。糖尿病性腎症では，腎不全期になってようやく自覚症状が出現するが，
この時期になってから本人がいかに努力しても透析は免れない。さらに最近，特定保健指導がター
ゲットとする虚血性心疾患についても，早い段階で血糖をコントロールする意義が示された。糖尿
病で重要なことは，早い段階で血糖値を下げることである。肥満には該当しないが検査データが悪
い者，服薬中であるがコントロール不良の者もいる。

　保健医療の目的は，検査データにこだわることではなく，人の生涯にわたる健康を支援すること
である。保健指導と医療の連携により，いかに自覚症状がない早い段階から改善治療することの大
切さを理解してもらうかが重要である。

（三澤晴雄：湘南藤沢徳洲会病院内分泌・糖尿病内科医長／日本糖尿病学会糖尿病専門医，日本内
科学会総合内科専門医，日本プライマリ・ケア連合学会認定医・指導医，産業医，労働衛生コンサ
ルタント）

●男性料理教室の参加者への影響●

　定年退職を迎える年齢前後の男性を対象に，初心者向けの料理教室を担当している。30年以上前から続いており，8年ほど前に筆者が前任者の後を引き継いだ。生きがい介護予防講座となっており，主催者とは年度初めと直前に，担当スタッフの確認，開催時期，参加者募集の方法，献立などを打ち合わせている。参加者募集はチラシ配布，ホームページなどで行い，事前にアンケートでアレルギーや服薬の有無，参加動機，学んでみたいことなどを聞いている。参加の主な動機は「奥さんに言われて」という方もいるが，多くは「調理技術を身につけたい」「退職後の仲間作り」という積極的な方である。学んでみたいことでは「基本から料理を学びたい」という方がほとんどである。

　教室は年1回全5回で，基礎からおもてなし料理まで学ぶ。一日の流れは，各回のテーマについての講座，実習の説明，デモストレーション，実習，試食，片付けとなっている。片付けまでが料理と伝えている。試食時に，その日の反省や感想，前回習ったものを家庭で作ったことなどを話したりする。また時には，料理や食品に関するテレビ番組などが話題になるなど，参加者の交流の場ともなっている。各回の主なテーマは「料理の基礎講座」（包丁の使い方，計量，米の洗い方，衛生面）「塩分・糖分の話」「だしの種類と取り方」「日本人の不足しがちな栄養素とは？」「正しい食情報の選び方」などで，参考資料や図書の紹介とともに話している。

　実習は初回の「ご飯，味噌汁，焼き魚，野菜の炒め物」から始まり，毎回主食，主菜，副菜が揃った食事で，第4回には大根1本を使った料理（写真1）を，最終回は毎年クリスマス前となるため「簡単ピザ，ビーンズミートローフ，クリスマスサラダ，デザート」（写真2）とおもてなし料理で実習のまとめとなっている。ビーンズミートローフはオーブンも使っての実習で，大変だが充実感があると参加者の感想である。受講した年のクリスマスは家族に成果を披露する方が多い。他の献立も多少大変でも達成感のあるものが望まれている。

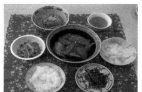

写真1　第4回大根料理

　最終日に閉講式があり，参加者には修了証が渡される。この時に事後アンケートをとっており，受講してからの食生活の変化などを聞いている。食生活の具体的変化としては「食事の量と味付けに気をつけるようになった」「食事バランスを考えるようになった」「料理の大変さと楽しさがわかった」などがある。閉講式の講師挨拶では「今日で終わりではなく，始まりです」と伝えている。イベントで終わるのではなく，実生活に一つでも二つでも取り入れて，自分のレシピにしていただくのが最終目標で，食の自立へとつながればと思っている。修了者向けには料理自主グループもあり，月1回会員のみで献立打ち合わせ，買い物から調理試食，後片付けまでしている。また教室主催者の行っている配食サービスのボランティア活動員として登録し，活動している方もいる。主催者にとってはボランティア募集のいい機会となっている。昨年の例として，家事を主にされてきた奥様が亡くなられ，おろし金が何に使うかわからなくて困っていたが，講座修了後はボランティアに参加して忙しくされている方もいる。

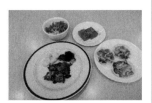

写真2　最終回

　男女家庭科共修や食育基本法の影響で，家庭，地域，学校で料理することが変化してきていると感じられる。食品を見ても特定保健用食品，機能性表示食品など新しい制度ができ，これらを正しく理解したり，たくさんの食情報から正しく情報を選択することも大切になってきている。こうした時代背景に合わせた流れも講座に取り入れて行く必要性があると思われる。食育は子どものみでなく大人にも大事である。

（斉藤由紀子：フリーランス管理栄養士）

演習問題

❶ 現在居住している地域特性を考慮し，次の事項に関して公衆栄養プログラムを考えてみよう。
　　ⓐ 小学生を対象とした食育
　　ⓑ 20歳代の女性を対象とした望ましい食習慣の定着
　　ⓒ 大規模な震災を想定した栄養・食生活支援
　　ⓓ 企業の社員食堂を活用した生活習慣病予防対策
　　ⓔ 栄養ケア・ステーションを活用した高齢者の低栄養予防対策

❷ 食環境整備を積極的に推進することには，どのような効果が期待できるか述べてみよう。

❸ 公衆栄養プログラムを展開するうえで，管理栄養士・栄養士以外の他職種やボランティア等と連携する必要性を整理してみよう。

参考文献

・文部科学省：「栄養教諭を中核としたこれからの学校の食育～チーム学校で取り組む食育推進のPDCA～」，2017，http://www.mext.go.jp/a_menu/sports/syokuiku/__icsFiles/afieldfile/2017/08/09/1385699_001.pdf
・兵庫県東播磨県民局：東播磨食育ガイドブック，兵庫県，2007
・文部科学省：幼児期の教育と小学校教育の円滑な接続の在り方について（報告），幼児期の教育と小学校教育の円滑な接続の在り方に関する調査研究協力者会議，2010，http://www.mext.go.jp/component/b_menu/shingi/toushin/__icsFiles/afieldfile/2011/11/22/1298955_1_1.pdf
・土田直美，磯部澄枝，渡邉修子ほか：新潟県中越大震災が食物入手状況および摂取頻度に及ぼした影響，日本栄養士会雑誌，**53**，340-348，2010
・新潟県福祉保健部：新潟県中越大震災食生活実態調査報告書，pp.1-127，2007
・新潟県防災会議：新潟県地域防災計画（震災対策編），平成25年3月修正，pp.334-339／同（風水害対策編），平成25年3月修正，pp.343-348，2013
・新潟県福祉保健部：新潟県災害時栄養・食生活支援活動ガイドライン，2006
・新潟県福祉保健部：新潟県災害時栄養・食生活支援活動ガイドライン―実践編―，p.3，2008
・新潟県柏崎地域振興局健康福祉部（柏崎保健所）：柏崎地域災害時食生活支援システム検討会報告書，pp.1-29，2008
・新潟県防災局：災害時要援護者用備蓄検討のポイント，2009
・新潟県魚沼地域振興局健康福祉部（魚沼保健所）：魚沼地域災害時食のセーフティネット検討会報告書，pp.1-53，2012
・内閣府：避難所における良好な生活環境の確保に向けた取組指針，2013
・田中平三，徳留信寛，伊達ちぐさ編：健康・栄養科学シリーズ公衆栄養学（改訂第4版），南江堂，2013
・厚生労働省健康局：標準的な健診・保健指導プログラム（平成30年度版），2018
・厚生労働省保険局：特定健康診査・特定保健指導の円滑な実施に向けた手引き，2008
・厚生労働省健康局：保健指導における学習教材集（確定版），2007
・厚生労働省：2017年度特定健康診査・特定保健指導の実施状況について（概要），2017
・厚生労働省保険局：第3期特定健康診査等実施計画期間における特定健診・保健指導の運用の見直しについて，2017
・厚生労働省健康局：健康づくりのための食環境整備に関する検討会報告書，2004
・外務省ホームページ：JAPAN SDGs Action Platform，https://www.mofa.go.jp/mofaj/gaiko/oda/sdgs/index.html
・スマート・ライフ・プロジェクト 事務局（厚生労働省 健康局 健康課）ホームページ：健康寿命をのばそう！Smart Life Project，https://www.smartlife.mhlw.go.jp/
・経済産業省ホームページ：健康経営銘柄，https://www.meti.go.jp/policy/mono_info_service/healthcare/kenko_meigara.html

索　引

AI	103
DG	103
EAR	102
EBN	87
FAO	34, 81
FFQ	97
JICA	38
KDB	148
NCDs	9
NPO	131
ODA	38
PDCAサイクル	4, 114, 118, 201
PEM	37
PFC比率——エネルギー産生 栄養素バランス	
QOLの向上	114
RDA	102
THP	199, 207
UL	103
UN	80
UNICEF	82
WHO	80

あ 行

アセスメント	121
一次予防	9
インターネット調査	117
インフォームドコンセント	121
運営面のアセスメント	126
影響評価	133, 134
衛生行政	2
栄養疫学	87, 108
栄養機能食品	177
栄養教諭	50, 140, 194
栄養ケア・ステーション	149
栄養士	51
栄養指導員	131, 181
栄養士法	51
栄養障害の二重負荷	14, 38
栄養士養成（制度）	53, 85
栄養情報	89, 120
栄養政策	43
栄養成分表示	28, 169, 171
栄養素摂取量	15
栄養素密度法	107
栄養の可視化	170
栄養表示基準	170
疫学研究	121
エネルギー産生栄養素	15
エネルギー産生栄養素バランス	17, 107
エネルギー摂取量	15
エビデンス	87
エンパワメント	11, 46, 129
横断研究	110
オタワ憲章	10

か 行

介護支援	145, 199
介護保険制度	145
介護保険法	50
介護予防	199
介護予防・日常生活支援総合事業	145
外食	24
——の栄養成分表示	172
介入研究	109, 110
開発途上国の健康・栄養問題	36
学童期	193
陰膳法	94
過小申告	101
仮説	88
課題解決型アプローチ	127
過大申告	101
課題設定	124
学校給食	193
学校給食栄養管理者	50, 195
学校給食法	50
カットポイント法	104
過程評価——経過評価	
仮名加工情報	121
環境整備	12
観察研究	109, 110
観察法	116, 117
管理栄養士	51
危機管理	152
記述疫学	88, 109, 110
季節間変動	91
既存資料	120
機能性表示食品	178
救荒食品	5
共食	25
行政栄養士	44, 129
強調表示	172
偶然誤差	93
グループディスカッション	117
クロスオーバー法	135
クワシオルコル	37
計画策定	127
経過評価	133, 134
経済評価	133, 134
系統誤差	93
系統的レビュー	110, 111
ケースカンファレンス	188
結果評価——成果評価	
欠食	22, 23
健康格差	71
健康経営	139
健康事象	88
健康寿命	8, 68, 71
健康情報	33, 100, 120
健康食品	33, 175
健康増進法	47, 69
健康づくり支援店制度	172
健康日本21	68
健康日本21（第二次）	12, 70, 74, 138
健康な食事・食環境	34
後期高齢者	51
公衆栄養活動	5, 43

公衆栄養プログラム
　　——の計画　　　　　　*127*
　　——の展開　　　　　　*138*
　　——の評価　　　　　　*133*
　　——の目標設定　　　　*124*
公衆栄養マネジメント　*4, 114*
厚生労働省　　　　　*33, 44*
高齢期　　　　　　　　　*199*
高齢者　　　　　　　　　*51*
高齢者の医療の確保に関する法律
　　　　　　　　　　　　50
コーデックス委員会　　　*82*
国際栄養士連盟　　　　　*86*
国際協力機構　　　　　　*38*
国際食品規格委員会　　　*82*
国際連合（国連）　　　　*80*
国民健康・栄養調査　*15, 54*
国民健康づくり運動　　*7, 68*
国民生活基礎調査　*55, 122*
国連児童基金　　　　　　*82*
国連食糧農業機関　　　　*81*
個人間変動　　　　　　　*92*
個人差　　　　　　　　　*92*
個人情報　　　　　　　　*120*
個人内変動　　　　　　　*91*
子ども食堂　　　　　*30, 139*
コホート研究　*99, 109, 135*
コミュニティ　　　　　　*5*
コミュニティオーガニゼーション
　　　　　　　　　　46, 128
根拠に基づいた栄養学　　*87*

さ　行

災害食　　　　　　　　　*154*
佐伯矩　　　　　　　　*1, 52*
再現性　　　　　　　　　*99*
在宅療養　　　　　　　　*145*
残差法　　　　　　　　　*106*
三次予防　　　　　　　　*9*
自計調査（自記式）　*117, 119*
時系列研究　　　　　*88, 110*
自己管理能力 ——→ エンパワメント
思春期　　　　　　　　　*193*
自然災害　　　　　　　　*152*
持続可能な開発目標　*14, 80*

市町村保健センター　*131, 188*
実現可能性　　　　　　　*125*
実態調査　　　　　*116, 117*
疾病予防　　　　　　　　*9*
疾病リスク低減表示　　　*176*
質問紙法　　　　　　　　*117*
質問調査（法）　　*117, 119*
脂肪％エネルギー　　*17, 107*
社員食堂　　　　　　　　*197*
社会資源　　　　　　　　*126*
社会調査　　　　　　　　*116*
社会経済的状況　　　　　*30*
集合調査　　　　　　　　*117*
住民参加　　　　　　*12, 128*
受診勧奨　　　　　　　　*208*
授乳期　　　　　　　　　*187*
障害者総合支援法　　　　*51*
少子・高齢社会　　　　　*7*
消費者庁　　　　　　*44, 168*
情報提供　　　　　　　　*206*
情報へのアクセス　　　　*166*
症例対照研究　*109, 110, 135*
食　育　*76, 136, 139, 190*
食育ガイド　　　　　　　*79*
食育基本法　　　　　*49, 76*
食育推進会議　　　　*76, 77*
食育推進基本計画　　　　*76*
食環境整備　　　　　　　*166*
食環境の変化　　　　*21, 31*
職業倫理の原則　　　　　*53*
食行動　　　　　　　　　*21*
食支援　　　　　　　　　*152*
食事記録法　　　　　　　*94*
食事時刻　　　　　　　　*25*
食事摂取基準　*85, 101, 118*
食事摂取量　　　　　　　*90*
　日常的（平均的）な——　*92*
　　——の測定方法　　　*94*
　　——の評価　　　　　*101*
食事調査　　　　　*101, 117*
食事の変化　　　　　　　*15*
食事バランスガイド　*28, 62*
食情報　　　　　　　　　*33*
食事歴法　　　　　　　　*94*
食スキル　　　　　　　　*27*

食生活改善推進員　*131, 141*
食生活指針　　　　　*58, 83*
食態度　　　　　　　　　*27*
食知識　　　　　　　　　*27*
食の外部化　　　　　　　*25*
食品群別摂取量　　　　　*20*
食品表示基準　　　　　　*168*
食品表示制度　　　　　　*168*
食品表示法　　　*33, 51, 169*
食品リスト　　　　　　　*97*
食品ロス　　　　　　　　*32*
食物摂取頻度調査法　　　*97*
食物のデータ　　　　　　*90*
食物ベース食生活指針　*60, 82*
食物へのアクセス　　　　*166*
食物連鎖　　　　　　　　*3*
食料・農業・農村基本計画
　　　　　　　　　　35, 62
食料安全保障　　　　　　*81*
食料自給率　　　　　　　*35*
食料需給表　　　　　*34, 82*
人口動態調査　　　　　　*122*
人材育成　　　　　　　　*46*
身体活動　　　　　　　　*90*
身体計測指標　　　　　　*99*
推奨量　　　　　　　　　*102*
推定平均必要量　　　　　*102*
健やか親子21　　　　　　*186*
スマートミール　　　　　*34*
スマート・ライフ・プロジェクト
　　　　　　　　　　74, 138
生化学的指標　　　　　　*100*
生活習慣病　　　　　　　*9*
生活習慣病ハイリスク集団　*201*
成果評価　　　　　*133, 134*
政策面のアセスメント　　*126*
生態学的研究　　　　*88, 110*
生態系　　　　　　　　　*2*
成長期　　　　　　　　　*193*
政府開発援助 ——→ ODA
生物学的利用効率　　　　*90*
生命表　　　　　　　　　*122*
世界栄養会議　　　　　　*60*
世界保健機関 ——→ WHO
積極的支援　　　　　　　*206*

絶対表示　　　　　　　　　173
セルフエフィカシー　200, 207
セルフモニタリング　　　207
前期高齢者　　　　　　　　51
前後比較評価　　　　　　　135
総エネルギー調整栄養素摂取量
　　　　　　　　　　　　105
総括的評価　　　　　　　133
相関係数　　　　　　　　108
総合事業　　　　　　　　145
総合評価　　　　　　　　133
相対表示　　　　　　　　173
ソーシャルアクション　　11
ソーシャルキャピタル　13, 139
属　性　　　　　　　　　88
測定誤差　　　　　　　　93

た　行

対数変換　　　　　　　　108
耐用上限量　　　　　　　103
他計調査（他記式）　117, 119
妥当性　　　　　　　　　98
断面研究　　　　　　　　110
地域間格差　　　　　　　38
地域支援事業　　　　　　146
地域診断　　　　　　　　114
地域相関研究　　　　88, 110
地域版食事バランスガイド
　　　　　　　　　　　65, 67
地域包括ケアシステム　145, 149
地域防災計画　　　　　　161
地域保健法　　　　　47, 185
地方健康増進計画　　　　76
地方食育推進計画　　　　79
低出生体重児　　　　　　187
データ処理　　　　　　　107
鉄欠乏症　　　　　　　　37
電話調査　　　　　117, 119
動機づけ支援　　　　　　206
統合解析　　　　　110, 111
トータルヘルスプロモーション
　　　→THP
特定給食施設　　　　　　197
特定健診　　　　　　201, 202
特定保健指導　201, 204, 206

特定保健用食品　　　　　176
特別用途食品　　　　　　175
匿名加工情報　　　　　　121
留め置き法　　　　　　　117

な　行

内閣府　　　　　　　　　44
内臓脂肪症候群→
　メタボリックシンドローム
中　食　　　　　　　21, 172
24時間思い出し法　　　　96
二次予防　　　　　　　　9
日間変動　　　　　　　　91
乳児　　　　　　　　　　188
乳幼児健診　　　　　　　188
妊産婦のための食生活指針
　　　　　　　　　　　65, 187
妊娠期　　　　　　　　　187
ネットワーク　　　　　　161
農林水産省　　　　34, 44, 82

は　行

配食サービス　　　　　　146
配票調査　　　　　　　　117
ハイリスクアプローチ
　　　　　　　　　9, 69, 197
曝露要因　　　　　　　　87
ビタミンA欠乏症　　　　37
比例案分法　　　　　　　56
評価計画　　　　　　　　127
評価結果のフィードバック　134
費用効果分析　　　　　　134
標準偏差　　　　　　　　91
費用便益分析　　　　　　134
標本誤差　　　　　　　　135
秤量法　　　　　　　　　94
フードガイド（アメリカの）　83
フードデザート　　　　　31
フードバランスシート　34, 82
フードバンク　　　　　　30
フードファディズム　　　111
プリシード・プロシードモデル
　　　　　　　　　　　116
プロセス評価→経過評価
文献調査　　　　　116, 117

分析疫学　　　　　　109, 110
平均寿命　　　　　　　　8
ベースライン評価　　　　89
ヘルシーピープル　　　　82
ヘルシーメニュー　168, 181
ヘルスプロモーション　10, 138
変動係数　　　　　　　　91
保育所　　　　　　　　　191
訪問型サービス　　　　　146
保健機能食品　　　　33, 175
保健所　　　　　　　47, 130
母子保健法　　　　　50, 185
ポピュレーションアプローチ
　　　　　　　　　　　9, 69
ボランティア　131, 190, 200

ま　行

前向きコホート研究　109, 110
マラスムス　　　　　　　37
無作為化比較対照試験　109, 135
メタアナリシス→統合解析
メタボリックシンドローム
　　　　　　　　　　201, 207
目安量　　　　　　　　　103
目安量法　　　　　　　　94
面接調査　　　　　117, 119
目的設定型アプローチ　　127
目標設定　　　　　　　　125
目標量　　　　　　　　　103
モニタリングシステム　　135
文部科学省　　　　　　　44

や　行

郵送調査　　　　　　　　117
輸入食品　　　　　　　　31
幼児　　　　　　　　　　190
ヨウ素（ヨード）欠乏症　37
予防給付　　　　　　　　146

ら　行

ライフステージ　　　　　185
料理・食事パターン　　　21

〔編著者〕　　　　　　　　　　　　　　　　　　　　　　　　　　　（執筆分担）

由_{よし}田_た　克_{かつ}士_し　　大阪市立大学大学院生活科学研究科教授　　第2章1〜3

荒_{あら}井_い　裕_{ゆう}介_{すけ}　　千葉県立保健医療大学健康科学部准教授　　第3章5・6

〔著　者〕（執筆順）

押_{おし}野_の　榮_{えい}司_じ　　公益社団法人日本栄養士会参与　　　　　　第1章1

森_{もり}　　惠_{けい}子_こ　　元 中国学園大学現代生活学部教授　　　　　第1章2(1)〜(6),(8),第3章3,第6章1(4)

境_{さかい}田_だ　靖_{やす}子_こ　　長崎県立大学看護栄養学部講師　　　　　　第1章2(7),第6章1(1)(2)

円_{つむらや}谷　由_{よし}子_こ　　相模女子大学栄養科学部准教授　　　　　　第2章4,第3章7

逸_{へんみ}見　眞_{まり}理子_こ　　ノートルダム清心女子大学非常勤講師　　　第3章1・2・4

鈴_{すず}木_き　礼_{れい}子_こ　　日本女子大学家政学部准教授　　　　　　　第4章

近_{こん}藤_{どう}　今_{いま}子_こ　　中部大学客員教授　　　　　　　　　　　　第5章

大_{おお}和_わ田_だ浩_{ひろ}子_こ　　山形県立米沢栄養大学健康栄養学部教授　　第6章1(3)

土_{つち}田_だ　直_{なお}美_み　　新潟県柏崎地域振興局健康福祉部地域保健課　第6章1(5)
　　　　　　　　　課長代理

岩_{いわ}橋_{はし}　明_{あき}子_こ　　帝塚山大学現代生活学部准教授　　　　　　第6章2

小_こ林_{ばやし}　陽_{よう}子_こ　　東京聖栄大学健康栄養学部教授　　　　　　第6章3(1)

三_み澤_{さわ}　朱_{あけ}実_み　　東京家政学院大学現代生活学部教授　　　　第6章3(2)

カレント
改訂 公衆栄養学（第2版）

2014年（平成26年）	4月10日	初版発行～第7刷	
2020年（令和2年）	10月15日	改訂版発行	
2022年（令和4年）	2月25日	改訂版第2版発行	
2023年（令和5年）	1月10日	改訂版第2版第2刷発行	

編著者　　由　田　克　士
　　　　　荒　井　裕　介

発行者　　筑　紫　和　男

発行所　　株式会社 建帛社
　　　　　KENPAKUSHA

112-0011　東京都文京区千石4丁目2番15号
TEL（03）3944-2611
FAX（03）3946-4377
https://www.kenpakusha.co.jp/

ISBN 978-4-7679-0723-9　C3047
ⓒ由田・荒井ほか，2014，2020，2022．
（定価はカバーに表示してあります）

中和印刷／愛千製本所
Printed in Japan